LECTURE OF CARDIOVASCULAR DISEASE

ナース・メディカルスタッフのための
循環器レクチュア

第4版

著

齋藤宣彦（聖マリアンナ医科大学名誉教授）
大門雅夫（東京大学講師）

文光堂

すべての医療人に
―改訂にあたって―

　「医療従事者」というカタイ言葉に代わって，筆者らは「医療人」という言葉を使うことを提案したい．そのほうが，より幅広く，医療の周辺部分までをも含む人材を言いあらわす言葉のように思うからである．

　外来診察室や病棟で患者さんに接する人はもちろんのこと，薬局で薬剤を調える人，検査室で検体検査をする人，リハビリの指導をする人，CTやMRIに携わる人，医療事務で多くの書類と格闘する人，福祉や行政で難解な法律用語の解釈に携わる人，環境物質の人体への影響を研究している人，薬剤や医療機器の開発に日夜努力している人など，すべて「医療人」である．もう少し幅を広げて，これから医療人になろうとして実習をしている若い人々も，そう呼んでいいのかもしれない．近年，「多職種連携」という言葉が多用されるようになったが，多職種という言葉は，いささか硬い．かといって「医療に関係するすべての職種の人が連携すること」では，辞典の解説，長すぎである．これも「医療人連携」でいかがであろうか．

　今や，すべての病気のケアや疾病予防に多職種連携での対応が求められる時代になった．とくに心血管疾患は，それが有効な分野の一つである．

　本書は，すべての「医療人」に知っていただきたい内容を集約したつもりである．教科書というと，机に座って，人によってはねじり鉢巻きをして，汗をかきかき読むもののような印象がつきまとう．しかし，本書は，ゆったりとくつろぎながら，あるいは往復の電車の中で，ページを繰っていただければよいという気持ちで書いてある．もちろん，患者さんの病態や治療のことを，そんな甘い心がけで読んでいいのかと疑問を呈される人のために，そこは抜かりなく，共著者の一人の大門雅夫が最新の知識を押さえてあるので，ご安心願いたい．

　本書の作成にあたっては，文光堂編集企画部の堀内珠理さん，イラストレーターの植木綾子さんに，いつものように無理難題を押し付けた．心から感謝を申し上げる．

　平成30年1月

齋藤宣彦
大門雅夫

初版　推薦のことば

　新しいタイプの参考書，それも今までの慣習を完全に打破した成書が刊行されました．従来のしきたりにとらわれない教科書あるいは参考書の開発を希望していた私だけに，本書の企画・制作，そして刊行を心から嬉しく思います．
　著者の齋藤宣彦助教授は，才能の豊かな，センスの溢れた，しかも地味な篤学の士です．私との20年間の交わりの中から，私はそう判断し，評価していました．その斎藤博士が今，このような著書を刊行されたことに，私はびっくりもし，又流石だと思いました．

　まず本書を繙いてみましょう．
　第1に図の多いのにまず驚きました．それもすべてオリジナルな図ですからすばらしいことです．時に比喩的な面白い図が挿入されていて，ほっと一息つけるように配慮されています．
　第2に，文章がきわめてやさしく，語りかけ口調で執筆されています．だからこそ説得力があるのでしょう．皆さん方が，難解だと思っている循環器のことが，本当によく理解できるように解説されています．むずかしいことを分かりやすく書くことぐらいむずかしいことはありません．それを見事にこなした著者の執筆力を高く評価します．
　第3に，1章ごとに解説が完結しています．あたかも1時間単位の講義を聴いているかの思いがします．これも本書のひとつの大きな特徴でしょう．
　読んでいて疲れてきたなと思うころに，思わず引きこまれてしまうような図が出てきて，一服できるのです．ほとほと感心しました．

　とにかく一度読んでごらんなさい．学ぶことが決して苦しいことではなく，むしろ楽しいものであることが，きっと分かるでしょう．
　諸手をあげて，この本を看護学生の皆さん，そして臨床の現場では日夜御病人に奉仕されている看護婦さん方におすすめします．皆さんは本書からきっと多くのことを学びとるに違いありません．
　著者の齋藤宣彦助教授に心からの敬意を表します．また編集に御苦労された文光堂の風早康惠さんに謝意を表します．御苦労さまでした．
　最後に，時折びっくりするような，すばらしい本を刊行される浅井宏祐社長はじめ文光堂の編集陣に敬意を表します．

　昭和62年10月

東京慈恵会医科大学　学長
阿 部 正 和

初版　まえがき

　まだ，私が大学を卒業して間もない頃のこと，もう大ベテランの優秀な看護婦さんが，ふと，「やっぱり循環器の病気は難しいわね」と，呟いたのを聞きました．私は「これはえらいことをしてしまった」と思いました．

　なぜなら，肝臓病学を研究するのには，化学の構造式が分からなければならないだろうし，腎臓を知るには電解質がわからないことには駄目だろう．そうなると，何となく，構造の単純な心臓にでも……という甘い考えをもっていたからなのです．以来，「ああ，僕は，そんなに難しい学問をしようとしているのか，これは，僕に向いていないかもしれない」と思い続けて20年が経ちました．ずっと後になって，件の看護婦さんが言ったことの本当の意味は，「心臓病の患者さんは治すのが難しい」と言う意味のことだったことを知りました．これが，心臓と，看護婦さんと，私との初めての接点だったと思います．

　何年か経って，心臓病の患者さんばかりが入院している病棟の看護婦さんの勉強会に，毎週出席する機会がありました．そこでは，看護婦さん達から「ここのところが，よく分かりませんが」という質問にしばしばでくわしました．それは，いずれも，看護していく上で必要と思われる医学的な知識についてでした．その熱心さに心を打たれたり，また，質問が難しくてあわてて調べたりしたこともありました．その頃から，医学生の読む教科書と，看護学生の読む教科書の間を埋めるような書物が必要だと思っていました．

　そこで，まず，看護婦さんやこれから看護婦さんになろうとする人達が「循環器病学が嫌いにならないようにする本」が必要だ，と考えました．そして，また，各々の病気よりも，むしろ，その患者さんが置かれている病態がどのようであるかを知ることのほうが大切だと言いたいとも思いました．だから，この本では，各論の複雑なところは意識的に単純化して書いたつもりです．この様な心がけのもとにつくった本ですから，看護婦さんや看護学生の方々ばかりでなく，検査に携わる方々や薬剤に関係した方々などにもご利用いただけると思います．

　この書物に，直接あるいは間接に，関係があった方々のことを述べておきます．

　まず，私を一人前の医師にして下さったのは，現在東京慈恵会医科大学の学長をしていらっしゃる阿部正和先生です．私が，阿部先生の授業をはじめて受けたのは，昭和37年，もう20年以上の前のことでしたが，以来，阿部先生が内科の教授を退任せられるまで，阿部内科教室で御指導を受けました．現慈恵医大青戸病院の永野允教授，阿部先生の後，慈恵医大第三内科の教授になられた磯貝行秀先生を初め，同第三内科の橋本信也，池田義雄の両助教授，最近，私が御指導いただくことになった聖マリアンナ医科大学第三内科染谷一彦教授，その他たくさんの先輩や同門の先生方がいらして下さったので，今日の私があることを実感しています．この場を借りて，厚く御礼を申しあげます．

本書の挿絵は，藤井悠子さんが担当して下さいました．この方のイラストレーターとしてのセンスは，絵には素人の私にも，素晴らしいものだということがわかりました．ただし，図の中のドクターの絵はどこかしら著者に似ているので，これを見ると鳥肌が立ちます．

　1冊の書物をつくるには，出版社の方々の大変な努力が必要ですが，それは，著者が怠け者だとますます御厄介をかけることになります．今回，文光堂の風早康惠さんには，それはそれはご迷惑をかけましたが，忍耐強く御尽力して下さいました．深甚の謝意を表します．

　昭和62年11月

聖マリアンナ医科大学第三内科　助教授

齋 藤 宣 彦

目 次

1章 心疾患を理解するために必要な基礎知識は何か … 1

- **A** 血液の循環 … 2
  - 1 血液量と心拍出量―こんなにたくさんの血液が運ばれている―― 2
  - 2 血液循環の経路―大循環と小循環―― 2
- **B** 心臓の位置と構造―心臓の内部はこうなっている … 5
- **C** 心筋収縮のメカニズム―心臓の収縮と拡張のみなもと … 6
- **D** 心臓の調律と興奮伝導系―心臓はどうして自動的に動くのか？ … 9
  - 1 洞結節（洞房結節）―心臓の動きのペースメーカ―― 10
  - 2 房室結節とヒス束―興奮伝導系の中継所―― 10
  - 3 右脚と左脚―右脚は1本，左脚は2本―― 10
  - 4 プルキンエ線維―― 10
- **E** 冠動脈―心筋細胞を養う血管 … 11
- **F** 心臓のポンプ機能―生涯働き続ける左右2台のポンプ … 12
- **G** 心臓を調節する神経―交感神経と副交感神経の絶妙なバランス … 17
  - 1 心臓を促進させる神経―交感神経―― 17
  - 2 心臓を抑制する神経―迷走神経―― 18
  - 3 心臓と血管の関与する反射―― 18

2章 患者さんを診るに当たって注意すべき症候は何か … 23

- **A** 動悸 … 24
- **B** 胸痛 … 26
  - 1 痛みには精神的な側面がある―― 26
  - 2 痛みの原因は何か―― 26
  - 3 循環器疾患による胸痛は重大な疾病によることが多い―― 26
  - 4 胸痛の性質をよく知っておこう―― 26
  - 5 胸痛の原因となる疾患の数は多い―― 28
  - 6 痛みの出現のしくみ―胸痛は非常ベル―― 28
- **C** 呼吸困難 … 29
  - 1 呼吸困難とは―― 29

- 2 呼吸調節のしくみ——29
- 3 呼吸困難の2大原因は肺と心臓——29
- 4 心臓性呼吸困難の特徴を知ろう——30

D 呼吸の異常 ... 31
- 1 呼吸の数と深さの異常——31
- 2 異常呼吸——31

E チアノーゼ ... 33
- 1 チアノーゼ出現のしくみ——33
- 2 チアノーゼはどんな場合にみられるか——34
- 3 チアノーゼと見誤りやすい所見——35
- 4 急に出現したチアノーゼは要注意——35

F 不整脈 ... 35
- 1 脈拍をみる——35
- 2 脈拍数―頻脈と徐脈——36
- 3 不整脈——37

G 浮腫 ... 40
- 1 浮腫発生のしくみ——40
- 2 浮腫をきたす疾患——41
- 3 浮腫のみかた——41
- 4 心臓性浮腫——42

H めまいと失神 ... 45
- 1 めまいの原因——45
- 2 失神の原因——45
- 3 心臓に原因がある場合の失神——45

3章 循環器疾患の診断と病態をつかむための検査は何か　47

A 血圧測定 ... 48
- 1 血圧とは動脈圧のことである——48
- 2 血圧を規定する因子——48
- 3 血圧測定の実際——48

B 聴診と心音図 ... 54

C パルスオキシメータ ... 56

D 尿の検査 ... 56
- 1 尿の何をみるか——56

E 血液の検査 ... 62

		1	血液学的検査——62

　　　2　血液生化学的検査——66
- **F　心電図** ……………………………………………………………………… 76
  - 1　心電図の基本波型——76
  - 2　心電図で何がわかるか——76
  - 3　12誘導心電図——76
  - 4　負荷心電図——80
  - 5　24時間心電図－ホルター心電図——81
- **G　心エコー図と超音波ドプラ法** ……………………………………………… 82
  - 1　心エコー図の記録法——83
  - 2　超音波ドプラ法とは——83
  - 3　心エコー図から何がわかるか——84
  - 4　経食道心エコー図とは——86
- **H　血管エコー図** ………………………………………………………………… 87
- **I　脈波速度検査** ………………………………………………………………… 88
- **J　スワン・ガンツカテーテル検査** …………………………………………… 89
  - 1　スワン・ガンツカテーテルの構造と機能——89
- **K　中心静脈圧** …………………………………………………………………… 93
  - 1　中心静脈圧の測定法——93
  - 2　中心静脈圧から何がわかるか——93
- **L　心臓カテーテル法** …………………………………………………………… 94
  - 1　左心カテーテルの装置および用具——94
  - 2　左心カテーテルの手順——94
  - 3　心臓カテーテル検査の合併症——94
  - 4　心臓・血管造影——95
  - 5　電気生理学的検査——98
- **M　エックス線(X線)検査** ……………………………………………………… 99
  - 1　胸部単純エックス線写真——99
  - 2　エックス線CT検査——99
  - 3　DSA：digital subtraction angiography——101
- **N　核医学的検査** ………………………………………………………………… 103
  - 1　心筋シンチグラフィ——103
  - 2　RI心血管造影法——104
- **O　磁気共鳴画像(MRI)** ………………………………………………………… 105

4章 主な疾患と，その診療を行ううえでの注意点は何か　107

- **A** 心原性ショックと心不全 ……………………………………………………… 108
  - 1 心原性ショック―― 108
  - 2 うっ血性心不全―― 110
- **B** 虚血性心疾患 …………………………………………………………………… 122
  - 1 慢性虚血性心疾患―― 123
  - 2 急性冠症候群（急性心筋虚血）―― 131
- **C** 不整脈 …………………………………………………………………………… 140
  - 1 洞性不整脈―― 140
  - 2 洞不全症候群―― 140
  - 3 上室性期外収縮―― 141
  - 4 発作性上室性頻拍―― 143
  - 5 心房細動と心房粗動―― 144
  - 6 心室性期外収縮―― 146
  - 7 心室頻拍―― 148
  - 8 心室細動―― 148
  - 9 房室ブロック―― 149
  - 10 右脚ブロックと左脚ブロック―― 151
  - 11 WPW症候群―― 151
- **D** 弁膜疾患 ………………………………………………………………………… 153
  - 1 僧帽弁狭窄症と閉鎖不全症―― 153
  - 2 大動脈弁狭窄症と閉鎖不全症―― 156
  - 3 連合弁膜症―― 159
- **E** 急性リウマチ熱 ………………………………………………………………… 160
- **F** 感染性心内膜炎 ………………………………………………………………… 160
- **G** 心筋炎 …………………………………………………………………………… 162
- **H** 心筋症 …………………………………………………………………………… 162
- **I** 急性心膜炎 ……………………………………………………………………… 164
- **J** 高血圧症 ………………………………………………………………………… 165
- **K** 起立性低血圧 …………………………………………………………………… 174
- **L** 急性大動脈解離 ………………………………………………………………… 174
- **M** 大動脈瘤 ………………………………………………………………………… 176
- **N** 大動脈炎症候群（高安動脈炎） ………………………………………………… 177
- **O** 肺動脈血栓塞栓症 ……………………………………………………………… 177
- **P** 肺高血圧症 ……………………………………………………………………… 179

	Q	全身性疾患にみられる心臓の障害	180
	R	先天性心疾患	183
	＊	循環器系の救急処置	188

5章 循環器に必要な経口薬の知識　193

	A	アンジオテンシン転換酵素阻害薬/アンジオテンシン受容体Ⅱ拮抗薬	194
	B	β遮断薬	195
	C	カルシウム拮抗薬	197
	D	利尿薬	197
	E	血管拡張薬	198
	F	抗血小板薬	198
	G	抗凝固薬	199
	H	抗不整脈薬	200
	I	脂質異常治療薬	201
	J	ジギタリス製剤	202
	K	肺高血圧治療薬	202

索引 203

1章

心疾患を理解するために必要な基礎知識は何か

A 血液の循環

1 血液量と心拍出量——こんなに たくさんの血液が運ばれている

体内を循環している血液の量（循環血液量 circulatory blood volume）は，成人男性で4〜5Lである．これを体重1kg当たりに換算すると約70〜80mLとなる．この血液を循環させるためのメインポンプが心臓である．そしてこの心臓のポンプ作用に影響を及ぼす因子として，
① 大動脈の伸展性
② 下肢の筋肉の収縮による静脈の圧迫
③ 吸気時の胸腔内圧
などがあり，ときには心臓のポンプを手伝い，また，あるときはかえって心臓に負担をかけることにもなる．

心臓が1回の収縮で送り出す血液の量（1回拍出量）は60〜80mLであり，これに安静時の1分間の平均心拍数をかけることによって，安静時の心拍出量 cardiac output は約5L/分前後であることがわかる（図1-1）．

2 血液循環の経路——大循環と 小循環（図1-2）

ヒトの血液循環は，閉鎖循環系とよばれ，血液が血管というパイプから出ない状態のまま体内をめぐり，再びもとのところに戻ってくるという方式である．ここでは，心臓をスタート地点として血液の循環をみていこう．

まず，心臓の左心室 left ventricle（ventricle は「部屋」という意味）を出発した血液は，そこに連結している大動脈 aorta へと流入する（図

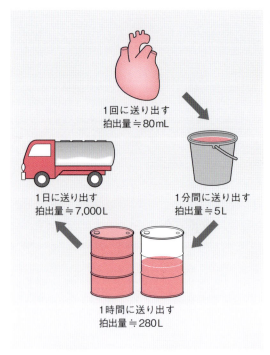

図1-1 ● 心臓のポンプは，こんなにたくさんの血液を送り出す

1-3）．大動脈は心臓を出るとすぐに冠動脈という心臓自体を栄養する血管を分岐した後，上行して頭・頸部，上肢へ動脈の枝を出す．次に胸部を下って横隔膜を通過して腹部に入り，肝臓・脾臓・消化管・腎臓などへ血液を供給する枝を出す．さらに下方へ達し，骨盤の高さで左右に二分し，総腸骨動脈と名前を変え，さらに枝分かれした後，両下肢へと向かう．

このようにしてそれぞれの臓器や筋肉，皮膚などの末梢組織に到達した動脈は，分岐を繰り返して小動脈から細動脈，さらには毛細血管となる．毛細血管では，酸素や炭酸ガスをはじめ，いろいろな物質の受け渡しが血液と組織との間で行われる．この物質交換が終わった毛細血管は，今度は集合して静脈系を形成し，次第に合流しあって大静脈となる．大静脈には上大静脈 vena cava superior と下大静脈 vena cava inferior とがあり，それぞれ，前者は主として上半身から，後者は主として下半身からの血液を

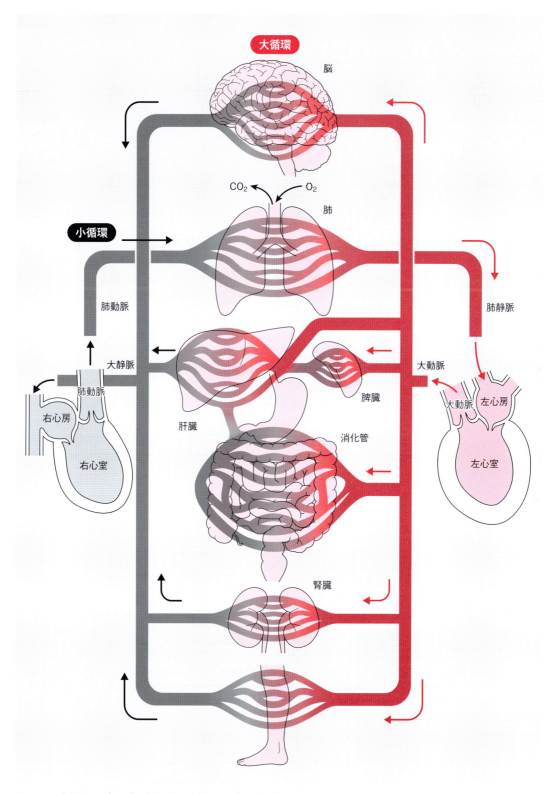

図1-2 ● 大循環のポンプは左心系，小循環のポンプは右心系

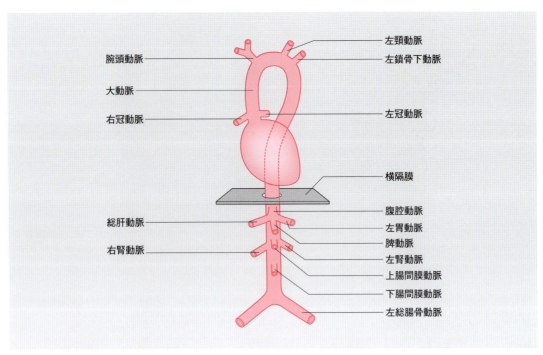

図1-3 ● 心臓から出る太い動脈

集めて心臓に戻り，右心房right atrium（atrium「小部屋」の意味）というところへ血液を送り込む．

この左心室を出てから全身に至り，毛細血管を経て右心房に戻ってくる循環を「大循環」という．

右心房に戻ってきた血液は，右心室right ventricleへと流入し，今度は右心室に連結している肺動脈pulmonary artery（arteryは動脈の意味）へと再び心臓を後にする．肺動脈はその名のとおり肺に到達し，そこで分岐を繰り返して再び毛細血管網を形成する．肺の毛細血管網は，肺胞壁に分布していて，そこで血液は肺胞気内に炭酸ガスを捨て，吸気中の酸素を取り込む．そして酸素は血液中の赤血球の主成分であるヘモグロビンhemoglobin（Hb）と結合して運ばれていく．肺の毛細血管網は集合して肺静脈pulmonary vein（veinは「静脈」の意味）を形成して心臓に戻る．これは左心房left atriumに接続していて，酸素を持って還ってきた血液はここに流入する．この右心室を出てから肺を通り，左心房に還る循環を「小循環」という．左心房は左心室に接続しているため，血液はこれで体内を一巡したことになる．

以上述べたように，心臓は2つのポンプから成り立っている．一つは，左心系といわれ，左心房と左心室から成る大循環系のための圧力の高いポンプである．もう一つは右心系といわれ，右心房と右心室から成る小循環のための低圧のポンプである．この2つのポンプが並列に接着された状態で一つの臓器を形づくっているのが心臓であるが，左心系のほうが強力で大きいので，心臓の大部分は左心室が占めることになる．

B 心臓の位置と構造——心臓の内部はこうなっている

心臓(英語でheart，ドイツ語でHerz，ラテン語でcor,「心臓の」という英語はcardiacとなる)は，重量が270～300g(成人)，4つの内腔を持つ臓器である．全体の大きさは握りこぶし大ないし，それよりやや大きい．

胸郭thoraxの中に位置し，下方は横隔膜diaphragm，両横は左右の肺lung，前方は胸骨sternum，後方は食道esophagusおよび大血管である．上方には心臓から出た大血管があるために，あたかもそれらの大血管に心臓のほうがぶら下がっているようにもみえる．

一般に，心臓は左胸にあると信じられている．しかし正面からみると，心臓の2/3はたしかに正中線の左にあるのだが，残りの1/3は正中線の右側にある(図1-4)．つまり胸部の中央でやや左よりにあるというのが正しい．

心臓は心のう(心嚢)という袋の中にある．心臓の表面を覆っている膜を心外膜pericardiumというが，この膜は心臓の上部(心基部)，すなわち大血管との連結部で折り返され，心臓をすっぽり包む袋を形づくっている．これが心のうである．

心臓自体の壁は心筋myocardiumという特殊な筋肉でつくられていて，その内部は4つに仕切られている(図1-5)．左上には左心房，左下には左心室がある．肺からの血液は左心房へ流れ込み，左心房と左心室の間の逆流防止弁である僧帽弁mitral valveを通って左心室へ流入する．左心室に入った血液は大動脈へと出ていくが，この出口には大動脈弁aortic valveがあり，左心室が送り出した血液の逆流を防いでいる．左心室は全身に血液を送り出すための高い圧力を生み出す必要性から，壁は特別に厚く，

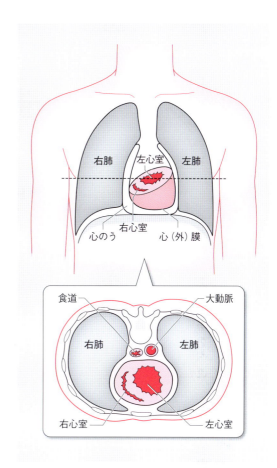

図1-4 ● 心臓の断面図

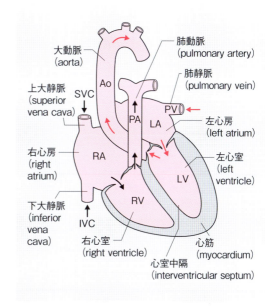

図1-5 ● 心臓の内腔を模型で示すとこうなる

心臓全体の多くの部分を占めている．

さて，心臓の右後方には右心房，右横から前方にかけては右心室がある．右心房には，上下の大静脈が流入している．右心房の血液は，房室の間の弁である三尖弁 tricuspid valve を通過して右心室に入る．そして右心室の出口である肺動脈弁 pulmonary valve を通って肺動脈へと出ていく．右心室は左心室よりも低圧のため，心室筋は薄く左心室に沿って付着したような形で存在する．

左右の心房の間の隔壁を心房中隔 interatrial septum，左右の心室の間の隔壁を心室中隔 interventricular septum という．

心筋への酸素や栄養の運搬は，冠動脈 coronary artery を通じて行われるが，それについては後に述べることにしよう．

C 心筋収縮のメカニズム――心臓の収縮と拡張のみなもと

体内の筋肉は，その構造の違いから3種に分類される．それは，
① 体幹を支えたり，四肢を屈伸させる"骨格筋"
② 血管壁・消化管壁・子宮壁などにある"平滑筋"
③ "心筋"

の3種類である（**図1-6**）．

心筋を顕微鏡で観察すると，骨格筋でみられるシマ模様とよく似た構造であることがわかる．そして，そのシマ模様を持った心筋細胞が，あたかも枝分かれをして伸び，網状になっているかのようにみえる．しかしそれは，いくつもの心筋細胞が互いに連結して接しているからそうみえるので，実は，一つの心筋細胞の大きさは直径約 15μm，長さ約 40〜50μm 程度なのである．

心筋細胞の中は，筋原線維とよばれる線維とミトコンドリア mitochondria とが大部分を占め，ほかには筋小胞体 sarcoplasmic reticulum や横行小管（T管，Tチューブ）とよばれる器官が散在している（**図1-7**）．

この筋原線維こそ心筋の収縮のみなもとである．これを顕微鏡で強拡大にしてみると，明るい部分と暗くみえる部分が交互にあり，そのためシマ模様のようにみえる．これを横紋構造という．

このシマ模様にはそれぞれ名前が付けられていて，明るい部分はI帯，暗い部分はA帯とよばれている．I帯の中央にはZ帯という線があり，Z帯から隣りのZ帯までを筋原線維の一つの単位と考え，サルコメア sarcomere とよぶ．

サルコメアをさらに電子顕微鏡で観察すると，A帯の幅に一致する太い線維と，I帯にほ

図1-6 ● 筋肉の模式図

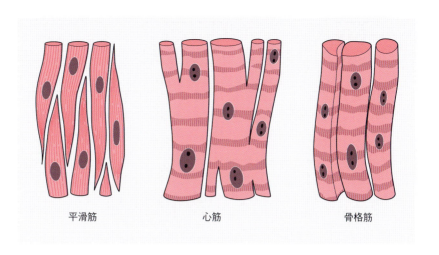

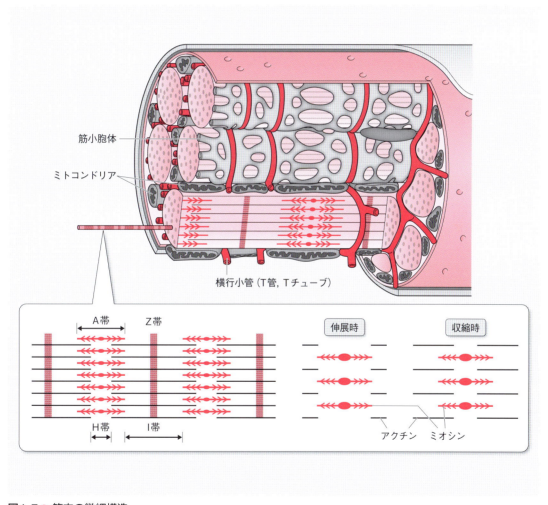

図1-7 ● 筋肉の微細構造

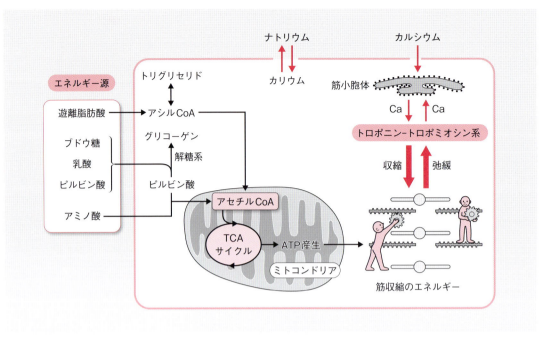

図1-8 ● 心臓のエネルギー源とミトコンドリアのATP産生工場

ぼ一致する細い線維が規則正しく交互に並んでいるのがわかる．この太い線維をミオシンmyosin，細いほうをアクチンactinという．ミオシンもアクチンも筋肉の収縮の基本となる蛋白（収縮蛋白）である．そして筋肉が収縮するという現象は，この太い線維の間に細い線維が滑り込んでいくことにより起こる．これを「滑り学説sliding theory」という．

細い線維の主成分であるアクチンは，1本の糸のような構造でなく，球型のアクチンが真珠の首飾りのように連なり，その2本の首飾りがねじれ合わさって1本になっている．なぜこのような複雑な構造になっているかというと，線維の中にトロポニン-トロポミオシン系とよばれる装置を内蔵しているからなのである．

トロポニン-トロポミオシン系とは，カルシウムイオンを受け取ったり離したりするシステムで，これが収縮と弛緩の調節をしている．

心筋細胞の中で次に目立つのはミトコンドリアである（図1-8）．

ミトコンドリアは細胞内で使うエネルギーを産生する工場で，ミトコンドリア内にあるTCAサイクルという名の代謝回路でアデノシン三リン酸adenosine triphosphate（ATPと略される）という化学物質がつくられる．自動車はガソリンで動く．つまりガソリンこそエネルギー源であるが，体内の細胞活動のガソリンとなるのはすべてATPである．ATPは高エネルギーリン酸化合物ともいわれ，それがアデノシン二リン酸adenosine diphosphate（ADP）に分解されるとき多量のエネルギーを放出する．心筋の場合も，ATPがADPに分解されるときのエネルギーが心筋収縮蛋白に働いて，心臓の拍動の原動力となる心筋収縮を生み出す．心臓は人が生ある限り働き続けなければならない臓器であるから，当然多大なエネルギーを必要とする．そのためミトコンドリアの数も多く，そこで産生されたエネルギーもすこぶる効率よく使われるようなしくみになっている．

筋小胞体は，Tチューブが細胞外から導き入れたカルシウムイオンの貯蔵庫である．そして心筋の収縮や弛緩のたびにカルシウムイオンの出し入れをする．後述するように心筋の収縮や弛緩の調節にはカルシウムイオンが重要な役割を果たしているので，この筋小胞体の機能をないがしろにはできない．以上のような構造を理解した上で，筋原線維の動き方を説明してみよう．

アクチン線維に組み込まれているトロポミオシンは，ミオシン線維がアクチンのほうへ接近しようとすることをひたすら抑制している．しかし，

① そこで筋小胞体からのカルシウムイオンがトロポニンに結合すると，トロポニン－トロポミオシン系が作用して，トロポミオシンによる抑制効果がはずれ，ミオシン頭部がアクチンに結合する

② このことによってアクチンは，ミオシン中のATP分解酵素を活性化させる結果となる

③ この活性化されたATP分解酵素により，ATPがADPに分解されてエネルギーを発生する

④ そしてこのエネルギーを利用してアクチンとミオシンの"滑り込み"が起こり，筋収縮が発生する

⑤ そしてカルシウムイオンがトロポニンから離れて筋小胞体に収納されると，もとの弛緩した状態に戻ることになる

このように，心筋の収縮と弛緩は心室の収縮と拡張をもたらし，それぞれの弁の開閉とあいまって，血液ポンプとしての心臓の機能が全うされる．

D 心臓の調律と興奮伝導系——心臓はどうして自動的に動くのか？

心臓は，その人が生を終えるまで休むことなく収縮と拡張を繰り返し，血液を拍出し続ける．心臓の拍動は本人の意志とは関係なく，つまり不随意に，一定のリズムで，自動的に行われている．

実験動物であるラットの胎児の心筋細胞を取り出して培養し，生きたままの心筋細胞を観察すると，不思議なことに個々の細胞がバラバラの状態でありながら収縮に似た自動運動をしている現象がみられる．つまり，この心筋細胞はそれ自体が固有のリズムを持って運動しているのであり，これを自動能automaticityという．そして培養器の中で，互いに隣り合った細胞が接着すると，どちらかリズムの速いほうの細胞のペースに連動して動くようになる．

この現象は，完成した心臓でも認められる．すなわち心室はそれ自体，1分間に40～50回収縮する自動能を有する．しかし普段は，それより速い1分間60～80回のリズムが心室よりも上にある心房から伝えられ，これを受けて心室筋の細胞群が収縮するため，心室自体の自動能は働かなくてもすむようになっている．

このリズムの伝達は，特別な細胞群から成るネットワークによって行われる．つまりこのネットワークを形成する細胞の電気的興奮が，電線が電気を伝えるように心筋に伝えられ，その結果，収縮という力学的変化となってあらわれる．この特殊な心筋細胞による伝達系を興奮伝導系conduction system，あるいは刺激伝導系とよぶ．では，この興奮伝導系を上からたどってみることにしよう（図1-9）．

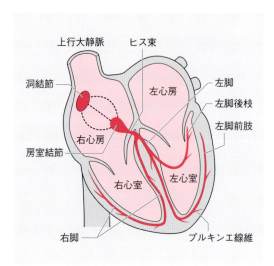

図1-9 ● 心臓の興奮伝導系

2 房室結節とヒス束——興奮伝導系の中継所

洞結節を出た電気的興奮は，まず左右の心房へと伝えられる．心房全体が興奮してしまうと，次に房室結節 atrio-ventricular node といわれる部分へ伝播される．

この房室結節は，心房中隔の心室寄りのところにあり，いわば心房と心室との間の電気の中継所である．そして房室結節を出た興奮は，その直下にあるヒス束（His：人名）へと伝えられる．

1 洞結節（洞房結節）——心臓の動きのペースメーカ

健康人の心臓は，普通1分間に60～80回拍動している．これは，その回数だけ電気的興奮が心筋細胞に伝えられ，その結果心室筋が収縮するということにほかならない．

この心臓のリズムをつくり出すところ，これが洞結節 sinus node（洞房結節 sino-atrial node とも称する）といわれる部分である．興奮伝導系を電線にたとえると，洞結節はそのもとにある発電器といえる．

洞結節は，上大静脈が右心房に流入する部分の近くの右心房壁にある．この細胞群は固有の自動能により，1分間60～80回の電気的興奮を繰り返している．そしてこのリズムが心拍動のリーダーシップをとって，心臓全体へと伝えられる．つまり洞結節は心拍動のペースメーカなのである．

3 右脚と左脚——右脚は1本，左脚は2本

ヒス束を出た興奮伝導系は，心室中隔を下って右心室に向かう右脚 right bundle branch と，左心室に向かう左脚 left bundle branch の2本に枝分かれする．さらに左脚はその先で大きく2つに分岐する．これはそれぞれ前枝および後枝（前束および後束ともいう）といわれる．左心室は右心室に比べると心筋量は著しく多い．指令を伝えるべき筋肉が多いのであるから，左脚のほうが右脚よりも優勢なのである．

4 プルキンエ線維

いよいよ心室筋に近づくと，それぞれの枝の先が細く分かれてプルキンエ線維（Purkinje：人名）となる．このプルキンエ線維が心筋細胞へ興奮を伝える末端であり，洞結節からの興奮はここが終着駅であり，興奮伝導系は終わる．

以上，洞結節で発したリズムは，興奮伝導系を介して心筋に伝えられる．この興奮伝導系に異常が起こると，いろいろな形の不整脈が発生することになる．

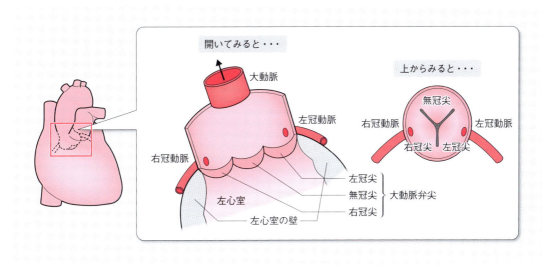

図1-10 ● 冠動脈の入口（大動脈起始部を切り開くと右の図のようになる）

E 冠動脈――心筋細胞を養う血管

心臓は筋肉でできた袋で，その筋肉を収縮させることにより，袋の中の血液を送り出すポンプである（**図1-10**）．この筋肉に血液を供給して酸素やエネルギー源を送り込む血管を冠動脈coronary artery（coronaは「冠」の意味）という．読んで字のごとく，心臓を外から冠のようにくるりと取り囲んでいるためにこの名称がある．

冠動脈は左心室から出た大動脈の一番はじめの枝であり，心拍出量の約5％に当たる血液を心筋に供給する．左心室から大動脈弁を越えて押し出された血液は，大動脈の起始部の少しふくらんだバルサルバ洞（Valsalva：人名）といわれる部分に流れ込む．このバルサルバ洞の左右に冠動脈の入口部が開口している．

左冠動脈left coronary arteryは，大動脈を出て2cmほどの長さの本幹main trunkとよばれる部分を経た後，大きく2つに分かれる．その1本を前下行枝left anterior descending artery（LAD），他の1本を回旋枝circumflex artery（Cx）という．前下行枝は心臓の左前を心尖部方向へ下がっていく枝で，心室中隔の一部と左心室の前壁が主な灌流域である．回旋枝は，その名前のとおり心臓の左側から後方へと回旋していく枝で，左心室の側壁と後・下壁の一部へと血液を供給する．

右冠動脈right coronary artery（RCA）は，左と異なり1本のメインルートを保ったまま，側枝を出しながら心臓の右心室壁および左心室の後・下壁を主に養う．

以上のように，冠動脈は，その起始部で数えると左右の2本である．しかし，実際には左の冠状動脈の流域のほうが広く，かつ大動脈を出てからすぐ大きな2本の枝に分かれている．つまりその流域の様子から判断すると，機能的には，

① 左冠動脈前下行枝
② 左冠動脈回旋枝
③ 右冠動脈

の3本が，ほぼ対等に心臓を灌流していると考えてよい．臨床的に，いずれの冠動脈にも病変

が強く生じている場合を3枝病変three vessels diseaseというのは，このような考え方に立っているためである．

　冠動脈の血液は，普通の動脈の血流とはちょっとちがう．普通の動脈血流は，左心室の収縮期に一致して血液が多く流れる拍動流である．しかし，心筋の場合，ちょうどそのときには心筋が強く収縮しているため心筋内の血管は押しつぶされているので，血流は少ない．そして心筋が弛緩し，心室が拡張した時点で，十分な冠動脈血流が生じる．冠動脈に血液を送り込む圧力を得るためには，大動脈起始部の弾力性によって生じた内圧の高まりが，大いに役立っている．

F 心臓のポンプ機能——生涯働き続ける左右2台のポンプ

　心臓が十分なポンプ機能を発揮するための条件は，
①適当な量の血液が心臓内に流入してくること
②心房と心室とが適正なタイミングで拡張と収縮を行うこと
③心室筋が十分な収縮力を有すること
④おのおのの弁が正確に開閉し，狭窄や閉鎖不全がないこと
である．そして，それらを維持するためには，
①心筋が必要とする酸素や栄養を冠動脈が十分に供給できること
②末梢血管が適度に開大していて血流抵抗が少ないこと
③血液の粘度が高すぎないこと
なども大切な要素となる．

　ここではまず，左心系について血液の拍出のしくみをみてみよう（**図1-11**）．

　肺で十分な酸素を得た血液は，肺静脈pulmonary vein（PV）に集まり，左心房left atrium（LA）に流れ込む．左心房が血液で満たされた時点で，左心房と左心室left ventricle（LV）の間にある僧帽弁mitral valveが開いて，血液は一気に左心室へと流入しはじめる．この左心室への流入は，はじめは急速で（急速流入期），ある程度血液で満たされるとあとはゆっくりと流入する（緩速流入期）．そして，ほとんどの血液が左心房から左心室へ入ったところで，左心房が収縮して残った血液を左心室へ押し込む．そののち，僧帽弁が閉じる．

　僧帽弁が閉じることは，左心室の収縮開始を意味する．そしてすぐ大動脈弁aortic valveが開いて，左心室内の血液は強い圧力で大動脈

心疾患を理解するために必要な基礎知識は何か 1章

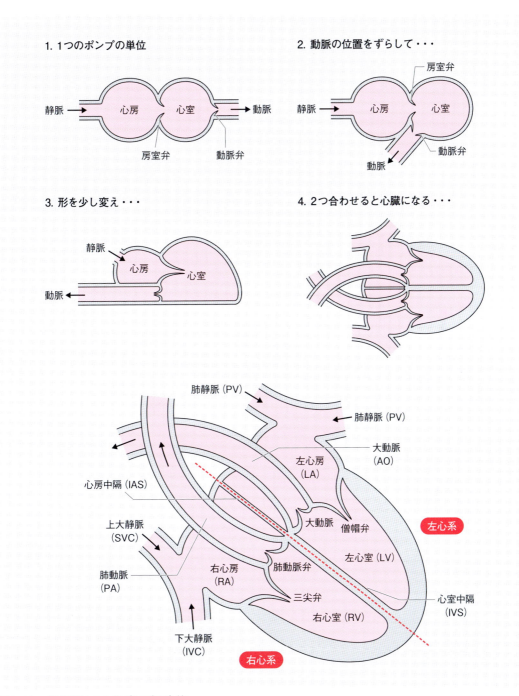

図1-11 ●①心臓は2つのポンプの合体

aortaへと送られる．このときは，全身のすみずみまで血液を送らねばならないので，高い圧力を必要とする．太い動脈を触診したときに脈拍として触れるのは，この左心室から押し出さ れた血液の圧なのである．そして，左心室が血液を押し出し終わると大動脈弁が閉じる．左心室が血液を押し出している間に，左心房には肺静脈から血液が流れ込み，次の左心室の拡張に

13

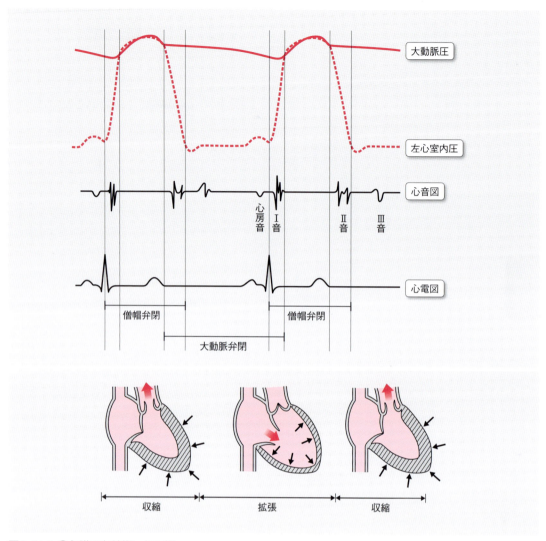

図1-11 ● ②心臓の収縮期：心周期

　備える．
　左心室の動きを中心に考えると，収縮期と拡張期の2つの時相に分けられる．すなわち僧帽弁が閉じて左心室が収縮し血液を大動脈に送った後，大動脈弁が閉鎖するまでを収縮期systolic phase，大動脈弁が閉じて左心室が拡張し，左心房から左心室に血液が入ってきた後，僧帽弁が閉じるまでを拡張期diastolic phaseという．
　次に右心系についてみると，上大静脈superior vena cava（SVC）および下大静脈inferior vena cava（IVC）から右心房right atrium（RA）に血液が流れ込み，右心房に血液が満たされると，右心房と右心室right ventricle（RV）の間にある三尖弁tricuspid valveが開いて右心室へと血液が流入する．次に右心室の収縮により三尖弁が閉じて，肺動脈弁pulmonary valve（PV）が開き，肺動脈pulmonary artery（PA）へと血液を送り出す．そして左右両方の心室は同期して収縮と拡張を繰り返しているので，左心室の収縮期は右心室の収縮期でもある．
　心室の内圧についてみると，左心室は全身に

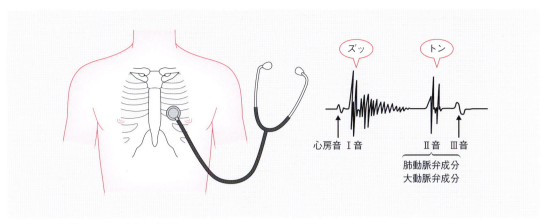

図1-12 ● 心音は4つの成分から成る

血液を送るため高い圧力を必要とするが，右心室は肺に血液を送ればよいだけなので低い圧力で十分である．これが右心系を低圧系とよぶゆえんである．

心臓の音は，よく「ドキドキ」などと表現されるが，胸骨左縁の第4肋間あたりに聴診器を当ててみると「ズッ…トン，ズッ…トン」と聴こえるはずである．このことは心臓の音に「ズッ」と「トン」の2種類があることを示している（図1-12）．

この「ズッ」という音は第Ⅰ音といわれ，僧帽弁や三尖弁が閉じて心室内圧が高くなっていくときに生じる音である．次に聴こえる「トン」という音は，大動脈弁や肺動脈弁が閉じることによって生じる振動で，第Ⅱ音とよばれる．もちろんこれらの音は弁が閉じることのみで発生する音ではなく，弁を構成しているいろいろな構造物や血液の流れなどが，複雑に作用しあって生じる振動である．第Ⅱ音だけを，注意して聴いてみると，「タラッ」とも聴きとれる．これは「タ」と「ラ」の2つの成分があることを示している．先に聴こえる「タ」は大動脈弁に由来する音，後の「ラ」は肺動脈に由来する音である．吸気時には胸郭内が陰圧になり，大静脈を経て心臓に還ってくる血液量が増えるため右心室への

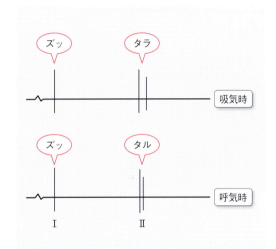

図1-13 ● 第2音は，吸気時と呼気時で分裂間隔が違う

流入血量は増加する．そうなると右心室が肺へ送り出すべき血液量も増し，それに伴って右心室の収縮に要する時間も延長する．その結果，第Ⅱ音の肺動脈弁成分は，少し遅れて発生することになる．このため第Ⅱ音は，吸気時には，はっきりと2つの成分に分かれて聴こえるが，呼気時には2つの成分の間隔が短くなって，その分裂がはっきり聴取できないことになる．これを第Ⅱ音の生理的分裂という（図1-13）．いずれにしても第Ⅰ音から第Ⅱ音までが心室の収

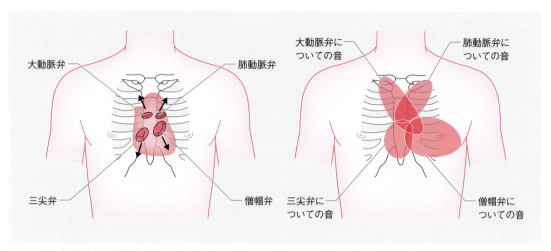

図1-14 心臓の弁の位置と，その弁に由来する雑音の聴取部位は，少しずれている

縮期であり，第Ⅱ音から次の第Ⅰ音までが拡張期に相当する．

そのほかに聴診では，急速流入期に一致して第3音を聴くことがある．また，心房収縮に一致して第Ⅰ音のすぐ前に心房音ないし第Ⅳ音といわれる音を聴取する場合もある．大人で第Ⅲ音や第Ⅳ音を聴取する場合は病的であり重要な意味を持つが，小児や若年者の場合は，健常者でもこれらがはっきりと聴こえることがある．

心臓の弁の開き具合が十分でない(狭窄)場合や，弁がちゃんと閉じない(閉鎖不全)場合は，それぞれの不具合のある弁に由来する心雑音が生じる(**図1-14**)．

このようにして，心臓は1分間に60〜80回血液を拍出する．仮に1分間に60回拍動すると計算しても，1時間に3,600回，1日に86,400回，70年生きるとすると，実に20億回以上も休まずに収縮と拡張を繰り返していることになる．

心臓が拍出する血液量を心拍出量cardiac outputという．1回の収縮で拍出する量を1回拍出量(stroke volume)といい，約60〜80mLである．1分間の拍出量は分時拍出量minute volumeといい，これを体表面積で割った商を心係数cardiac index(CI)とよび，心臓のポンプ機能の指標としている．すなわち，

　心係数$(L/min/m^2)$ = 1分間の拍出量(L/min)/体表面積(m^2)

　(体表面積は，身長と体重とからDuBoisの式によって算出された表より求める)

ということになる．

わが国の成人の標準値としては，分時拍出量4.5〜5.5L/min，心係数は2.5〜4.5L/min/m^2である．

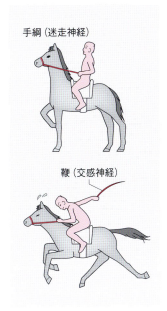

図1-15 ● 交感神経は鞭，迷走神経は手綱

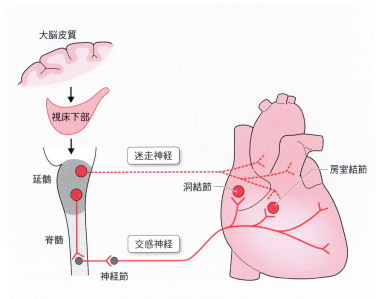

図1-16 ● 心臓の神経支配はこうなっている

G 心臓を調節する神経——交感神経と副交感神経の絶妙なバランス

人前に立って緊張すると心臓の鼓動が速くなる．これは精神的緊張が交感神経を介して，心臓に影響を与え，心拍数を増やしているためである．つまり心臓は独立した単純なポンプのようにみえるが，実は中枢神経から複雑な神経支配を受けているといえる．

一つの臓器に対して一方の神経が促進的に作用すると，他方の神経が抑制的に働くことはいろいろな臓器で知られていて，これを拮抗的二重支配とよんでいる．心臓の場合は，促進的に働く交感神経と，抑制的に働く副交感神経とによる二重支配を受けている（図1-15）．心臓の副交感神経は迷走神経を通っているため，交感神経と迷走神経とが拮抗的に心臓を支配しているといってもよい．

なおこれらの二重支配のほかに，心臓反射といわれるいくつかの反射に関与する神経の経路が，心臓とそれぞれの中枢との間にある．

まず，心臓の促進と抑制にかかわる神経支配について説明しよう．

1 心臓を促進させる神経——交感神経

心臓を促進させる中枢は延髄にある．それは限局した1ヵ所の部位ではなく，心臓血管中枢 cardiovascular center として，ある範囲を持った領域である．さらに，この中枢は延髄より上位にある視床下部の交感神経中枢からの影響をも受ける．そして，延髄の心臓血管中枢を発した指令は，下位にある胸髄側角の交感神経を介して心臓へと向かう．詳しくいえば，胸髄側角から発した交感神経一次線維は，神経節で線維を交代させた後に，心臓神経叢を形成してから心臓に分布する（図1-16）．

交感神経の心臓に対する効果としては，

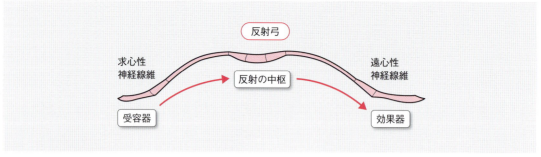

図1-17 ● 反射弓

①心拍数増加作用（陽性変時作用 positive chronotropic action）
②心筋収縮力増強作用（陽性変力作用 positive inotropic action）
③興奮伝導系の伝導速度を速める作用
④心筋の興奮性を高める作用

などがあり，交感神経の緊張が増すと，これらの作用が出現する．なかでも心拍数の増加が顕著である．この過程は，交感神経終末から放出されるノルアドレナリンが心筋細胞膜にある受容体を刺激してアデニル酸シクラーゼという酵素を活性化させ，そのことが細胞内のサイクリックAMPという物質を増やして細胞内カルシウム濃度を増加させ，その結果，心筋収縮力が高まったり心拍数が増えたりするのだが，その詳細はもっと複雑なのである．

2　心臓を抑制する神経——迷走神経

心臓抑制の中枢は延髄の迷走神経背側核にある．そして迷走神経を通って頸部から胸腔内に至り，神経叢を形成した後，心臓に分布する．

迷走神経の心臓に対する効果としては，上述の交感神経と反対で，
①心拍数減少作用（陰性変時作用 negative chronotropic action）
②心筋収縮力低下作用（陰性変力作用 negative inotropic action）
③興奮伝導系の伝導速度を遅くする作用
④心筋の興奮性を低下させる作用
などがある．

このうち②の心筋収縮力を低下させるという作用については，①の心拍数減少作用により，拡張期における心室の血液容量が増し，そのために心筋の伸展度が増大する．この結果，ゴムひもを強く伸ばしたときのように，伸展に伴う収縮力増強（これをStarlingの法則という）が起こるので，健常者の心臓では心筋収縮力低下作用がはっきりあらわれない．

3　心臓と血管の関与する反射

心臓は，これまで述べてきた促進・抑制の神経支配のほかにも，いろいろな反射によって調節されている．

まず反射とは何かを復習しておこう．いろいろな刺激を受け入れる装置を受容器receptorといい，ここから中枢に向かって興奮を伝える線維を求心性線維という（図1-17）．そして中枢から今度は遠心性線維を介して，いろいろな形の効果をあらわす効果器effectorへと興奮が伝えられる．この受容器→求心性線維→中枢→遠心性線維→効果器の経路を反射弓reflex arcという．そしてその反射中枢がある場所によって，脊髄であれば脊髄反射，延髄であれば延髄反射とよぶ．

図1-18 ● 圧受容器反射の経路

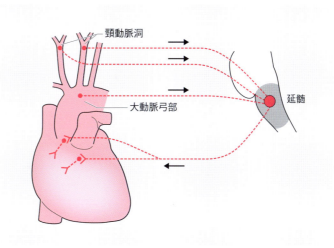

図1-19 ● 呼吸性不整脈はこうして起こる

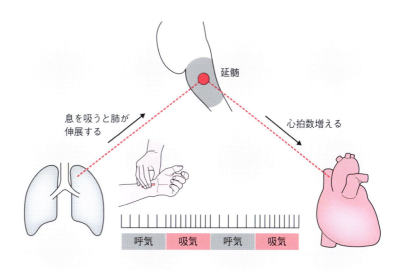

　ここでは心臓ばかりでなく，血管系の関与する反射についても解説しておこう．

　大動脈の内圧が高まると，大動脈弓部や内・外頸動脈の分岐部の近くにある頸動脈洞というところの圧を感知する受容器（圧受容器baroreceptor）が刺激される．その情報は，大動脈神経や頸動脈洞神経を経て延髄に至り，そこから迷走神経を介して血管拡張と心臓抑制の指示が出される．動脈内圧が下がった場合も，この反射弓を介して今度は血管収縮と迷走神経緊張低下による心臓への促進がはかられる．これが圧受容器反射である（図1-18）．

　血液中の炭酸ガス濃度の過剰や減少に対する反射弓も存在する．たとえば血中炭酸ガス濃度の増加は，大動脈体や頸動脈体にある化学受容器chemoreceptorが感知し，同じ反射弓を介して心機能を促進させることが知られている．これは化学受容器反射である．

　このほかに心房内圧や肺血管内圧，冠動脈の化学的刺激なども，状況に応じて心臓に促進的

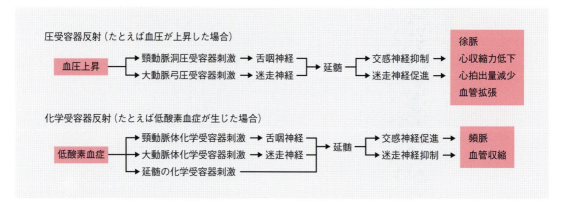

図1-20 ● 圧受容器反射と化学受容器反射

あるいは抑制的効果をもたらす反射弓を形成する．

他の部位に受容器があって，効果器が心臓である反射の例には，次のようなものがある．

◎肺の伸展

深く息を吸うと肺が伸展する．これは肺にある伸展受容器を介して迷走神経の緊張を抑制する結果，心拍数が増加する．小児や若年者ではとくにこの反応が鋭敏で，吸気時に脈拍数が増加し，呼気時に減少する．これを呼吸性不整脈という(**図1-19**)．もちろん病的なものではない．

◎眼球圧迫

眼球を圧迫することは三叉神経を刺激するが，これは迷走神経の興奮を強め，心拍数が減少する原因となる．これをアシュネル(Aschner)の反射という．

◎その他

鼻腔や咽頭粘膜への刺激や，気道粘膜への刺激は，三叉神経や迷走神経を介していずれも心拍数を抑制する．このような迷走神経の興奮を強めることによる心臓の抑制効果を，頻拍発作を停止させるために利用することもある．たとえば発作性上室性頻拍症といって突然，心拍数が1分間に180回くらいに増え，心臓が早鐘のように打つという病気がある．このとき咽頭部に舌圧子を入れたり，患者さんが自分で指を入れたりして咽頭粘膜を刺激すると，嘔吐が起きそうになるが，同時に頻拍発作がピタリと治ってしまうことがある．これは咽頭粘膜刺激により，迷走神経を介して心臓抑制が起こることを治療に応用した例である．

◎心臓と血管の関与する反射のまとめ

圧受容器反射と化学受容器反射を**図1-20**に示す．

バイタルサイン Vital signs

　Vitaとはラテン語で「生命」の意味です．英語ではlifeと訳されます．

　たとえば，ビタミンvitaminのvitaも，この「生命」に由来した言葉であるということがおわかりでしょう．

　バイタルサインvital signsとは，生命を維持するのに必要な徴候signであるとして「生命徴候」とか「生存徴候」という日本語が当てられます．実際には「生命が危険かどうかを知る徴候」という意味に解釈していいでしょう．

　バイタルサインには，次のようなものがあります．

　①　意識は？：「清明」か，意識障害があるか．意識障害があれば，その程度はどうか（3-3-9度方式などで表現）

　②　呼吸は？：1分間に何回しているか，規則的か，深さはどうか

　③　脈拍は？（あるいは心拍動は？）：触れるか，1分間に何回か，緊張はどうか，不整脈はないか

　④　血圧低下は？：聴診法での血圧はいくつか，触診法でしか測れないか

　⑤　皮膚は？：冷汗はないか，蒼白か，あたたかいか冷たいか

　患者さんの様子が急に変化したときには，すぐ，これらのことをみて下さい．もし異常があれば，それこそ患者さんの生命が危機にひんしているかもしれないのです．

　ちなみにaqua vitae（aquaは「水」の意味）とは「生命の水」の意味ですが，これはブランデーやウィスキーのことです．何ともイキな名前だなどといわないで下さい．昔は，アルコールが重要な「気つけ薬」だったのです．

2章

患者さんを診るに当たって注意すべき症候は何か

A 動悸 palpitation

ふつう安静にしていて「心臓の鼓動を自覚する」ということはない．動悸というのは，心臓の鼓動を強く自覚したときの状態をあらわす言葉である．動悸とは心悸亢進という言葉とほぼ同じ意味で，心拍動が強く，かつ速く自覚されたときに用いられてきた．しかし現在では心拍動に伴って感じるすべての自覚症状のことを「動悸」と表現することが多く，心悸亢進という言葉のほうはあまり用いられなくなってきている．

動悸を訴えて受診する患者さんの訴えの内容を問いなおすと，「ドキドキしている」，「突然ドキドキしはじめて，その状態が続く」，「突然ドキンと脈が乱れる」，「心臓がおどる」などと表現することが多い．つまり「ドキン」という音から「動悸」という言葉への転換であることが多い．それらを整理しなおして動悸という言葉で表現されるものの内容を列挙すると表2-1のようになる．

動悸を訴える患者さんに接したら，まずその内容を確認する作業から入らなければならない．受診時にも自覚症状が続いていれば，脈拍や心尖拍動の触診（図2-1），心電図記録などによって，容易に動悸の原因を明らかにすることができる．しかし多くの場合，診察を受ける時点で，すでに症状は消退してしまっているので検索できない．そこで患者さんに，動悸を感じたときに，

① 1分間の心拍数（脈拍）はいくつだったか
② 心拍（脈拍）のリズムに乱れはあったか
③ リズムの乱れは単発性か，持続性か
④ 動悸を感じたときは運動中か，安静時か
⑤ 動悸を感じたきっかけは何か

表2-1 ●「動悸」と表現される訴えの内容

1. 頻脈（心拍数が異常に多い）
    ① 頻脈であるが規則的
    ② 頻脈性不整脈
2. 徐脈（心拍数が異常に少ない）
    ① 徐脈であるが規則的
    ② 徐脈性不整脈
3. 正常状態から頻脈や徐脈に変化した瞬間
4. 頻脈と徐脈が出没する
5. 頻脈でも徐脈でもない
    ① 単発性に心拍が乱れる（期外収縮）
    ② 心拍動を全身で感じる
    ③ 心臓がそこにあるのがわかる

表2-2 ● 動悸の原因疾患

1. 頻 脈
    ① 洞性頻脈
    ② 発作性頻拍（上室性，心室性）
    ③ 心房細動および粗動
2. 徐 脈
    ① 第Ⅱ度および第Ⅲ度の房室ブロック
    ② 洞不全症候群
3. 頻脈および徐脈：洞不全症候群（徐脈頻脈症候群）
4. 期外収縮（上室性，心室性）
5. 1回拍出量の増加
    例）大動脈弁閉鎖不全症
6. 精神的原因によるもの
7. その他：甲状腺機能亢進症，貧血，薬剤

⑥ ほかに併発する症状はなかったか
について確かめなければならない．

そしてこれらの条項については，今後も動悸を感じるたびに患者さん自身に確認してもらう必要も生じてくる．そのためには患者さんやその家族に，日頃から橈骨動脈の脈拍の触れ方を習得してもらい，動悸を感じたときの脈拍の様子を知ることも参考になる．しかし，脈拍の自己測定自体が患者さんをさらに神経質にしてしまい，訴えを強くすることもあるので，事前にその点まで含めて患者さんに十分に説明しておく必要がある．

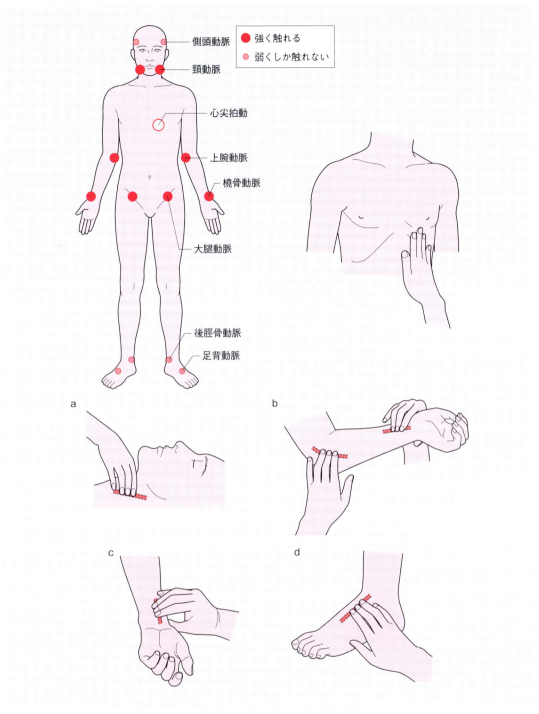

図2-1 ● 心尖拍動と脈拍，自分で触れてみて下さい

　以上のことと平行して運動負荷心電図の記録や24時間心電図記録（ホルター心電図，Holter：人名）を行うと，動悸を感じた際の心電図が記録でき，その原因（**表2-2**）を確認できる．

B 胸痛 chest pain

1 痛みには精神的な側面がある

痛み（疼痛）とは何だろう．それは知覚的な痛覚刺激だけではなく，それに伴う不快感や苦しみ，不安などの情動的側面を持った感覚であるということを強調しておきたい．たとえば，軽いはずの痛みであっても不安が強ければ「激しい痛み」という訴えとなってあらわれることがある．

2 痛みの原因は何か

痛みの原因としては，
① 組織の傷害や病変
② 神経系の異常
が2大原因であるが，ほかに
③ 身体的には異常のない「心因性」といわれるものもある（図2-2）．

さらに①の組織の傷害や病変によって生じる痛みを発生源別に分類すると表2-3のようになる．つまりひと口に痛みといっても非常に複雑であり，次に述べるような胸痛のある患者さんの鑑別に際しても慎重さが要求される．

3 循環器疾患による胸痛は重大な疾病によることが多い

胸痛は，循環器疾患のもののうちでも重要なものである．心筋梗塞や急性大動脈解離などは，胸痛を初発症状とするが，これらの病気はしばしば生命の予後を左右する．そのため，胸痛は重大な病態を警告する症候の一つと考えて

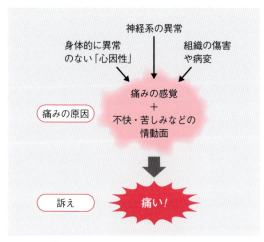

図2-2 ●「痛い」という感覚には情動的側面がある

表2-3 ●「組織の傷害や病変」によって生じる「痛み」

1. 体性痛
   ① 表面痛：皮膚や粘膜からの痛み
   ② 深部痛：骨格筋，筋膜，関節のう，骨膜などからの痛み
2. 内臓痛
   ① 内臓からの痛み
   ② 胸膜や腹膜からの痛み

よい．ここでいう胸痛とは，単に胸の痛みというだけではなく，胸痛とそれに類する胸部圧迫感とか胸部苦悶感などを含めた広い範囲の症候として理解してほしい．

4 胸痛の性質をよく知っておこう

胸痛とひと口にいっても，患者さんに死を予想させるような激烈な痛みから，「痛い」というほどでもないものまで，軽重いろいろである．また心・血管系の病変に由来する胸痛では，圧迫感や絞扼感（しめつけられる感じ），窒息感（息がつまるような感じ）などを伴うことが多い．

胸痛を感じる部位についても，必ずしも「胸」だけではない．狭心症に例をとると，痛みは頸部から心窩部までの広い範囲に及ぶ．また，背

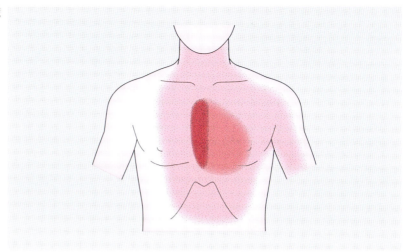

図2-3 ● 狭心痛は，心臓の真上とは限らない

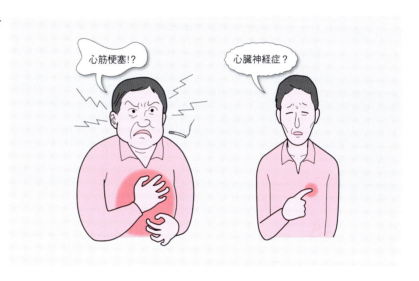

図2-4 ● 痛みの表現だけでも，病気の見当がつく

部や左肩甲部，左上腕屈側などに放散することもある（図2-3）．「心臓がチクチク痛い」といって来院する患者さんは，よく左前胸部の鎖骨中線（乳線）あたりを示すことが多いが（図2-4），その場合むしろ心臓由来の症状であることは少なく，本当の心臓由来の痛みは，胸骨のうしろの痛み（substernal pain：sub は「下」，sternum は「胸骨」，「胸骨裏面」と訳すことが多い）であることが多い．

　胸痛の出現する時刻やきっかけ，痛みの持続時間，漸増性か漸減性かなども知っておく必要がある．たとえば労作（effort）狭心症では，その言葉どおり駅の階段や急な坂道の上りなど，運動に際して胸痛が出現する．しかし冠れん縮性狭心症（異型狭心症）では，労作時ではなく，眠っている間に胸痛が出現して覚めることが多い．また狭心症では，食事や精神的ストレスも症状発現のきっかけとなる．しかし胸痛が食物を嚥下するときにだけ生じたり，深呼吸時や咳のときだけ出現するものであれば，前者では食道の，後者では肺・胸膜・肋骨などの病気と鑑別していくことが必要となってくる．

表2-4 ● 胸痛をきたす主な疾患

1. 心臓の異常
   ① 心膜の疾患：心膜炎
   ② 心筋の疾患：心筋症，心筋炎
   ③ 冠動脈疾患：虚血性心疾患(心筋梗塞，狭心症)
   ④ 心内膜，弁膜疾患：弁膜症，僧帽弁逸脱症候群，心内膜炎
   ⑤ 不整脈
   ⑥ 心臓に異常のない場合：心臓神経症
2. 大血管の異常
   ① 解離性大動脈瘤
3. 肺・胸膜の異常
   ① 肺の疾患：肺炎，肺癌，自然気胸など
   ② 肺血管の疾患：肺動脈血栓塞栓症，特発性肺高血圧症
   ③ 胸膜の疾患：胸膜炎，胸膜中皮腫
4. 縦隔の異常
   ① 縦隔腫瘍
   ② 食道の異常：食道スパスム，食道癌，食道炎，食道裂孔ヘルニア
   ③ 気管の異常：気管支癌
5. 胸郭の異常
   ① 脊柱，肋骨の異常
   ② 肋間神経痛：帯状疱疹
   ③ 筋肉痛
6. 腹腔内臓器の異常
   胆石症，脾弯曲症候群，胃および膵臓の疾患

5 胸痛の原因となる疾患の数は多い

　胸痛をきたす原因疾患の主なものだけを掲げても次頁の**表2-4**に示すようにその数はすこぶる多い．なかには全く循環器疾患と関係のないものもある．しかしここで重要なことは，原因疾患が何であるかと同時に，その胸痛が直接患者さんの生命に危険を及ぼすかどうかの判断である．たとえば糖尿病神経障害があったり，高齢者であったりすると，心筋梗塞が起きても胸痛はほとんど感じないか，あっても軽いことがある．一方，帯状疱疹が左肋間神経に沿って出現すると，左胸部の激しい痛みを訴える．前者では生命を奪われることがあるが，後者ではそれによって直接生命を落とすことはないので，疼痛の強さだけからでは判断が難しい．

6 痛みの出現のしくみ──胸痛は非常ベル

　胸痛出現のしくみについて，狭心症を例にとってみていこう．

　狭心症は冠動脈に動脈硬化が起きてその内腔が狭くなり，心筋に十分な血液が供給されないことが原因で発症する病気である．いわゆる心筋虚血という状態が生じ，とくに運動時などに胸痛を自覚するようになる．そのときの胸痛発作のしくみについて述べる．

❶ 内腔の狭くなった冠動脈では血液の供給が不十分となり，心筋への血液供給が一時的に不足する

❷ 心筋細胞が虚血状態にさらされると，プレカリクレインという物質が活性化される

❸ プレカリクレインは活性化されるとカリクレインになり，これは血漿中のキニノーゲンをブラジキニンに変える．

　このブラジキニンこそが強力な発痛物質なのである．

❹ そしてこのブラジキニンが心臓に分布している交感神経の末端を刺激し，そこから中枢へ向かう求心性線維を介して伝えられる情報が痛みである

　このほかにも，虚血に陥った心筋ではプロスタグランジンの産生が増す．このプロスタグランジンには冠動脈を開大させる作用と同時に，ブラジキニンの作用を強める働きがある．発痛物質であるブラジキニンの作用が強められるということは，とりもなおさず痛みが増すことである．この場合，痛みは，プロスタグランジンが冠動脈を開いて虚血状態を改善しようとする作用と同時に出現するのであるから，あたかも火事が発生したときに火災報知機が作動し，自動的に水をかけながら非常ベルを鳴らすのと似ている．つまり胸痛は非常ベルなのである．

C 呼吸困難 dyspnea

1 呼吸困難とは

「息が苦しい」とか「空気がもっと欲しい」と感じて，意識的に呼吸しなければならない状態を「呼吸困難」とよぶ．すなわち呼吸困難とはすべて自覚的なものなのである．「息切れ」は呼吸が速くなる状態で，呼吸困難の軽いものと理解してよい．

また，意識のない患者さんがあたかも呼吸が苦しそうにあえいでいる場合，すなわち他覚的にみて呼吸困難があるだろうと判断された場合も「呼吸困難」と表現する．

2 呼吸調節のしくみ

ここで呼吸調節のしくみについて復習しておこう．

呼吸の調節は，神経性調節と化学的調節とが巧みに組み合わさって行われている．

神経性調節には，2つの作用機構がある．第1の機構は中枢性調節とよばれ，脳幹部の橋や延髄にかけて分布している．いろいろな機能を持ついくつかの中枢が複合体として呼吸中枢を形成し，それによって呼吸を調節していく機構である．そして大脳皮質や脊髄も，この呼吸中枢に影響を与えることができるしくみになっている．

第2の機構は反射性調節である．呼吸反射とは，呼吸運動に影響を及ぼすすべての反射のことである．反射の経路を反射弓というが，呼吸反射の反射弓は刺激受容器→求心性線維→呼吸中枢→遠心性線維→呼吸筋という形になる．た

表2-5 ● 呼吸困難の原因とその例

1. 肺疾患
   ① 閉塞性換気障害：気管支喘息，慢性気管支炎
   ② 拘束性換気障害：肺線維症，胸膜炎，胸郭の疾患
   ③ 肺循環障害：肺高血圧症，肺動脈血栓塞栓症
2. 心疾患
   ① うっ血性心不全：弁膜症，虚血性心疾患
   ② シャントのある心疾患：心室中隔欠損症，ファロー四徴症
3. 上気道疾患：異物や腫瘍などによる閉塞
4. 心因性：過換気症候群
5. その他
   ① 血液疾患：貧血をきたす疾患
   ② 代謝性疾患：糖尿病ケトアシドーシス
   ③ 神経筋疾患：重症筋無力症
   ④ ガス中毒，低酸素：CO中毒，高地

とえば肺伸展受容器といわれる受容器は気管支にあって，吸気によって肺が伸展すると，そのことを迷走神経の求心線維を介して呼吸中枢に伝える．そしてそこから脊髄前角の運動ニューロンを介して，吸気をつかさどっている呼吸筋群へ停止命令を出す．それを受けて吸気の運動は停止するというわけである．

呼吸の化学的調節とはどういうことか．体内には血液中のO_2やCO_2，pHなどを感じる感知器がいくつかある．そして血液中のこれらの値が正常状態からそれると，それを感知して呼吸運動を調節し，修正をはかるのである．延髄の化学受容器，大動脈弓部にある大動脈小体，内外頸動脈の分岐部にある頸動脈小体などは，動脈血中のCO_2分圧が増加すると呼吸中枢を刺激して呼吸運動を盛んにし，それを正常化させる．

3 呼吸困難の2大原因は肺と心臓（表2-5）

呼吸困難をきたす原因としては，当然のことながら呼吸器疾患が最も多い．中高年齢層に限っていえば，その次に多いのは心疾患であ

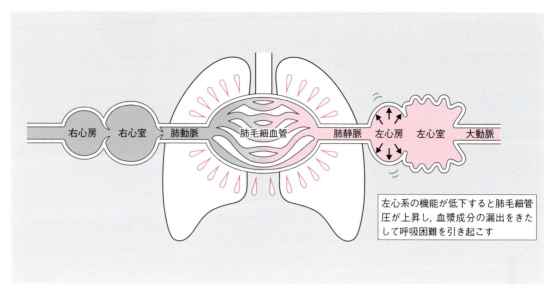

図2-5 ● 左心系の不全から肺うっ血をきたす

る．貧血がある場合にも，息切れという訴えで受診することがある．その他，代謝性疾患や神経・筋疾患でも呼吸困難をきたすが，それが初診のときの主訴となることはまれである．若い女性では，心因性の呼吸困難も多い．これは過換気症候群といわれ，深く，かつ頻回の呼吸とともに四肢の強直をきたして救急車で搬送されることもある．

　心臓の機能が低下して呼吸困難をきたすのはどのようなメカニズムによるか．
① まず，何かの原因で左心系のポンプ機能が低下すると，肺静脈圧が上昇する
② 肺静脈圧の上昇は肺毛細管圧の上昇を引き起こし，毛細管から肺実質へ血漿成分が漏出する
③ この血漿成分の漏出は，肺そのものの拡張や収縮に対しての抵抗となり，呼吸筋に対する負担が増す

　これが心臓が悪いときに起こる呼吸困難の主因である（図2-5）．

4 心臓性呼吸困難の特徴を知ろう

　慢性的な心機能低下があるとき，安静にしているときには呼吸困難を訴えないが，体動時には息切れを自覚する．そしてもしこの状態が徐々に悪化していくと，それまでどうにか代償してきた心機能も，とうとう代償しきれなくなって，ある夜，突然の呼吸困難に陥る．これは発作性夜間呼吸困難 paroxysmal nocturnal dyspnea（PND：paroxysmal は「発作性」，nocturnal は「夜の」という意味）といわれる．この状態では仰臥位で寝ていると苦痛が強く，上半身を起こしているほうが楽である．これを起坐呼吸 orthopnea という．起坐呼吸のほうが楽なことの理由は，上半身を起こしている姿勢では，下半身から心臓へ戻ってくる血液の量（静脈還流）が減少するので，心臓に対する負担が少なくなるためである（図2-6）．このように心臓より手前での負荷が少なくなることを"前負荷 preload（pre- は「前」，load は「負荷」の意味）が軽減される"という．

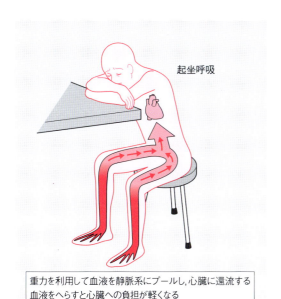

図2-6 ● 体を起こしているほうが楽なわけ

起坐呼吸

重力を利用して血液を静脈系にプールし，心臓に還流する血液をへらすと心臓への負担が軽くなる

呼吸困難がますます強くなると，患者さんの顔は紫色となり，冷汗を出しながら上半身を起こして，肩で呼吸し，ゼイゼイとあえぐようになる．そしてときにピンク色の泡を混じた痰を出すようになる．これを心臓喘息asthma cardialeという．この状態は重症の肺うっ血であり，心臓性緊急状態cardiac emergenciesの一つで，早急に治療を開始しなければ生命が危ぶまれる状態である．

これまで心臓に関する症状が全くなかった人が，突然激しい呼吸困難を訴える場合もある．これは急性心筋梗塞のように重篤な病態が突発して，急激に心機能が低下したことを示している．

D 呼吸の異常

呼吸状態を観察するときには，呼吸数と呼吸の深さをみる．

呼吸数は普通，1分間16～20回（図2-7），1回の換気量は約500mLとされている．呼吸の型は肋間筋の運動によるものを胸式，横隔膜の運動によるものを腹式という．正常の成人男性では，胸腹式呼吸といわれるように肋間筋と横隔膜の運動の両方が働いているが，安静時呼吸では60％が横隔膜の運動に依存している．

1 呼吸の数と深さの異常（図2-8）

1分間に24回以上の呼吸を頻呼吸tachypnea，12回以下を徐呼吸bradypneaという．

呼吸の数と深さの両方が増した状態をpolypnea（polyとは「多い」という意味），両方とも減少した状態をoligopnea（oligoとは「乏しい」という意味）という．oligopneaは死期の近い状態などでみられる．

呼吸運動が止まった場合をapnea（aは否定をあらわす）といい，無呼吸と訳される．普通は呼気の状態で止まるが，吸気の状態で止まることをとくにapneusis（適当な日本語の訳はない）という．

2 異常呼吸

1. チェーン-ストークス（Cheyne-Stokes）呼吸

無呼吸状態から次第に呼吸が深く過剰換気状態になり，次いで換気量がだんだん減少していき，再び無呼吸に至るという周期を繰り返すものである（図2-9）．このメカニズムとしては，

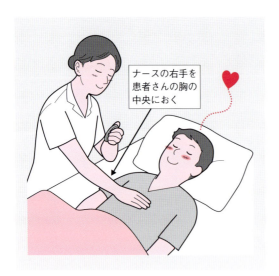

図2-7 ● 呼吸数がわかりにくかったら，患者さんの胸に手を当ててみよう

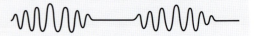

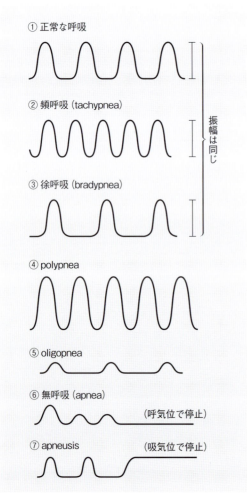

図2-8 ● 呼吸の異常を示す言葉

図2-9 ● チェーン-ストークス呼吸：無呼吸と過剰換気を繰り返す

① 無呼吸によって動脈血中の二酸化炭素（CO_2）分圧が上昇してくると，呼吸中枢が刺激されて過換気になると説明されてきた．しかし，実際には動脈血中の二酸化炭素分圧の動きとは，やや時相のずれがあることがわかり，①ばかりでなく，

② 呼吸中枢の側にも感受性低下があると考えられている．

この型の呼吸は，老人や小児のほかに脳出血や心不全，薬物中毒などで認められる．

2. ビオー（Biot）呼吸

呼吸の数，深さ，リズムが不規則な状態である．脳出血や脳腫瘍などでみられ，重篤な状態であることを示している．

3. クスマウル（Kussmaul）呼吸

深くゆっくりとした呼吸であり，糖尿病ケトアシドーシスのときにみられるものとして有名である．糖尿病ケトアシドーシスとは，糖尿病のコントロールが悪い場合，生体はそのエネルギー源としてブドウ糖を利用することができず，仕方なく脂肪を燃焼させるが，その結果，代謝産物としてケトン体という物質ができてしまう．この脂肪の燃えカスであるケトン体は強い酸性の物質であるため，正常であればpH7.4

前後に保たれているはずの動脈血のpHを減少させ，血液を酸性にしてしまう．ちなみにアシドーシスacidosisとは酸という意味のacidに，病気を示す-osisという語尾をつけた語である．生体はこれに対抗する手段として，肺から排泄することができる唯一の酸である二酸化炭素（CO_2）を，呼吸を深く行うことによって強制的に捨て，酸性に傾いた血液を補正しようとする．これがクスマウルの大呼吸が生じるしくみである．

E チアノーゼ cyanosis

ギリシャ語の青（kyanos）と，疾病を意味する-osisという語からつくられた言葉である．紫藍症などと翻訳されているが，現在はそのドイツ語のZyanoseをそのまま使ってチアノーゼという．文字どおり皮膚や粘膜の一部が青紫色を呈する状態で，とくに口唇，鼻の先，頬，耳たぶ，爪床などでよくみられる（図2-10）．

1 チアノーゼ出現のしくみ

肺の毛細血管床で血中に取り込まれた酸素は，赤血球中の赤い色素であるヘモグロビンhemoglobin（Hb，Hgb）と結合して体のすみずみまで運ばれていく（図2-11）．そして末梢組織に到達すると酸素を離して，それぞれの臓器に酸素を供給する．そして酸素と結合していない状態のヘモグロビンは，ふたたび肺に戻ってきて酸素の運搬に当たる．酸素と結合した状態のヘモグロビンを酸化ヘモグロビン，酸素を持っていないヘモグロビンを還元ヘモグロビンといいならわしているが，化学的な意味での酸化と還元とは違うので，この言葉を使うときは慎重でなければならない．

血液中には，約15g/dLのヘモグロビンがあり，酸素の運搬にたずさわっている．動脈血中の還元ヘモグロビン量が5g/dL以上に増加すると血液の色が黒ずんできて，毛細血管が多くて皮膚のうすい場所にチアノーゼを呈するようになる．つまり，還元ヘモグロビン量が一定以上ないとチアノーゼは出現しない．このことからわかるように貧血があって総ヘモグロビン量が少なくなっているときには，還元ヘモグロビンの絶対量も増えないので，チアノーゼは出現しない．

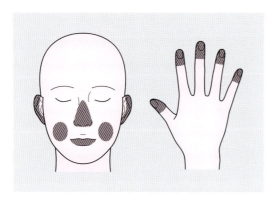

図2-10 ● チアノーゼは，顔と手に出る

表2-6 ● チアノーゼの原因

1. 中枢性チアノーゼ
   ① 肺での酸素摂取が不十分な場合：換気・拡散障害，肺循環障害
   ② 解剖学的シャント（静脈血→動脈血）がある場合：先天性疾患，肺動静脈瘻
   ③ 低酸素環境下にある場合：高地など
   ④ 異常ヘモグロビン血症
2. 末梢性チアノーゼ
   ① 末梢血流のうっ滞：ショック・心不全
   ② 血管閉塞

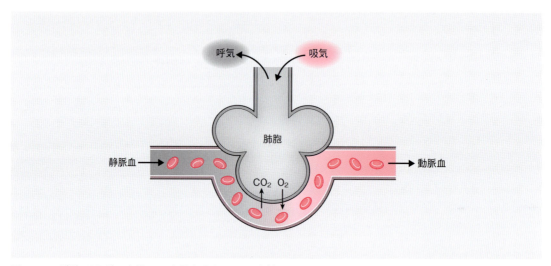

図2-11 ● 肺胞でのガス交換：O_2を取り入れ，CO_2を捨てる

2 チアノーゼはどんな場合にみられるか

チアノーゼの原因を分類するとき，中枢性チアノーゼと末梢性チアノーゼという言葉が用いられる．中枢性チアノーゼとは肺や心臓に異常があることによりチアノーゼをきたすことであり，末梢性チアノーゼとは，末梢血管の流れが悪いときにみられるものをいう．

つまり表2-6にみるように，中枢性チアノーゼの原因には，

① 慢性閉塞性肺疾患や肺線維症などの，肺機能障害による酸素飽和度の低下があるとき
② 先天性心疾患や肺動静脈瘻などで静脈血が動脈血中に混じるような解剖学的異常経路（これをシャントshuntという）があるとき
③ 高山などの低酸素環境
④ ヘモグロビンそのものに異常があるとき
などがある．

末梢性チアノーゼの原因には，
① ショックや心不全による末梢血流のうっ滞
② 末梢における血管閉塞による血流停滞
などがある．

3 チアノーゼと見誤りやすい所見

赤血球増加（多）症では，口唇，鼻尖，耳たぶをはじめ，顔面全体や手足が暗赤色を呈する．この場合は一見チアノーゼのようにみえるが，紫色を帯びてはいない．もちろん血液中の赤血球数，ヘモグロビン濃度，ヘマトクリット hematocrit（Ht，Hct）値を測定すれば簡単に区別がつく．

最近は少なくなったが，新しく入院した患者さんで，寝間着用に青い浴衣を新調して着ている場合も要注意である．新しい浴衣だと藍色の染料が爪にうっすらと付着し，あたかもチアノーゼのようにみえることがあるからである．

4 急に出現したチアノーゼは要注意

これまでチアノーゼのみられなかった患者さんに急にチアノーゼが発症した場合は，要注意である．多くの場合，それは急激な呼吸不全による動脈血酸素濃度の低下か，うっ血性心不全やショックによる末梢循環不全に由来する．そのような状態をみたら，まず患者さんに話しかけ，意識レベルの低下がないかどうかをみる．同時に呼吸状態，心拍数，皮膚温度および冷汗の有無をみておく．血圧計がなくても脈拍の強さをみれば，著しい血圧低下があるかどうかもわかる．つまりこれらのポイントこそ，ベッドサイドにおけるバイタルサイン vital signs（「生存徴候」と訳される．vital は生命のという意味）のチェック項目なのである（p.21参照）．

F 不整脈 arrhythmia

1 脈拍をみる

脈拍 pulse は体表から太い動脈を触知したときに感じる動脈壁の一過性の振動である．これを拍動というが，その源は左心室の収縮によって血液が駆出されるときに生じるものである．だから，もし心臓が十分な量の血液を拍出していないか，動脈がつまっていれば，脈拍は触れない．

普通，脈拍をみるには，橈骨動脈の拍動を触知することが多い．図2-1のように検者の第2, 3, 4指先を血管の走行と平行におき，3本の指先に全神経を集中させて脈拍の状態を観察する．これで触診をマスターしたら，次には検者の左第2, 3, 4指先で患者さんの上腕動脈拍動を肘窩のところで触れながら，右の第2, 3, 4指先で橈骨動脈拍動を触れてみる．これは，これから述べる脈拍の性状を知るのによい方法である．

また上肢の脈拍だけでなく，日頃から全身いろいろな場所で，浅いところを走る動脈の拍動を触れる訓練もしておくとよい．健常人では図2-1に示すような部位で脈拍を触れることができるはずである．もちろん動脈の走行には個人差もあるが，大動脈炎症候群（高安動脈炎，高安は人名）や急性大動脈解離，動脈硬化による動脈閉塞症や血栓による動脈血流の途絶などでは，これらの動脈の触診が診断の決め手になる．また血圧が急に下がって，ショック状態に陥った場合には，橈骨動脈よりも太い頸動脈や大腿動脈などで脈拍を確かめなければならない．逆に血圧の高い場合や，大動脈弁閉鎖不全

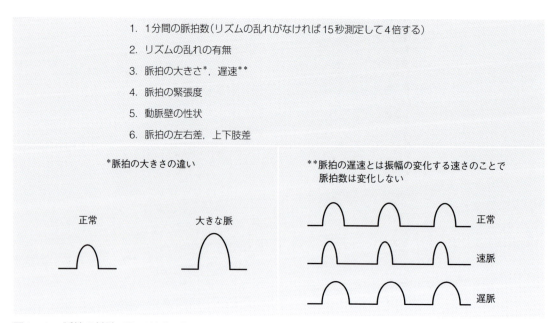

図2-12 ● 脈拍の触診でみておくこと

のある場合は，図2-1bのような触れ方をしてみるとよい．血圧が高ければ，上腕動脈のほうを圧迫してみても橈骨動脈拍動が消失しにくいし，大動脈弁閉鎖不全のある場合には脈拍の虚脱が早いのがわかる．

脈拍を触れた場合にどのようなことを観察すればよいかを図2-12にまとめた．覚えていただきたい．

2 脈拍数——頻脈と徐脈

健康な成人であれば，安静にしているときの脈拍数 pulse rate は1分間に60〜100回である．これはもちろん心拍数 heart rate に等しい．

1分間の脈拍が100以上の場合を頻脈（頻拍 tachycardia と表現してもよい．tachyは「多い」という意味）という．健康人でも運動時や興奮時には頻脈になるが，病的なものは発熱時，貧血，心不全，甲状腺機能亢進症などで認められる．

特別なものとしては発作性上室性頻拍症がある．この病気は，突然，脈拍が1分間に180前後になるもので，治るときも突然正常に戻る．これは心室より上の興奮伝導系に異常があって，興奮がある場所でどうどうめぐりをしてしまうために起こるものである．1分間に180回もの脈拍だと，橈骨動脈の触診で脈拍を上手に数えることは無理である．

1分間に50ないし60以下のゆっくりした脈拍数の場合を徐脈（徐拍 bradycardia としてもよい，bradyは「ゆっくり」という意味）という．マラソン選手のように運動トレーニングを積んだ人では，安静時の脈拍数が40台のこともある．病的な徐脈は，甲状腺機能低下症，脳圧亢進時などでみられる．

また，洞不全症候群といって，心臓の興奮伝導系の源である洞結節の機能低下がある場合には，ときに脈拍数が1分間に30台ないしそれ以下になる．こうなると脳への血液供給が不十分になるため，めまいを訴えたり，失神発作を起こしたりする．心臓の興奮伝導系が途切れて，心房と心室の間の伝導がうまくいかなくなることを房室ブロックというが，このときも心

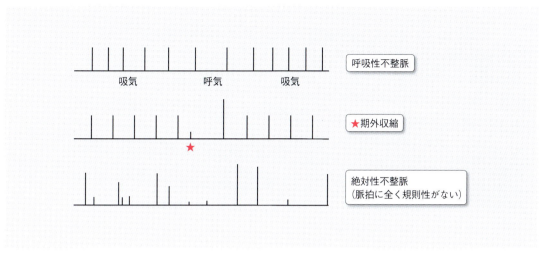

図2-13 ● 触診でわかる不整脈

室の拍動数が少なくなり，徐脈をきたして失神に至ることがある．このように拍出量の低下により，脳の循環不全をきたして失神発作をきたすことをアダムス-ストークス（Adams-Stokes）症候群とよぶ．いずれにしても徐脈の患者さんに接したなら，必ず失神の有無をたずねておくことである．ただし徐脈の継続時間が短い場合には失神にまで至らず，「フラフラとした」とか「一瞬，目の前が真っ暗になった」という程度の訴えのこともある．また，失神をきたすほど脈拍数が少なくならなければ「なんとなくボンヤリしている」程度で，患者さんが高齢の場合には周囲の人が認知症と勘違いすることもしばしばある．もちろん，失神，めまい感，ボンヤリするなどの症状は脳血管障害でも頻発するので，とくに高齢者の場合には慎重に鑑別する必要がある．

3 不整脈 arrhythmia

脈拍を触診したとき，その規則性が乱れていればそれはすべて不整脈である．リズム（rhythm）という語に，否定の接頭語aを付け，語尾に病的状態を意味する-iaを付したarrhythmia（アリスミア，rが重なることに注意）という言葉から察せられるように，「規則的なリズムがない病態」なのである．

脈拍が不整になることの原因は，心臓の拍動の乱れにある．だから不整脈の最終的な診断のためには，心電図を記録することが不可欠である．不整脈の詳しい解説は別項にゆずるとして，ここでは，ベッドサイドで脈拍を触れた場合のことを考えて，主な不整脈について述べてみよう（図2-13）．

1. 呼吸性不整脈 respiratory arrhythmia

若年者，とくに小児では，吸気時の脈拍数と呼気時の脈拍数が異なり，吸気時には脈が多く，呼気時には少なくなることがみられる．これは呼気時に胸腔内が陰圧になり，静脈還流が増すための変化であって，呼吸性不整脈とよばれ，病気ではない．心電図を記録して脈拍の変化を綿密に測定してみると，自律神経とくに迷走神経が障害されると呼吸性不整脈がみられなくなることが知られている．

2. 期外収縮 extrasystole, premature beat

いま、脈拍を触れているとする。定期的にピクッ、ピクッ、ピクッと触れていて、つぎのピクッという脈拍を触れる前、つまり予想していた脈拍を触れるより早期に脈拍が触れることがある。これは心臓が定時の収縮より前に収縮したことを示すもので、期外収縮 extrasystole（extra は「～以外の」という意味、定期外の収縮）とよばれる。注意して脈拍を触れていると、その「気の早い」脈拍の後、少し休んだような感じがあってから、次に強く大きな脈拍を触れるはずである。そして多くの場合は、その後はまたもとの定期的な脈拍に戻る。

この期外収縮はどうして生じるのか。いくつかの機序があるが、その一つを説明しよう。それは定期的に働いている心臓の興奮伝導系に、わき道から割り込んでくる「異所性」の興奮があるからである。異所性という言葉で示されるように、ふだんは興奮を発しない部位が、たまたま何かの拍子に興奮する。それがまんまと興奮伝導系に伝えられて、まだ収縮の時期でもないのに気の早い収縮をきたす結果となってしまう。血液の流れの上では、左心室内に十分な量の血液が満たされる前に、異所性興奮が伝えられて収縮してしまうため、このときの血液拍出量は少ない。したがって脈拍としては弱く触れることになる。そして、その次の収縮までにはいつもより長い休みがあるので、普段よりもたくさんの血液が左心室内に流入する。そこで収縮が起きるとドッキンと大きな脈拍として触れるということになる。

このようなときの患者さんの訴えとしては、「脈がつまずくように乱れた」とか、「突然、心臓がドキンとしたのを感じた」というものが多い。後者の「ドキン」と感じたのは、期外収縮のすぐ後の収縮における1回拍出量の増加を感じ取ったものであろう。

期外収縮は、その興奮が、どこで起きるかによって分類される。心室で起これば心室性期外収縮 ventricular extrasystole（ventricle は「室」の意味）、心室より上で起これば上室性期外収縮 supraventricular extrasystole（supra は「上」をあらわす）という。その興奮がどこであるかの判定は、心電図を記録しなければわからない。

脈拍を触れていたときに、期外収縮が出現したからといって、それが必ずしも病的なものであるとは限らない。健康と考えられている人でも長時間心電図を記録してみると、かなり多くの期外収縮が出現する人もいる。問題はその期外収縮出現の背景に、重篤な病気があるのかどうかということである。外来に診察に訪れる人の多くは危険性のない期外収縮であるが、心筋梗塞発作を起こした直後にみられる心室性期外収縮は危険であり、大至急治療しないと取り返しのつかないことになることさえある。

3. 絶対性不整脈 absolute arrhythmia

脈拍を触れてみて、そのリズムに全く規則性がなく、大きさも脈拍ごとにまちまちである場合を絶対性不整脈という。

絶対性不整脈は心拍数に規則性がないために生じるが、その原因疾患は、心房細動がほとんどである。心房細動とは、心房の電気的興奮に統制がとれていない状態である。ふだんは興奮伝導系により、一糸乱れぬ統制下にあるはずだが、心房細動では心房のあちこちで勝手気ままに興奮が起きていて、あたかも朝礼がはじまる前の小学校の校庭で、子供達がみんなバラバラに遊んでいるようなものである。そして乱発した心房の興奮のうちでたまたま運よく房室結節に到達したものによって、それ以下の正規の興奮伝導系が反応する。心室の興奮伝導系が正常であっても、心房の興奮に規則性がないのでこれを受ける心室の収縮・拡張のリズムもバラバラになる。心室の動きが時間的に不規則であ

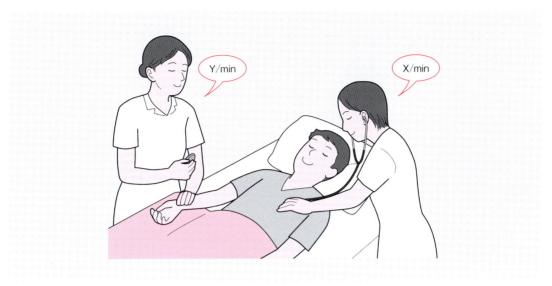

図2-14 ● 脈拍欠損：心拍と脈拍を同時に1分間測定し，その差をみる．すなわちX－Y．

れば拡張期の長さもまちまちとなり，流入する血液量もそのつど異なる．こうなれば拍出する血液の量も，心拍ごとに毎回異なる．その結果，絶対性不整脈が出現する．

心房細動かどうかは心電図を記録してみれば，容易に診断がつく．そして心房細動であれば，次に，その原因疾患に思いを致さねばならない．僧帽弁狭窄症，甲状腺機能亢進症，虚血性心疾患などでは，心房細動を併発しやすいが，原因となるような病気がいっこうに見当たらないのに心房細動を呈することもある．

絶対性不整脈がみられたときは，脈拍を触れながら聴診器で心音を聴診してみよう．心拍数の多い場合には，心音が聴こえていてもそれに対応した脈拍を触れないことがある．このような場合，2人1組になって，1人が聴診器で心拍数を，もう1人が橈骨動脈の脈拍を，それぞれ同時に1分間測定してみよう（図2-14）．そうすると，たとえば心拍数が1分間130，脈拍数が1分間90というような事態に気づくだろう．これは，1回の収縮で送り出す血液の量（これを1回心拍出量という）が少ないために，橈骨動脈では拍動として感じるに至らない心拍動が，1分間に40回あったということである．この心拍数から脈拍数を引いた値を脈拍欠損 pulse deficit といい，この例では，「脈拍欠損が1分間に40あった」と表現する．脈拍欠損が多いということは，十分量の血液を送り出さない心室の収縮，つまり心室の空回り状態が数多くあったということを意味し，この状態が長く続くと心不全に陥ってしまう．

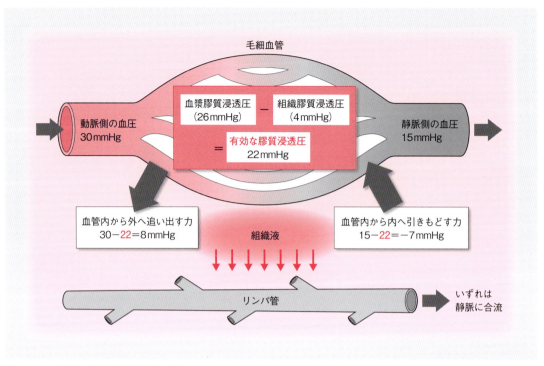

図2-15 ● 毛細血管の周囲の圧力分布

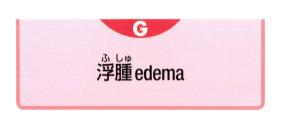

「足に水気がきた」,「顔がむくんだ」という訴えで医療機関を訪れる患者さんは, 一言でいえば浮腫である. 浮腫のことをedemaというが, これはもともと「腫れる」とか「ふくれ上がる」という意味のラテン語に由来する. では浮腫とは何か. それは「組織間隙に, 過剰の水分が貯留した状態」と定義される.

1 浮腫発生のしくみ(図2-15)

正常な組織では組織間隙に適量の水分があり, その水分の量は2つのシステムによってコントロールされている. 一つは血管の内外で体液を一定に保とうとするしくみであり, もう一つはリンパの流れである.

1. 血管内外の体液の維持

血管の内外で体液を一定に保とうとするしくみには, 3つの機序が働いている.
① 血管壁の透過性:血管, とくに毛細血管では, 血管内の物質が血管壁を通過して血管外へと滲み出していく. これを血管透過性という. この血管透過性に障害が生じると, 血管内の液体成分が必要以上に血管外へと漏れ出てしまう. この現象は炎症や, じんま疹などでみられるものである.
② 血管内圧:血管の内圧は, その太さに応じてほぼ一定の圧力が保たれている. いま, 順調に流れていた血液が, 下流(末梢)のほうで血管がつまったり, 外から圧迫されて血管が押しつぶされたりすると, それより上流の血管内圧の上昇をきたす. そうすると血管内の液体成分が血管外へ滲み出すことになる. この例には, 上縦

隔の腫瘍や肺癌が上大静脈を圧迫し，顔面・頸部・上肢などに浮腫をきたすことで知られる上大静脈症候群がある．またうっ血性心不全で浮腫をきたす場合も，この機序が働いている．心臓のポンプが悪くなれば，ポンプより手前では血流のうっ滞をきたし，上記の機序が働いて浮腫をきたす．

③ 血液中の蛋白：血液100mL（1dL）中には，約6〜8gの蛋白が含まれている．そのために一定の濃さが維持されることになる．これを血漿浸透圧という．ある一定の浸透圧が維持されていれば，血管内に水分を保持しようとする作用が生じ，浮腫は出現しない．しかし血液中の蛋白濃度が減り，血漿浸透圧が低下すると，血管内に水分を保持しておこうとする力が弱くなり，水分は血管外へと失われていく．たとえば，ネフローゼ症候群という病気があるが，この場合には腎臓の機能が障害され，多量の蛋白が血液から尿中へと失われていく．その結果，低蛋白血症をきたして血漿浸透圧が低下し，血管内の水分が血管外へと逃げて浮腫が生じる．

2．リンパの流れ

組織間隙の水分の一部はリンパ管に流入する．このリンパ管は，川の流れが合流して太くなるように，何本も合流して次第に太くなる．下半身と左上半身からのリンパ管は胸管という太いリンパ管になり，最終的には左鎖骨下静脈へと注ぎ込み，血液と合流する．右上半身からのリンパの流れは右リンパ本幹を形成して，右鎖骨下静脈へと流入する．腫瘍などでリンパ管が押しつぶされたり，亜熱帯や熱帯地方にみられるフィラリアという寄生虫がリンパ管内に入って流れをせき止めたりすると，その上流域には浮腫が出現する．

表2-7 ● 浮腫の発生原因とその疾患

発生原因	主な疾患
血管透過性の亢進	炎症，じんま疹など
血管内圧の上昇	心不全，収縮性心膜炎，静脈の閉塞
血漿膠質浸透圧の低下	ネフローゼ症候群，低栄養，蛋白漏出性胃腸症
リンパ流の障害	腫瘍などによるリンパ管閉塞
原因不明のもの	特発性浮腫

2 浮腫をきたす疾患

浮腫をきたす疾患にはいろいろある．浮腫発生のしくみを考えながら，浮腫をきたす疾患を大まかに分類すると，表2-7のようになる．しかし上に述べたしくみが単独で浮腫をきたす場合よりも，複合的に作用して浮腫をきたすことが多い．たとえば，収縮性心膜炎という病気の場合，まず，うっ血による血管内圧の上昇による浮腫が起こる．次いで腸管粘膜もうっ血状態になると，食事中の蛋白の吸収が悪くなり，ときには，逆に血中の蛋白が腸管内に漏れ出る蛋白漏出性胃腸症になってしまうことさえある．そしてそれらによる低蛋白血症は，さらに浮腫を増悪させる．

3 浮腫のみかた

浮腫には体の一部に限局して生じる限局性浮腫と，全身にみられる全身性浮腫とがある．

1．限局性浮腫

虫さされや打撲によるものは，局所の所見から明らかである．

肺癌が上部縦隔に発育すると，上大静脈を圧迫して，頭部・顔面・頸部・両上肢などに浮腫を生じる．これを上大静脈症候群というが，このときは当然のことながら下半身に浮腫はない．

表2-8 ● 全身性浮腫

心臓性浮腫	うっ血性心不全，収縮性心膜炎
腎性浮腫	ネフローゼ症候群，急性糸球体腎炎，腎不全
肝性浮腫	肝硬変
内分泌性浮腫	甲状腺機能低下症および亢進症，クッシング症候群
栄養障害性浮腫	吸収不良症候群，蛋白漏出性胃腸症
その他	① 薬剤によるもの：フェニルブタゾン，インドメタシンなど ② 特発性浮腫

2. 全身性浮腫 anasarca

　腎臓や心臓が悪くなったときの浮腫は，全身性浮腫である（表2-8）．しかし，心臓性浮腫でも軽いうちは重力の影響を受けて下腿のみの浮腫として認められる．全身性浮腫になってしまえば誰でも気が付くが，そこに至らぬうちに浮腫を発見し，適切な処置をとらなければならない．

① 下腿の浮腫：下腿の浮腫をみるには，両側の膝から下を露出し，もちろん靴下も脱がせて観察する．そしてまず皮膚に靴下の跡や，靴の跡が残っていないかどうかを確かめる．脛骨部の浮腫は，足関節部から約10cm膝よりのところ（下腿の下1/3のところ）の脛骨前面を，検者の拇指の掌側か，第2，3，4指先をそろえて，約20秒間静かに圧迫する（図2-16）．そして指を離した後の凹み（圧痕）をみるのである．下肢ではそのほかに足背部や，くるぶしの周囲，アキレス腱の両側についても圧痕ができないかみておく．

② 眼瞼の浮腫：朝起床したとき顔が腫れぼったいかどうか．もしそういう訴えがあったなら，上眼瞼を縦につまんでみて，その痕が消えにくいかどうかをみるのがよい．これは，患者さん自身が簡単にみることができる方法でもある．

③ その他の部分の浮腫：長時間にわたって臥床している患者さんでは，側胸壁や側腹壁に浮腫がないかをみるのも重要である．仰臥位の患者さんであれば側臥位になってもらい，そのとき背中についている衣服のしわの跡もみておく．浮腫が生じるようなときは，衣服のしわがくっきりと皮膚に深い跡を残しているはずである．

　同じく長期にわたって臥床している場合には，大腿屈側部に浮腫があることも多い．これは，大腿屈側部を検者がつまむようにして圧痕のできぐあいを観察する．また，男性の患者さんであれば，陰嚢に浮腫が出現していることもある．

④ 浮腫と体重：浮腫が出現する前にそれを予知する方法としては，毎日，同じ条件で体重を測定しておくことである．よく注意して体重を追跡していると，浮腫が出現する前に，短期間のうちに2～3kgの体重増加があることで，浮腫の出現を予測できることがある．ちなみに，ある報告によれば，脛骨前面に浮腫が認められれば，体重1kg当たり50mLの体液過剰があるという．これでいくと，ざっと計算すると体重60kgであれば，約3Lの過剰体液があるということになる．つまり3kgの体重増になるわけである．

4 心臓性浮腫

　心拍出量が低下した状態が続いていると，うっ血性心不全とよばれる状態に陥る．とくに右心系の機能低下が著しいときには，頸静脈怒張，肝腫大などとともに浮腫が出現する．

1. 心臓性浮腫はなぜ起こるのか

　心臓から拍出する血液の量が減ると，それを補おうとして反射的な交感神経緊張が起こる．交感神経の緊張には，心収縮を増す作用がある．つまり，何とかして心拍出量を維持しようとする反応である．同時に腎臓では，送られてくる血液量が低下したのを察知して，傍糸球体装置からレニンという物質が分泌される（図

図2-16 ● 脛骨前面を，拇指のはらでゆっくり押してみる

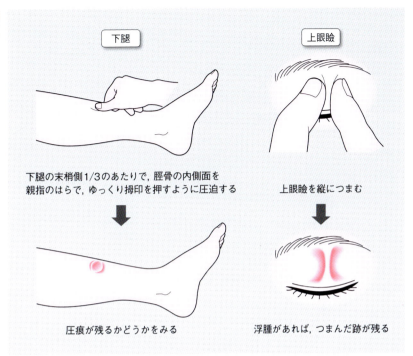

図2-17 ● アルドステロンは，水やナトリウムの再吸収をふやす

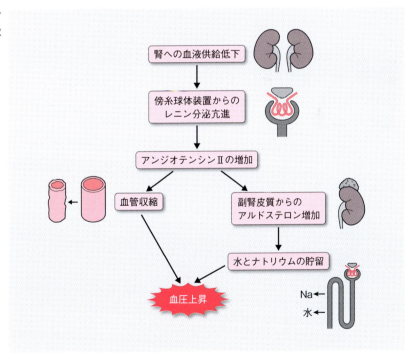

2-17）．これはアンジオテンシンⅠという物質をつくり，これがアンジオテンシンⅡに変わって血圧を上昇させると同時に，副腎皮質に働いてアルドステロンというホルモンの分泌を促す．アルドステロンは腎の尿細管に作用して，水やナトリウムの再吸収を増大させる．つま

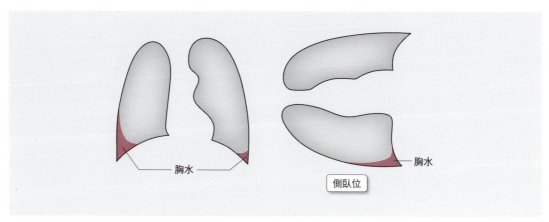

図2-18● 胸部エックス線像：胸水は側臥位で写すとよくわかる

り，アルドステロンは水を体外に出すことを抑制することにより，循環血液量を増やして左心室の拡張期圧が下がりすぎないようにしているのである．

ここまでは，一見すれば目的にかなった生体の反応のようにみえる．しかし一方では循環血液量の増加は静脈圧をも上げてしまうことになり，心臓へ戻っていく血管系の内圧が上昇するため，浮腫や肝腫大，胸水や腹水の貯留などが結果として起こる．

肝臓のうっ血はその機能にも影響を及ぼし，肝臓における蛋白合成の低下のため低蛋白血症を引き起こす．腸管粘膜のうっ血は，食事中の蛋白の吸収を低下させ，さらに進行すると，逆に血中の蛋白が腸管内へ漏れ出してしまうこともありうる．これらは，いずれも血漿浸透圧を低下させ，浮腫を増悪させる．

2. 心臓性浮腫の程度を知るには

身体所見の上ではまず下腿浮腫がみられ，それより悪化すれば全身性浮腫となる．肝臓が腫大しているかどうかは腹部の触診で知ることができる．胸水が多量に溜まれば胸部の打診や聴診で難なくわかるが，少量の胸水の場合は，胸部エックス線写真が有用である（図2-18）．

腹水もある程度以上の量が貯留すれば，腹部の診察で波動として認められる．

H めまいと失神

めまい(眩暈)には頭や体が定まらず，ふわふわ，ゆらゆらする感じ(dizziness)のこともあれば，自分や周囲がグルグル回ってしまう感じ(vertigo)のこともある．

失神syncopeとは一過性の意識消失である．失神にまでは至らなくても，少し気が遠くなる感じ(near syncope)や上記のめまい感程度のこともある．また失神をきたす前に，脱力感，悪心，頭重感などが前駆症状として生じることもある．失神中は，橈骨動脈拍動は触れないか，触れてもごく弱い．また，著しい徐脈を呈している場合もある．皮膚は蒼白となり，冷汗が出る．けいれん(痙攣)や失禁を伴うことも多い．

1 めまいの原因

めまいの原因の多くは，表2-9に示すように神経系の異常である．しかし一過性のめまいが繰り返し出現するような場合は，心拍出量の一時的な低下による脳循環不全の症状ではないかと疑ってみる必要があろう．

2 失神の原因

失神は，一過性の脳循環不全のあらわれである．心血管系にその原因がある場合は，血圧の急激な低下や心拍出量の低下により脳細胞への血流が不十分となって失神してしまう．

失神をきたす原因疾患は，表2-9に示したとおりである．起立性低血圧によるめまいや失神は，急に立ち上がったときに目の前が真っ暗になったりすることで経験している人も多いはずである．立ち上がるという動作を行ったとき，

表2-9 ● めまいや失神をきたす疾患

1. 神経系の異常によるもの
   ① 末梢性：メニエール病，内耳の疾患
   ② 小脳橋角部の障害(多くは腫瘍)
   ③ 中枢性：血管障害，脳炎，腫瘍など
2. 心臓性
   ① 不整脈：洞性徐脈，房室ブロック，洞不全症候群，心室性頻拍
   ② 血流路の狭窄：大動脈弁狭窄，左房粘液腫
   ③ 心拍出量低下：心筋梗塞，心筋症，先天性心疾患
3. その他
   ① 起立性低血圧
   ② 血管迷走神経発作
   ③ 頸動脈洞の過敏
   ④ 咳嗽失神
   ⑤ 胸郭出口症候群
   ⑥ 頸動脈狭窄

血液は重力のために下半身に残り，脳血流が減少する．健常人では，このときに交感神経の働きにより下半身の血管が収縮して，上半身の血圧を維持する機能が働く．この血圧調節のタイミングが遅れると，脳血流が維持できずに失神をきたして倒れてしまうのである．この状態は高齢者，パーキンソン症候群，糖尿病神経障害，シャイ-ドレージャー(Shy-Drager)症候群などでみられる．

血管迷走神経発作は，恐怖，不安，疲労などでみられる失神である．病院で採血をしようとしたら血液をみただけで気分が悪くなり，失神してしまったなどという類のことであり，自律神経による血圧調節がうまくいかないことによる．

3 心臓に原因がある場合の失神

心拍数が突然1分間に20拍程度になったり，あるいは心室細動という重篤な不整脈が生じたりすると，心臓が送り出す血液の量は激減する．すると脳細胞は低酸素状態に陥り，失神してその場に倒れてしまう．このように心臓に原因があって失神することをアダムス-ストーク

ス(Adams-Stokes)症候群という．この状態では顔面は血の気が失せて蒼白となり，ときには痙攣(けいれん)発作を伴う．幸いにして心拍動が正常状態に戻れば，脳血流も回復して，顔色もよくなり意識が戻る．

ここで忘れてならないのは，脳血流の途絶えた状態が3分間以上続くと，脳細胞には不可逆性の障害が生じてしまうということである．つまり，その後になっていくら心拍が正常化しても意識の回復がみられなかったり，いろいろな形の中枢神経系の障害を残すことになる．

アダムス－ストークス症候群を呈するものの一つに，完全房室ブロックがある．これは心臓の興奮伝導系が心房と心室の間で途切れてしまうものである．この場合，洞(房)結節で生じた興奮は心房から房室結節までは伝わってくるが，それから心室への伝達が行われない．心室に興奮が起きなければ心室筋の収縮も生じないから，もしそのままの状態であればその人は間もなく死んでしまうことになる．しかし，心室には自動能といって，上のほうから興奮が伝わってこなければ心室自体が持っている固有のリズムで興奮するという非常態勢が備わっているので，そう簡単に死に至ることはない．ただし残念なことに，心室の自動能は十分な血液の拍出を得るには，ちょっとばかり拍動数が少なすぎるのである．その結果1分間に30回にも満たないくらいの心拍数となり，自覚症状としては，軽くてもめまい発作，重ければ失神をきたす．これが完全房室ブロックによるアダムス－ストークス症候群の例であり，人工ペースメーカなどで心拍数を増やしてやれば，失神は起こらなくなる．

めまいでは，心臓のチェックも

「めまい」には，回転性めまい(vertigo)と，浮動性めまい(dizziness)があります．

回転性めまいは，天井や床がグルグル回るめまい．浮動性めまいは，フワフワと自分が揺れている感じです．

この浮動性めまいの原因の一つに，心臓の不整脈や徐脈があります．心拍出量が低下し，脳に十分な血液が供給されないためにふらつくのです．

76歳の老婦人が，ご主人に付き添われて車椅子で診察室に入ってこられました．今朝から，自宅でお手洗いに行くのにもふらついて，ご主人の手を借りてゆっくりとしか歩けないとのこと．ご主人は，脳卒中ではないかと心配しています．患者さんは，「こうやって，ただ椅子に座っているだけなら，何とかお話ができますが…，歩くと…ふらついて…，頭がぼんやりして今にも意識が薄れそうなんです」とのこと．

頭痛や発熱はなく，眼振もありません．耳鳴りも自覚していません．上肢の麻痺の有無を診る前に橈骨動脈の拍動を触知したところ，脈拍数が15秒で8回，つまり1分間32回．規則的ですが著しい徐脈です．心電図は完全房室ブロックでした．心拍数がさらに低下すれば意識障害もきたすでしょう．一時的ペースメーカを挿入したところシャンとしてお元気な状態に戻り，その後，恒久的ペースメーカを植え込みました．

3章

循環器疾患の診断と病態をつかむための検査は何か

A 血圧測定

1 血圧とは動脈圧のことである

血圧 blood pressure とは，心室の収縮によって駆出した血液が動脈を押し広げようとする圧力であり，動脈圧ともいう．自分の橈骨動脈で拍動を触れてみよう．これは橈骨動脈の内圧の周期的変化を触れているのである．

大動脈の内圧は，大動脈弁が開いて左心室からの血液の駆出がはじまると，急速に上昇する．そして，大動脈弁が閉じる時点で変曲点（ダイクロティックノッチ dicrotic notch）を形成した後，徐々に圧が低下していく．これは大動脈の基始部の内圧変化であり，末梢の細い動脈に行くにつれ，その圧は低下し，時間的にも左心室の収縮時相より遅れる（図3-1）．

2 血圧を規定する因子

血圧は2つの大きな因子によって決まる．
第1は，心臓から拍出される血液の量であり，第2は，血管内を血液が流れるときの抵抗である．式で示すと，

$P = V \times R$

P：血圧
V：血流量
R：血流抵抗

となる．さらに，これらの因子について，もう少し詳しく解説していこう．

1. 血流量は，心拍出量と循環血液量によって決まる

心拍数を増やしたり，心筋の収縮力を増強させたりすれば，心拍出量が増えて血圧が上昇する．たとえば，運動中には血圧が上がるが，これは心拍数が増すことによる昇圧である．

また，血管内を循環している血液の量を増やせば血圧が上がり，逆に出血や高度の脱水などで循環血液量が減少すれば血圧は下がる．

2. 血流抵抗に関与する因子

血管が拡張すれば血流抵抗は減って血圧は下がり，血管が収縮すれば，血流抵抗が増加して血圧は上昇する．体内で血管の拡張や収縮を調節している系には，交感神経系のほか，レニン・アンジオテンシン系やカリクレイン-キニン系がある．

血管そのものの弾性が増加，つまり血管が硬くなると血流抵抗が増えて血圧は上昇する．動脈硬化が進むと血圧が上がるのは，このためである．

血液そのものの粘性も血流抵抗に影響する．血液の粘性が低く，血液がサラサラと流れるような状態であれば，血圧は上昇しないはずである．しかし臨床的には，このような状態はほとんどみられない．

以上の諸因子を含めた上で，$P = V \times R$ の式を詳しく書くと，図3-2のようになる．

3 血圧測定の実際

血圧を測定する方法には2つある．日常行われる間接法と，動脈内にカテーテル catheter とよばれる細い管を挿入して測定する直接法である．

1. 間接法

血管内に針やチューブを挿入することなく，外から動脈を圧迫して，動脈圧の近似値を知る方法である．一般的には，上腕部で上腕動脈を周囲から圧迫し，肘窩部の動脈に聴診器を当て

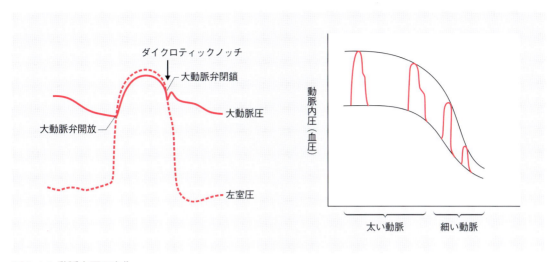

図3-1 ● 動脈内圧の変化

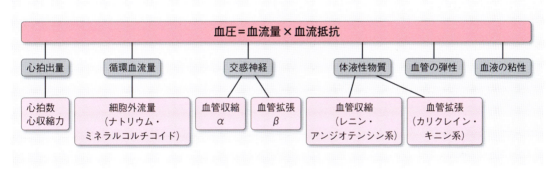

図3-2 ● 血圧を測定する因子は，こんなにたくさんある

て血管音を聴き，装置の目盛を読んで測定する方法と，家庭での血圧を測定する際に用いられる聴診器を用いずに感知装置によるデジタル表示による測定法とがある．ここでは，基本的な聴診法による測定法について示しておく．

◎ 用意するもの
① 血圧計（アネロイド型血圧計，注：現在は水銀血圧計は用いない）
② 聴診器（ただし，最近では聴診器のかわりに感知装置を組み込んだ自動血圧計も多く市販されている）

◎ 測定の準備

　上腕部が着衣の袖によって圧迫されていないことを確かめた後，血圧計のマンシェットmanchette（圧迫帯，カフcuffなどともよばれる）を上腕に巻く．このとき，マンシェットの中央部が上腕動脈にかかるように，またマンシェットの下縁が肘窩部の2～3cm上にくるように巻く．

　マンシェットを巻くときの固さは，上腕とマンシェットのすき間に，指が1～2本挿入できる程度とする（図3-3）．

　マンシェットのサイズについては，表3-1に示した．小児と成人では，上腕の太さが違う

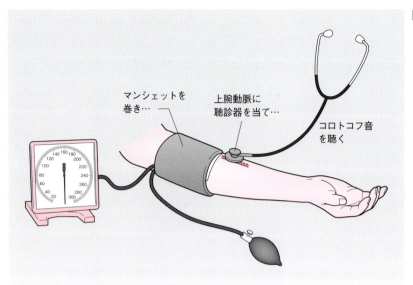

図3-3 ● 血圧の測定

表3-1 ● マンシェットの適正なサイズ

	幅(cm)	長さ(cm)
新生児	2.5〜4	5〜10
幼児	6〜8	12〜13.5
小児	9〜10	17〜22.5
成人	12〜13	22〜23.5
肥満した成人	15.5	30
(成人の大腿用)	18	36

ので，適したものを使う．

血圧計の0点を患者さんの心臓の高さに合わせ，次に述べる方法で測定する．

◎測定

橈骨動脈拍動を触れながら，マンシェットに空気を送って手早くふくらませると橈骨動脈拍動が触れなくなる点がある．これが後に述べる収縮期血圧の目安になる値である．

そのときの数値を読み取ったなら，一度マンシェットを完全に脱気しておく．次に，再度マンシェットに空気を送って，肘窩の上腕動脈に聴診器を当てながら，さきに触診で得た収縮期血圧の目安の値よりも約20mmHg高い値のところから，1秒間に2〜3mmの速度で下がるように，静かに脱気する．そこで拍動音（コロトコフ音という，Korotkoff：人名）が聴こえはじめた値を収縮期血圧，拍動音が聴こえなくなった値を拡張期血圧とする（図3-4）．

ここでいう収縮期血圧とは，左心室の収縮期の時相に一致した動脈内圧の最大値のことであり，拡張期血圧とは，左心室の拡張期の時相に一致した動脈内圧のことである．前者を最大血圧，後者を最低血圧ともいう．

血圧測定のときに聴診しているコロトコフ音を注意深く聴いていると，マンシェットの減圧によって音の性質が変化していくのがわかる（図3-5）．

それには，それぞれSwanの第1点〜第5点という名称が付けられている．

◎血圧についての2，3のことば
① 基礎血圧 basal blood pressure

夜間十分な睡眠をとった後，朝，目覚めて体を起こす前の血圧．ゆえに外来診察では，基礎血圧は得られない．

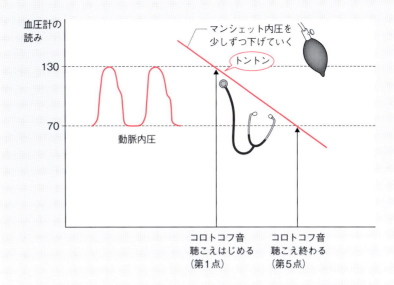

図3-4● コロトコフ音の聴こえはじめと聴こえ終わり

② **随時血圧** casual blood pressure

日常,診療所や健康診断などで測定する血圧.基礎血圧よりは高い値を示す.

③ **診療所血圧** office blood pressure

医療機関を訪れて測定した血圧.白衣血圧 white coat blood pressure ともいう.

④ **家庭血圧** home blood pressure

家庭において測定する血圧.一般には診療所血圧のほうが家庭血圧よりも高い.

◎ **血圧の正常値**（表4-17参照）

血圧の異常高値を高血圧といい,これについては高血圧の項で詳しく述べる.

収縮期血圧100mmHg以下を低血圧という.しかし若い女性では,日常の収縮期血圧が100mmHg以下であっても,全く日常生活に支障のない人も多い.

低血圧が問題になるのは,急激に血圧が下がった場合で,収縮期血圧80〜90mmHg以下,あるいは日常の血圧よりも30mmHg以上低い場合をショック血圧という.これは,血圧が低すぎて生命の維持に必要な重要臓器に十分な血液を灌流できないために,危険であるという意味である.

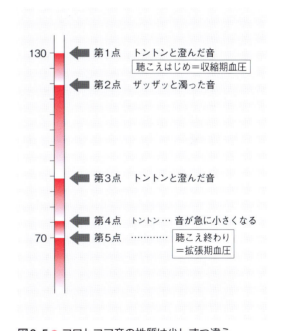

図3-5● コロトコフ音の性質は少しずつ違う

2. 直接法（観血的血圧測定法）

動脈内にカテーテル catheter とよばれる細いチューブを挿入して,動脈内圧をトランス

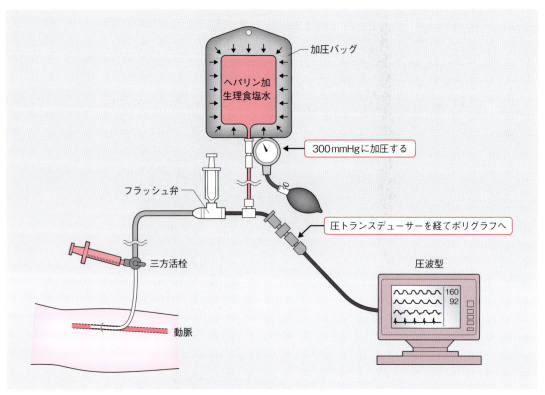

図3-6 ● 動脈ライン(A-lineによる)動脈圧の持続的測定

デューサーにより電気信号に変えて表示する方法である．一般には，手術中や病状が重篤なICU (intensive care unit：強化治療病棟)やCCU (coronary care unit：冠動脈性心疾患治療病棟)に収容されている患者さんで，間接法での血圧測定が不確実な場合や，血圧の連続的な監視が必要な場合に，この方法がとられる．

◎用意するもの
① 動脈圧測定用カテーテルのセット，テフロン針(20〜22G)，三方活栓，持続フラッシュ装置
② 圧トランスデューサーおよびモニター用ポリグラフ
③ 加圧点滴セットおよびヘパリン加生理食塩水
④ 皮膚消毒セット，局所麻酔用注射器および局所麻酔薬

◎動脈ライン(A-line)の確保(図3-6)
① 橈骨動脈，足背動脈，大腿動脈などを用いるが，なかでも橈骨動脈が容易
② 橈骨動脈に閉塞がないことを確認するため，アレンのテスト(Allen's test)を行う(表3-2，図3-7)
③ 動脈圧測定用カテーテルを組み立て，内腔にヘパリン加生理食塩水を満たしておく
④ 手関節を背屈させ，橈骨動脈拍動を触れ，これを中心に皮膚消毒，術者は手袋装着
⑤ テフロン針を刺入し，拍動性出血確認後セットに接続し，固定
⑥ ポリグラフの0点設定，キャリブレーションおよびゲインの調整

表3-2 ● アレンの(Allen)のテスト

目的	橈骨動脈に閉塞がなく,尺骨動脈との間に側副血行路があることを確認するテスト
手技	① 患者さんは強くにぎりこぶしをにぎる ② 検者は指で患者さんの橈骨動脈と尺骨動脈を圧迫する ③ 患者さんは手を開き,検者がどちらかの動脈を開放すると,手掌に血の気がもどる.次に同じようにして他方の動脈について調べる

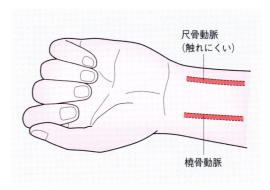

図3-7 ● 橈骨動脈と尺骨動脈の位置

同じ血圧の値でも

　軽症の高血圧がある人が二人います．一人は60歳，もう一人は37歳です．とすると，当然，年齢の若い人のほうが，より厳しく治療をする必要があることはおわかりでしょう．

　Freisという研究者によれば，年齢45歳未満，白人より黒人，女性より男性，高LDLコレステロール血症のある人，喫煙する人，両親が心血管系の疾患の人などは，降圧療法を早目に開始すべきであると唱えています．疾病治療というものは，対象となる患者さんの状況によって「オーダーメイド」でなければなりません．

◎測定

　圧トランスデューサーに動脈圧がかかっているように作動してあれば，モニター画面に圧曲線や収縮期圧，拡張期圧のデジタル表示をリアルタイムに表示することが可能．

　三方活栓は動脈採血時に用いる．

◎注意事項

　間接法と違って，下記のような重篤な合併症があるので注意を要する．
① 回路の接続不良による大量出血
② 血流不全による末梢部の壊死，とくに凝血塊を動脈内に押し込まないように注意
③ 刺入局所よりの出血，感染

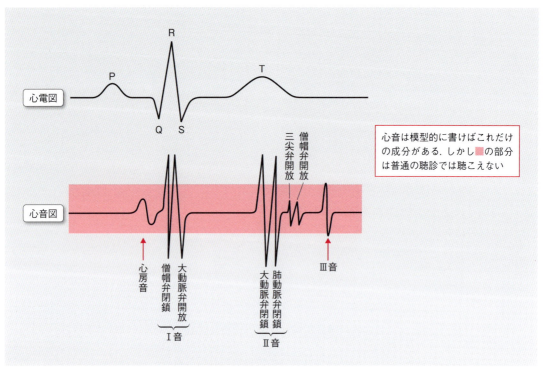

図3-8 心音には，Ⅰ音，Ⅱ音，Ⅲ音，心房音（Ⅳ音）がある

B 聴診と心音図

　心音も心雑音も，心臓の収縮や拡張に伴って生じる胸壁の振動である．そしてこの胸壁振動の持続時間の短いものが心音であり，ある一定時間以上持続するものが心雑音である．心臓に異常が生じると心音や心雑音に異常が生じることがあり，この音の異常を聴診器で聞き分ける技術が聴診である．聴診は，心疾患の診断にとても有用であり，診断技術として欠かせない．とくに弁膜症や左右短絡を伴う先天性心疾患では，心雑音の性状や聞こえる部位でかなり正確に診断を下すことが可能である．弁膜症は健康診断の際に心雑音がきっかけとなって発見されることも多い．

　心音や心雑音を聴診器で聴かずに，特殊なマイクロフォンを胸壁に付け，電気的に増幅してブラウン管や記録紙にあらわしたものが心音図である（図3-8）．心音図では，機械を用いて心音や心雑音を記録することで，音の記録を残したり，心音や心雑音の強さや時間を測定したりすることができる．心音図はかつて心臓病の診断に重要な役割を果たしていたが，現在ではさまざまな画像診断法が進歩したために，診断を目的として記録されることはなくなった．しかし，心音図は聴診能力を向上させるためにとても重要なものである．たとえば，第Ⅱ音の大動脈成分と肺動脈成分の間隔は，呼吸時相によって異なる．つまり吸気時には，第Ⅱ音の2つの成分の間隔が増し，分裂がはっきり聴こえる．しかし，心房中隔欠損症という先天性心疾患では，第Ⅱ音の分裂間隔は，呼気時と吸気時であまり変わらない．これをⅡ音の固定性分裂とい

う．この第Ⅱ音の分裂が本当に固定性かどうかは，心音図を記録してみればたちどころに判明する．また，心臓の音を聴診しても，それがどのような種類の音であるのか，活字や言葉ではなかなか表現しにくいものである．そこで，自分の耳で聴いた音がどのようなものであるのか，そのつど心音図をみて確かめるという訓練を繰り返して行えば，聴診器を当てるだけで心音や心雑音の様子を頭の中で描くことができる．このように訓練しておくと，聴診器1本で診断率は格段に向上する．

ナースも聴診器を持とう(1)

聴診器と額帯鏡は，マンガに描かれる医師のトレードマークです．患者さんからの情報を得るのに，医師以外の人が聴診器を使ってはいけないという理由はありません．そこで提案．少なくとも内科の病棟に勤務するナースは，聴診器を持ってはどうですか？

聴診器は，患者さんの体のどこかの振動を，皮膚に直接耳をつけないで聴こうとする道具です．その構造はきわめて単純で，いうなればただのホースです．そして耳にさし込むほうの端をイヤー(耳)ピース，患者さんに当てるほうの端をチェスト(胸)ピースといいます．チェストピースには，おわんのようにへこんでいる部分と，薄いプラスチックの膜が付いている部分の両方を備えているものを使って下さい．

C パルスオキシメータ

指先に光センサーをつけたクリップを挟むだけで，動脈血中の酸素飽和度を測定することができる（図3-9）．血液を採取しないで皮膚を通して計測した酸素飽和度は，経皮的血中酸素飽和度（SpO_2）と呼ばれる．肺うっ血で呼吸がうまくできない場合や，先天性心疾患によって動脈血に静脈血が混入する場合には低下する．正常値は96％以上で，95％未満では呼吸不全の疑いがある．呼吸状態が悪くなっても，呼吸数を増やして血中酸素飽和度が代償されている場合は，必ずしもSpO_2が低下しないことがあるので注意する．SpO_2が90％未満となる症例では臓器に酸素が十分供給されないため，在宅酸素療法の適応となる．また，長時間連続して動脈血中の酸素飽和度をモニターすることができるため，睡眠時無呼吸症候群の診断などにも用いられている．

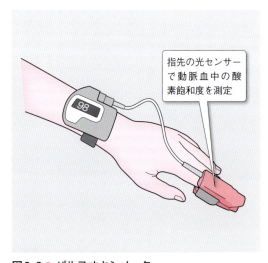

図3-9 ● パルスオキシメータ

D 尿の検査 urinalysis

尿の検査というと，すぐ，腎・尿路系疾患のための検査と思いがちであるが，実はそれ以外の分野でもたくさんの情報を得ることができる．また，採尿は苦痛を伴わないし，最近の定性検査法の進歩によって，即時に結果が得られるため，外来診察やベッドサイドで簡単に行うことができる．

ここでは，循環器疾患と検尿という視点からみていこう．

1 尿の何をみるか

1. 尿量

尿量は，1日の尿量，あるいは1時間当たりの尿量でみる．

健常人であれば，体重1kg当たり，1時間に1mL程度の尿量である．つまり体重が50kgの人であれば，1時間に約50mL，24時間では$50 \times 24 = 1,200$で1,200mLということになる．

しかし，摂取した水分量，発汗の程度などにより，大幅に尿量が増減するのはだれもが経験していることである．

ここで，体内の水分の出入について解説しておく．

体外へ出ていく水分の最大のものは尿である．しかし，このほかにも，呼気中にも水分が含まれているし，皮膚からも蒸散する．これらを不感蒸泄という．また，大便の水分も，体外へ出ていくものとして加算しなければならない．

これに対して，体内へ入ってくる水分は，すべて口から飲料水や食品中の水分として取り入れられる．このほかに食物として摂取したエネルギー源が，体内で燃焼する際に生じる水分

（これを代謝水あるいは燃焼水という）もある．これらのあらましを**表3-3**に示した．

　また，尿量が病的に多くなったり，少なくなったりするときに使う表現を**表3-4**に示した．

　ここで注意すべきことは，「無尿」と「尿閉」を区別することである．ここに，尿が出ないという訴えの患者さんがいたとする．そのようなときは，腎臓で尿が生成されていない「無尿」なのか，それとも膀胱には尿がたくさんあるけれども，排尿できない「尿閉」なのかを確かめなければならない．

　無尿の状態が長時間続けば生命の予後を左右する重大事である．しかし，膀胱には尿がたくさん溜まっていて，排尿できないだけであれば，細い管を尿道に挿入して導尿すれば解決する．

　また，「多尿」と「頻尿」も使い分けの必要な言葉で，「多尿」とは，尿量が多いことで，当然，トイレに行く回数も増える．「頻尿」とは，1回の尿量は多くなく，回数だけが増える状態である．

　夜間の尿量にも気をつける必要がある．これまで，夜，寝込んでしまうと排尿に起きることのなかった人が，夜ごとに排尿に起きるようになったのならば，糖尿病やうっ血性心不全，慢性腎不全などでみられる「夜間多尿」かもしれない．

2．尿の色

　正常な人の尿はストローイエロー，つまり麦わらのような黄色と表現される．飲水量が少なかったり，発汗が多かったりすると黄色からオレンジ色に近づくし，ビールなどでたくさんの水分を摂取すると，ほとんど無色の尿となる．

　日常診療の中でしばしばみられる尿の色の異常を示すと**表3-5**のようになる．

表3-3 ● 体内に入る水と出る水（体重50kgの人の場合の概算）

体内に入る水		体外へ出る水	
食　物 飲料水	2,000mL	尿	1,200mL
		大　便	100mL
代謝水	200mL	不感蒸泄	900mL
	2,200mL		2,200mL

表3-4 ● 無尿，乏尿，多尿

1日尿量	ことば
100mL以下	無　尿（anuria） ⎫
100〜400mL	乏　尿（oliguria）⎬ *
2,500mL以上	多　尿（polyuria）**

＊無尿，乏尿をきたす疾患：急性腎炎，ネフローゼ症候群，急性腎不全，慢性腎不全の末期など

＊＊多尿をきたす疾患：尿崩症，糖尿病，慢性腎不全の多尿期，急性腎不全から回復する時期，心不全の回復期（浮腫消退期）

表3-5 ● 尿の色

尿の色	原因
ほとんど無色	多飲時
うすい黄色	正常時
やや濃い黄色	発汗時，飲水の少ないとき
黄褐色〜濃い紅茶色	ビリルビン尿
赤色	血尿
うすい赤色〜 うす紅色	フェノールフタレイン系緩下剤 アミノピリンなどの解熱剤 PSPテスト時 ジフェニルヒダントインなど
褐色	メチルドパ
乳白色	膿尿，脂肪球

3．尿の比重 specific gravity

　腎の尿細管には尿を濃縮する能力が備わっていて，体液の量や浸透圧を調節している．発汗が多かったり，飲水量が少なかったりすると，濃い黄色の尿が出る．

表3-6 ● 尿比重の補正

1. 温度補正

尿の温度	0〜9	10〜18	19〜22	23〜25	26〜28	29〜31	32〜34	35〜37
補正値*	−0.001	0	+0.001	+0.002	+0.003	+0.004	+0.005	+0.006

(大島研三による)

*15℃のときの比重にするには,比重計の読みをこの値で補正する

2. 尿糖による補正:尿糖1g/dLにつき,比重0.004を減じる
3. 尿蛋白による補正:尿蛋白1g/dLにつき,比重0.003を減じる

表3-7 ● 尿の比重

低張尿 (比重1.010以下)	血清の除蛋白された液体成分よりも希釈された尿.多量の飲水,尿崩症,間質性腎炎などでみられる
等張尿 (比重1.010〜1.012)	血清の除蛋白された液体成分とほぼ同じ比重の尿.慢性腎不全でみられる
高張尿 (比重1.012以上)	血清の除蛋白された液体成分よりも濃縮された尿.脱水症,発熱,発汗,うっ血性心不全などでみられる

これは尿細管で尿が濃縮されたために,尿比重をはかってみると高くなっているはずである.

健常人の1日の尿を集めて比重を測定してみると,1.012〜1.025の範囲になる.しかし随時尿で測定してみると,1.003〜1.035と動揺範囲は広い.これは,そのときの体の状態に応じて,きめ細かく尿の濃さが調節されている結果といえる.

尿比重の測定には比重計か屈折計を用いる.屈折計を用いる場合には,あらかじめ蒸留水の屈折率によって補正をしておくことが必要である.

また,測定された尿比重は,温度や尿中に含まれる糖や蛋白の量によって補正をする必要がある.その補正基準は,**表3-6**に示してある.

尿の比重は,血清から蛋白を除いた液体成分に比べて低いか,等しいか,高いかにより,低張尿,等張尿,高張尿に分けられる(**表3-7**).

4. 尿の定性検査

特殊な小紙片に薬品が滲み込ませてあり,それを尿に浸した後,引き上げてから一定時間後に試験紙の色調の変化を,貼付の色調表で比較する方法が一般的である.これをdip(浸す) and read(読む)方式という.

この方法によって,尿中の①糖,②蛋白,③潜血,④ケトン体,⑤ビリルビン,⑥ウロビリノゲンや⑦pHなどが,ベッドサイドできわめて短時間のうちにわかる.

多種類の試験紙が発売されているが,これらの試験紙法による検査のコツは,
① 尿の中に長く浸しすぎないこと
② 余分の尿をコップのふちで拭っておくこと
③ 定められた時間を正確に守ってから比色判定すること
である(**図3-10**).

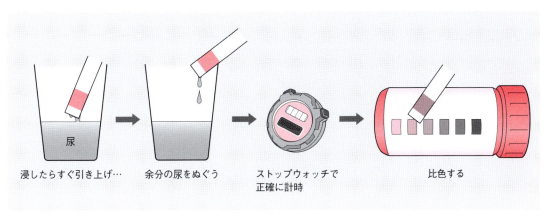

図3-10 ● dip and read法

◎尿糖 glycosuria

ふつう「尿糖」といえば尿中ブドウ糖のことである．正常の人の尿を試験紙法で検査してみてもブドウ糖が陽性に出ることはない．もし，尿糖が陽性だったら次の2つのことが考えられる．それは

① 血中ブドウ糖の値が高いために尿糖が陽性になる場合
② 血中ブドウ糖が高くなくても，腎臓における尿糖排泄の敷居（閾値）が低くなってしまったため，尿中に糖が出る場合

である．

そのため尿糖陽性がみられた場合には，すぐに血中のブドウ糖の値をみておく必要がある．幸い，血中ブトウ糖も，dip and read法と同様に簡単に測定できる．

また，糖尿病でSGLT2阻害薬を服用していると，血中ブドウ糖値はそれほど高くなくても尿糖量がきわめて多い．SGLT2とは，ナトリウム／グルコース共輸送体2（sodium/glucose cotransporter 2）のことである．普段，血液中のブドウ糖は，一度，糸球体で血液中から濾過され，尿細管でSGLT2の作用により再吸収されて血液中に戻る仕組みになっている．しかし，SGLT2阻害薬を服用していると尿細管におけるブドウ糖の再吸収が抑えられるために尿糖排泄

冠動脈疾患の危険因子

高血圧，高LDLコレステロール血症，喫煙，肥満，糖尿病，高尿酸血症，精神的ストレス，虚血性心疾患の家族歴．これらはいずれも，虚血性心疾患の発生を促進させる因子です．

これらのうち，生活習慣や環境，食事，治療など，何らかの方法によって，拭い去ったり，コントロールすることができないものは家族歴だけです．

虚血性心疾患に限っていえば，日頃の努力によって，発生を促進させる因子のうちのほとんどを取り除くことが可能なのです．

が増加する．つまり，SGLT2阻害薬とは，血糖値が高くならないように，ブドウ糖を尿にどんどん排泄させてしまおうという薬である．

なお，尿中にビタミンCが多量に含まれていると，尿にブドウ糖が出ていても試験紙法では陰性を示す．

◎尿蛋白

試験紙法は，蛋白質の一種であるアルブミンと反応するようにつくられているので，尿中に一定量のアルブミンが存在すれば陽性を示す．ただし試験紙法では，①尿のpHが8以上のア

表3-8 ● 尿蛋白の原因

機能的なもの	激しい運動，精神的興奮，発熱，起立性蛋白尿など
腎臓に原因がある場合	急性・慢性糸球体腎炎，妊娠中毒，膠原病による腎障害，糖尿病性腎症など，ほとんどの腎疾患*
腎臓には原因がない場合	ミオグロビン尿（熱傷，筋肉の疾患），Bence Jones蛋白**，溶血，うっ血性心不全など
腎盂から下の下部尿路に原因がある場合	尿路感染，尿路結石，尿管や膀胱の腫瘍など

*水腎症，多発性のう胞腎，痛風腎，間質性腎炎などでは，蛋白尿が陰性ないし(±)程度のことが多い

**Bence Jones蛋白は，多発性骨髄腫でみられる蛋白の一種である．これは，アルブミンに反応する試験紙では検出されない

ルカリ尿では，尿にアルブミンが出ていなくても陽性という結果になってしまう．②アルブミンに対して反応するようにつくられているので，多発性骨髄腫などでみられるベンス-ジョーンズ（Bence Jones）蛋白が尿中に出現していても反応しない．③尿中アルブミン濃度が30mg/dL未満であれば陽性にならないので，早期の糖尿病腎症のチェックのためには，尿中アルブミン濃度を別に測定する必要がある．

尿蛋白陽性すなわち蛋白尿をきたす状態を示すと，**表3-8**のようになる．

◎潜血

尿に血液が混じっていることを血尿という．そして，一見して血液が混じっているとわかる赤い色の尿を肉眼的血尿という．肉眼的には血尿でなくても，尿を遠心沈殿させて，その沈渣を顕微鏡でみると赤血球が多数含まれている場合がある．これを顕微鏡的血尿という．

顕微鏡的血尿は，試験紙法で確認することもできる．すなわち，ちょっとみただけでは正常の尿の色調であっても，血液成分と反応する試験紙を尿に浸して，その反応をみると，血液がごくわずかでも混じっていると陽性になる．これを尿の潜血反応が陽性であるという．

なお，試験紙法による潜血反応は，尿中にビタミンCが含まれると偽陰性化する．

◎その他の定性検査

ビリルビン尿や尿中ケトン体の検出にも試験紙法がよく用いられる．

尿にビリルビンが出現するのは，血液中のビリルビンが異常に増えた場合であり，その例としては閉塞性黄疸や肝実質性黄疸のときである．

尿中ケトン体とはアセトン，アセト酢酸，β-ヒドロキシ酪酸の総称であり，食物が摂取できず飢餓状態におかれた場合や，糖尿病のコントロールが不良で，体脂肪が燃焼した場合に陽性になる．

◎尿沈渣

尿は一見，何も浮遊していない水溶液のようにみえるが，遠心沈殿してみると有形成分がかなり含まれていることがわかる．この沈殿物を沈渣といい，これを顕微鏡で観察するといろいろなものがみえる．

尿沈渣の主なものは，次の3種類である．

①赤血球

顕微鏡の倍率を400倍にして観察した場合に，一つの視野に3個以上の赤血球があれば顕微鏡的血尿である．血尿をきたす疾患は数多く，尿路の悪性腫瘍や結石，糸球体腎炎などがこの主なものである（**表3-9**）．

表3-9 ● 血尿の原因になる疾患

① 尿路の悪性腫瘍
② 尿路結石
③ 糸球体腎炎
④ 腎盂腎炎
⑤ 膠原病による腎障害
⑥ 腎結核
⑦ 腎下垂
⑧ 腎および尿路の外傷
⑨ 膀胱炎
⑩ 血液凝固系の異常

降圧薬は一生服用しなければなりませんか？

重症高血圧ではほとんどのケースがイエスです．

軽症高血圧の患者さんの中には，肥満を是正したり，食塩を制限したり，適当な運動をしたり，ストレス回避の方法を見出したりすることで，血圧が下って内服薬が不要となるケースがあります．もちろん，その後も血圧測定を定期的に続けていく必要はありますが，薬物療法だけがすべてではないことの見本といえましょう．

高血圧は，日常の生活習慣が予後を左右する病気の一つであり，患者さんへの教育が重要な病気の一つでもあります．

② 白血球

腎と尿路の炎症によって出現する．尿路感染では著増する．

③ 円柱

尿細管の中で，タム－ホースフォール（Tamm-Horsfall，いずれも人名）蛋白といわれる特殊な蛋白が沈殿してできたもの．つまり尿細管の鋳型であり，その中に赤血球や白血球，崩壊した上皮細胞などが含まれる．①硝子様円柱，②赤血球円柱，③白血球円柱，④顆粒円柱などがある．とくに顆粒円柱は腎実質の疾患のときにみられる．

E 血液の検査

1 血液学的検査

血液中の有形成分としては，赤血球 red blood cell（RBC），白血球 white blood cell（WBC），血小板 platelet がある．赤血球は，その主な成分であるヘモグロビン hemoglobin（Hb，Hgb）が酸素と結合することによって肺から末梢組織へと酸素を運ぶ．白血球は感染防御に，血小板は血液凝固にそれぞれ役立っていることは，よく知られている．

1. 赤血球

赤血球の形を図3-11に示した．赤血球がその直径より細い毛細血管をも通過することができるのは，赤血球自体がいろいろな形に変形することができるからで，それを「赤血球の変形能」という．

血液中の赤血球の数を測定することは，ヘモグロビン濃度やヘマトクリット値と合わせて貧血の診断にとって不可欠である．赤血球数の計算は，血液凝固阻止剤を加えて採血し，ハイエム（Hayem）液などで希釈してから，顕微鏡下で，特別なガラス板の桝目の中にみえる赤血球の数を数えて算出する方法が行われる．しかし最近では多項目自動血球計数装置が開発され，一定量に希釈した血液をこの装置に入れると，赤血球数，白血球数，血小板などが瞬時に算出されるようになった．

このようにして数えられた健常人の赤血球数は，血液 $1\mu L$（以前は mm^3 と記した）当たり430万〜470万個とされる．

赤血球数が減少していれば，貧血が疑われる．貧血とは，血液一定量当たりのヘモグロビン濃度が低いことをいうが，それには赤血球の数や，大きさ，一つの赤血球当たりのヘモグロビン含有量などが関係してくる．貧血の性格を知るためにヘモグロビン濃度やヘマトクリット値から，ウイントローブの赤血球恒数（Wintrobe：人名）を求めるが，これについては次項で述べる．

赤血球数が増加することもある．測定された赤血球数が多いときに注意すべきものとして，脱水状態がある．脱水では，血液中の液体成分が減るのであたかも赤血球数がわずかに増えたようにみえるが，実は赤血球数そのものは変わらない．

長い間ストレス状態におかれると赤血球数が増加してくることがあり，ストレス多血症という．軽度の赤血球増加の多くはこれである．

赤血球数が700万 μL 以上になることは，真性赤血球増加症 polycythemia vera のほか，二次性赤血球増加症 secondary polycythemia でみられる．

真性赤血球増加症は，骨髄での赤血球過形成であって，腫瘍性疾患である．このときには運動時の呼吸困難，胸痛，高血圧，心不全症状などがみられることがあり，症状だけからだと循環器疾患と間違えやすい．

二次性赤血球増加症とは，何らかの原因の結果として赤血球数が増加するものをいう．もし，人が動脈血中酸素濃度が低下するような状態におかれると，生体はその対策として赤血球の数を増やして末梢組織に酸素を十分に運ぼうとする代償機能が生じる．たとえば，
① 酸素の少ない高地に生活している人
② チアノーゼをきたすような先天性心疾患
③ 慢性肺疾患
などでみられる赤血球増加症はこれである．

そのほかに，腎疾患，小脳腫瘍，子宮癌，肝癌などでも赤血球増加がみられることがある．

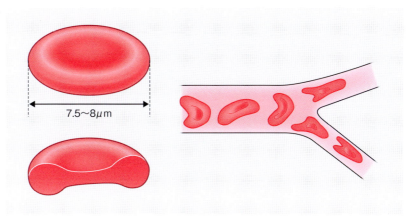

図3-11 ● 赤血球は，自分の直径よりも細い血管でも通過する

2. ヘモグロビン濃度

ヘモグロビンは血色素と訳されているように，血液の赤い色のもとである．つまり，赤血球が赤い色を呈しているのは，その中にたくさんの血色素すなわちヘモグロビンを含有しているからにほかならない．

ヘモグロビンは大きく2つの部分に分けられる．それはヘムとグロビンである．ヘムとは，ポルフィリンという物質に鉄が付いたもので，このヘムが酸素と直接結合する部分である．そしてグロビンは，このヘムを担っている蛋白である．ヘモグロビンの量を測定するには，一定量の血液をとり，希釈して溶血（赤血球を崩壊させること）させてから，比色して定量する．

健常人のヘモグロビン濃度は，成人男性で13.5〜16.9g/dL，女性では10.2〜14.2g/dL程度である．

3. ヘマトクリット値（hematocrit：HtないしHctと略す）

ヘマトクリットという言葉の，ヘマトとは「血液」をあらわす言葉であり，クリットとはギリシャ語のクリノ（分離する）に由来する．

凝固しないように処理された血液を細いガラス管に入れ，遠心器にかけると，血漿といわれる液体成分（「血清」は，血液の凝固を阻止しない状態で採血したときの液体成分，「血漿」は，抗凝固剤を入れたときの液体成分）と血球成分とに分かれる．このときの血液柱の長さに対する赤血球柱の長さのパーセンテージをヘマトクリット値という（**図3-12**）．

つまり，ヘマトクリット値とは，血液中に赤血球が占める容積比を示しているのである．

4. 赤血球恒数（Wintrobeの赤血球恒数）

赤血球数，ヘモグロビン濃度，ヘマトクリット値の3つは，いろいろな病態で変化するが，この3つが並行して増減するとは限らない．つまり貧血といっても，赤血球の大きさが変わるのか，数が変わるのか，それぞれの赤血球内のヘモグロビンの含有量が変わるのかが問題になる．そして各種の貧血について当てはめてみると，それぞれ違いのあることがわかっている．そこで，貧血があった場合には，赤血球数，ヘモグロビン濃度，ヘマトクリット値の3つから赤血球恒数を算出してみると，その貧血の性質がわかり，原因の究明に役立つ（**表3-10，11**）．

5. 白血球

白血球は，その形や染色試薬に対する反応などから
① 好中球（これをさらに桿状核球と分葉（節）核

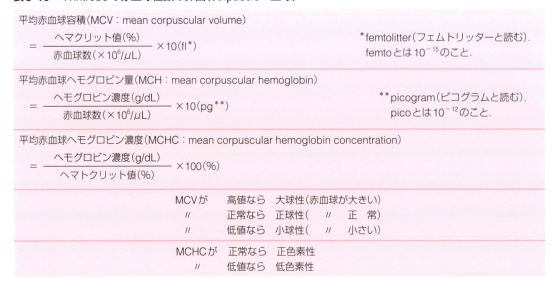

図3-12● ヘマトクリット値の求め方

表3-10● Wintrobeの赤血球恒数の算出（corpuscle：血球）

平均赤血球容積（MCV：mean corpuscular volume）

$$= \frac{\text{ヘマクリット値（％）}}{\text{赤血球数（}\times 10^6/\mu L\text{）}} \times 10 \,(\text{fl}^*)$$

＊femtoliter（フェムトリッターと読む）．femtoとは10^{-15}のこと．

平均赤血球ヘモグロビン量（MCH：mean corpuscular hemoglobin）

$$= \frac{\text{ヘモグロビン濃度（g/dL）}}{\text{赤血球数（}\times 10^6/\mu L\text{）}} \times 10 \,(\text{pg}^{**})$$

＊＊picogram（ピコグラムと読む）．picoとは10^{-12}のこと．

平均赤血球ヘモグロビン濃度（MCHC：mean corpuscular hemoglobin concentration）

$$= \frac{\text{ヘモグロビン濃度（g/dL）}}{\text{ヘマクリット値（％）}} \times 100 \,(\%)$$

MCVが　高値なら　大球性（赤血球が大きい）
　〃　　正常なら　正球性（　〃　　正常）
　〃　　低値なら　小球性（　〃　　小さい）

MCHCが　正常なら　正色素性
　〃　　低値なら　低色素性

球とに分ける）
② 好酸球
③ 好塩基球
④ リンパ球
⑤ 単球

の5つに分類される．

　これらの白血球は，機序は異なるが，いずれも生体を防御するという共通の使命を担っている．

表3-11 ● 主な貧血と赤血球恒数

MCV	MCH	MCHC	代表的な病気
↑	↑	正	巨赤芽球性貧血 再生不良性貧血 肝疾患 粘性水腫
正	正	正	出血 溶血性貧血 再生不良性貧血 骨髄の病変による貧血 リウマチや悪性腫瘍による貧血
↓	↓	↓	鉄欠乏性貧血など

表3-12 ● 白血球数の増加をきたす病態

(白血球数が10,000/μL以上のもの)

① 白血病などの血液疾患
② 急性感染症
③ 組織壊死(心筋梗塞,壊疽,火傷)
④ 外傷,手術
⑤ 薬物中毒
⑥ 脳出血
⑦ 代謝異常(糖尿病ケトアシドーシス,尿毒症,痛風)
⑧ 喫煙者

その他に,アレルギー性疾患では好酸球の増加,ウイルス疾患では相対的なリンパ球増加がみられる

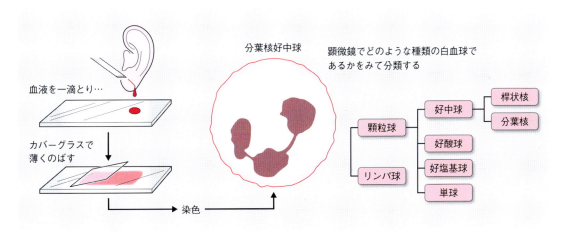

図3-13 ● 白血球分類

　白血球数の測定は,自動血球計算器で行うが,それが普及するまではメランジュールという特殊なガラス管に,血液と染色液を一定の割合で吸引し,その一部をとって顕微鏡下でその数を数えるという方法がとられていた.白血球数の正常値は,血液1μL当たり5,000〜9,000個である.

　病的な状態では白血球が増加する場合(10,000/μL以上,表3-12)と,減少する場合(4,000/μL以下)とがある.循環器疾患では,心筋梗塞や下肢の動脈閉塞による壊疽などで,白血球増加がみられる.

　白血球の分類を調べるには,スライドグラスに血液をうすく塗り,それを染色した後,顕微鏡下で,白血球を観察し,どのタイプの白血球かを鑑別する.そして,総数で100個数えて,各白血球を%表示する(図3-13).

6. 血小板

　血小板は,血液1μL中に15万〜30万個あって,止血機構の一部を担当している.すなわち,血管の一番内壁の層を形成している内皮細胞がはがれると,血小板がそこに粘着して血栓をつくり,血液が血管から漏れ出ることを防ぐ.しかし,ときには血管内を血栓で充満させてしまって,末梢への血流を阻害することもある.

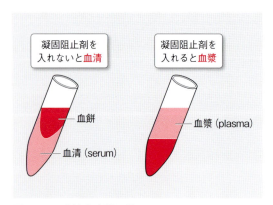

図3-14 ● 血清と血漿の違い

血小板も病的に増加する場合と減る場合とがあるが,増加することのほうがまれである.血小板数が減る病態としては,
① 血小板に対する自己抗体ができて自分の血小板を破壊する「特発性血小板減少症」
② 膠原病によるもの
③ 再生不良性貧血
④ 薬剤による血小板減少症
⑤ DIC（diseminated intravascular coagulopathy：播種性血管内凝固症候群）
などがある.

循環器疾患と血小板との関係からみると,虚血性心疾患では血小板の凝集能の亢進があり,冠動脈内の血栓形成予防のために血小板凝集抑制薬を使用することがある.また,サイアザイド系やメチルドパなどの降圧薬,あるいはキニジンなどの抗不整脈薬の副作用として血小板減少をきたすことがまれではあるが認められている.

2 血液生化学的検査

血液の生化学的検査といわれているものには,たくさんの項目がある.ここでは,主に循環器系に関係のあるもので,一般に普及している項目についてだけ述べておく.

血液生化学的検査の材料としては,血清が主に使用されるので,血清とは何であるかをまず知っておこう.

採血して注射筒の中にある血液を試験管に移すには,注射針をはずしてから,試験管の壁に血液を伝わらせながら静かに注ぎ込む.血液の移しかえに際して乱暴な取り扱いをすると,赤血球が破壊されて,中の成分が流れ出してしまうので注意が必要である.そして試験管を静かに立てておくと,血液は2つの成分に分かれてくる.

一つは,赤い色のゼリー状の塊で,これは血液中にフィブリンが形成されて凝固が生じたものであり,血餅といわれる.

もう一つは,ごくわずかに黄色味を帯びた液体成分で,血清という（図3-14）.もし,あらかじめ試験管の中に,血液凝固を阻止するヘパリンのような薬剤を入れておくと,血液凝固は起こらないので,血餅はできない.そしてこれを遠心沈殿して得られた上澄の液体成分は,血漿という.このように,血清 serum と血漿 plasma とは,性質が異なるので使い分ける必要がある.

1. 心筋細胞からの逸脱酵素：CK, AST, LDH

血清の中には,生体の代謝にかかわるたくさんの酵素（エンザイム enzyme）が含まれている.しかし,正常時は,ほんのわずかしか含まれていなくても,その酵素を細胞内にたくさん内蔵している臓器に病変が生じて,その細胞が破壊されると,細胞内の酵素が血中へと逸脱してくる.よって,もし血清中のその酵素が,正常時と比較して著しく上昇しているようであれば,その臓器が破壊されたことを示している.

◎CK（CPK）

CK はクレアチンキナーゼ creatine kinase（英語読みならクレアチンカイネース）別名 CPK（クレアチンフォスフォキナーゼ creatine

図3-15● クレアチンキナーゼのアイソザイム

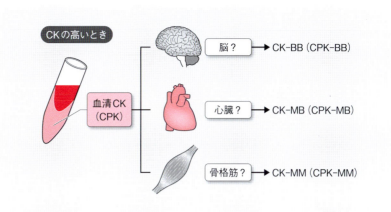

phosphokinase）ともよばれる酵素である．この酵素は，脳細胞と心筋細胞と骨格筋細胞の中に多く含まれ，生体のエネルギー代謝に関与している．だから脳細胞や心筋細胞，骨格筋細胞などが多量に破壊されると，血清中のCKの値は上昇する．しかしCKが上昇していたからといって，上の3つの臓器のどこに病変があるのかはわからない（図3-15）．そこでさらに脳と心臓と骨格筋の，それぞれの細胞内のCKの違いが調べられた．

その結果，それぞれのCKにはわずかな違いがあることがわかり，

① 脳細胞のものはCK-BB
② 心筋細胞のものはCK-MB
③ 骨格筋のものはCK-MM
（いずれも，CPK-BB，CPK-MB，CPK-MMとも記す）

と命名された．これらは，CKのアイソエンザイムisoenzyme（isoは「同じ」という意味，アイソエンザイムはアイソザイム，同位酵素などともよばれる）といわれる．すなわち，CKには3種類のアイソザイムがあるということになる．だから心筋細胞の破壊が疑われれば，血清中のCK-MB（CPK-MB）を測定して，その異常高値を確認すればよいのである．

◎AST

ASTとは，アスパラギン酸アミノトランスフェラーゼaspartate aminotransferaseという酵素の頭文字である．以前は，GOT（グルタミン酸オキザロ酢酸トランスアミナーゼglutamic oxaloacetic transaminase）とよばれていた．ASTはALT（アラニンアミノトランスフェラーゼalanine aminotransferase）とともに，蛋白代謝に関与する酵素であるが，肝臓の細胞内に多量に含まれ，肝炎のときには血液中に逸脱してきて，血清AST，ALT値が上昇するので有名である．しかしASTは心筋細胞内にも多量に含まれているので，心筋細胞が壊れると血清中のASTの値は上昇するが，ALTのほうは心筋細胞の含有量が少ないのでほとんど変わらない．

◎LDH（LD）

LDHとは乳酸脱水素酵素lactic dehydrogenaseのことである．これは糖の代謝に関与する酵素の一つで，体内での分布は広く，肝臓，骨格筋，心筋，リンパ節，血球，消化管粘膜などの細胞内にある．そのため，これらの細胞が障害される肝疾患，心筋や骨格筋の病変，血液疾患，悪性腫瘍などでは，血清中のLDHの値は上昇する．

LDHにはLDH$_1$〜LDH$_5$まで5つのアイソザイムがある．正常人の血清中のLDHアイソザイムの量は，LDH$_2$が一番多く，LDH$_1$とLDH$_3$がほぼ同程度であり，LDH$_5$が一番少ない．

この覚え方は，右手を開いて，指を伸ばし，手の甲のほうからみて，拇指（親指）と第3指（中指）を同じ高さに見立てると，第2指（ひとさし指）が一番高くなるはずであるが，このときの拇指をLDH$_1$とし，第2指をLDH$_2$と順次考えていけばよい．

① LDH$_1$とLDH$_2$が増えてくる疾患としては，血液，心筋の疾患，一部の悪性腫瘍
② LDH$_2$とLDH$_3$が優位になってくる疾患としては白血病，悪性腫瘍，ウイルス感染
③ LDH$_4$が優位になるものに肝疾患がある．

しかし，疾病特異性が低く，LDHアイソザイムの変化だけから，疾病の鑑別はできない．

2．心疾患と血清酵素の働き

CK，AST，LDHともに，一つの酵素だけをとってみただけでは，病変がどこにあるのかわからない．しかし，それらを組み合わせて判断することにより，疾病がどこにあるのかがわかる．

いま，動脈硬化のある冠動脈に血栓が生じて内腔がつまってしまったとする．そうすると，それより末梢の心筋には血液が供給されないので，心筋細胞は生きていけなくなり，心筋が壊死に陥る．これが心筋梗塞である．心筋細胞が壊死に陥ると，それまで心筋細胞内にあった化学的物質は，細胞崩壊のため血液中に流れ出す．CK，AST，LDHなどの心筋細胞内の酵素も，このような経過によりその血清中の値は上昇する．

そのため心筋梗塞を疑わせる症状や心電図変化とともに，血清中のCK（とくにCK-MB），AST，LDHの上昇を認めれば，心筋梗塞の疑いはほぼ間違いないものとなる．

ただし，このとき注意しておくべきことが2つある．一つは，心筋細胞が壊れるのは，心筋梗塞だけでなく心筋炎，心筋症，心臓の手術後，心臓に電気ショックを与えた後など，いくつかの病態があり，それらを鑑別するために臨床症状や，他の検査結果などを含めて総合的に判断をしていかなければならないということである．

第2には心筋梗塞であったとしても，CK（CK-MB），AST，LDHが，同じ速度で血中に流れ出してくるわけではないということである．

つまり，心筋梗塞が発症してから血清中のそれぞれの酵素の値が上昇しはじめるまでには，CK（CK-MB）で6時間，ASTで8〜12時間，LDHで24時間というように，時間的なずれがある．そのため1回きりの採血では不十分で，時間を追ってこれらの酵素の動きをみていく必要がある．とくにCK-MBの値を時間を追って測定していくと，その上昇の程度は心筋梗塞が生じている病変の大きさを知る手がかりとなり，CK-MBが高値を持続するような場合は，心筋梗塞の範囲も広いと心得て，慎重に治療していかなければならない（**図3-16**）．

心筋細胞内にある酵素は，CK，AST，LDH以外にもたくさんのものがあるが，上記3種以外に測定することが普及しているものとしては，ヒドロキシ酪酸脱水素酵素（HBD），アルドラーゼ，リンゴ酸脱水素酵素（MDH），コハク酸脱水素酵素（SDH）などがある．

◎心筋ミオシン軽鎖・トロポニンTまたはI・ミオグロビン

心筋細胞が破壊されると，心筋内の酵素だけでなく，その他のものも血中に逸脱してくる．

ミオシンとトロポニンは，ともに心筋収縮蛋白で，ミオシンには軽鎖と重鎖とが，トロポニンにはCとIとTがある．このうち血清の心筋ミオシン軽鎖とトロポニンTとIは，心筋逸脱

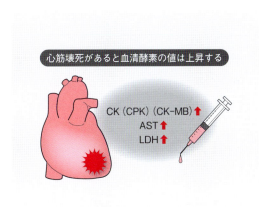

図3-16 ● 心筋が壊れると…

性格と狭心症

狭心症や心筋梗塞になりやすい性格とは，がっしりとした体つきと同じように，性格もまた野心的，闘争的な人で，毎日活動的にバリバリ仕事をしていくタイプです．そのような性格の50歳代の男性といえば，会社でも重要なポストを占めていることが多く，それが突然，心臓発作に見舞われるのですから，余計イライラはつのり，くやしさに歯ぎしりをすることになります．このような患者さんでは，抗不安薬も，重要な治療薬の一つです．

(Sir William Osler, 1849～1919)

酵素と同様に心筋梗塞の際に増加するので補助診断として用いられる．とくにトロポニンは，心筋梗塞の数時間後に血中に出現し，2週間ほど高値が持続する．心筋特異度が高く救急外来で使える迅速測定キットも普及しているために，急性心筋梗塞の診断に臨床でよく用いられている．

ミオグロビンは筋肉細胞の中にあって筋肉組織に酸素を運搬する物質で，心筋梗塞ではきわめて早期から血中に逸脱してくる．

3. その他の生化学的検査

◎血清脂質

① コレステロール

かつて血清総コレステロールは，動脈硬化の主犯格とされていた．近年では，一般の人でもコレステロールには，動脈硬化を抑えるHDL-コレステロール（いわゆる善玉コレステロール）と，促進させるLDL-コレステロール（いわゆる悪玉コレステロール）があることを知っている．これについて少し解説しておく．

コレステロールや次項に述べるトリグリセリドなどの脂質は，水に溶けない．そのため血液中では，親水性のアポ蛋白といわれる蛋白に含まれて存在している．この蛋白に包まれた脂質をリポ蛋白と総称する．血液中のリポ蛋白を分けていく方法には，超遠心分離法，電気泳動法，ゲル濾過法，高速液体クロマトグラフィー法などがある．そのうち，超遠心分離法で分けた場合，比重の低いほうから並べると，

1) カイロミクロン
2) 超低比重リポ蛋白 very low density lipoprotein（VLDL，densityは「比重」，lipoは「脂肪」，proteinは「蛋白」の意味）
3) 低比重リポ蛋白 low density lipoprotein（LDL）
4) 高比重リポ蛋白 high density lipoprotein（HDL）

に分けられる．そしてこれらのリポ蛋白のうちで，コレステロールは，VLDLに少量，LDLに多量，HDLに中等量ずつ含まれていることが判明した．動脈硬化を促進するようなコレステロールはVLDLやLDLに分けられるコレステロールであることが知られ，HDLのコレステロールには，動脈硬化を抑制する作用があるということである．このことは，早速，日常の血中コレステロールの測定にも導入され，直接

表3-13 ● リスク区分別脂質管理目標値

治療方針の原則	管理区分	脂質管理目標値(mg/dL)			
		LDL-C	non HDL-C	TG	HDL-C
一次予防 まず生活習慣の改善を行った後，薬物療法の適用を考慮する	低リスク	<160	<190	<150	≧40
	中リスク	<140	<170		
	高リスク	<120	<150		
二次予防 生活習慣の改善とともに薬物治療を考慮する	冠動脈疾患の既往	<100 (<70)*	<130 (<100)*		

* 家族性高コレステロール血症，急性冠症候群の時に考慮する．糖尿病でも他の高リスク病態（出典の表1-3b）を合併する時はこれに準ずる．
● 一次予防における管理目標達成の手段は非薬物療法が基本であるが，低リスクにおいてもLDL-Cが180mg/dL以上の場合は薬物治療を考慮するとともに，家族性高コレステロール血症の可能性を念頭においておくこと（出典の第5章参照）．
● まずLDL-Cの管理目標値を達成し，その後non-HDL-Cの達成を目指す．
● これらの値はあくまでも到達努力目標値であり，一次予防（低・中リスク）においてはLDL-C低下率20〜30％，二次予防においてはLDL-C低下率50％以上も目標値となり得る．
● 高齢者（75歳以上）については出典の第7章を参照．
（日本動脈硬化学会（編）：動脈硬化性疾患予防ガイドライン2017年版，日本動脈硬化学会，p16，2017より転載）

LDL-コレステロールやHDL-コレステロール値をみることが行われるようになった．

脂質異常症の治療のためのガイドラインは，現在は主にLDL-コレステロールが目安となり，最近では表3-13のような数値が推奨されている．

ステップ1：冠動脈の既往がある場合は二次予防
↓
ステップ2：糖尿病，慢性腎臓病，非心原性脳梗塞，末梢動脈疾患がある場合はカテゴリーⅢ
↓
それ以外は性別，年齢，喫煙の有無，血圧によってカテゴリーを分類する

実は，LDL-コレステロールの直接法による測定法は精度に問題があることがわかり，LDL-コレステロールは次に示すFriedewald式（F式）で計算することが薦められている．

LDL-C＝TC－HDL-C－TG/5
 LDL-C：LDL-コレステロール
 TC　　：総コレステロール
 HDL-C：HDL-コレステロール
 TG　　：トリグリセリド
（この式ではTGが400mg/dL未満の場合に用いる）

トリグリセリドが異常高値を示す例では，総コレステロールからHDL-コレステロールを引いた値を，non HDL-コレステロールとして管理目標にする．

② トリグリセリド

トリグリセリド triglyceride（TG）は，別名を中性脂肪ともいい，グリセロールに3つの脂肪酸が結合したものである．これもコレステロールと同様に，水には溶けないので，血液中ではリポ蛋白の形で存在している．

トリグリセリドも，コレステロールと同様に動脈硬化を促進させる．とくに，わが国では，心筋梗塞との関連はコレステロールよりもトリグリセリドのほうが強いという説もある．

正常人の血清中のトリグリセリドは150mg/dLをこえない．血清中の値を判定するときの注意としては，トリグリセリドはコレステロールと異なり，日内変動が大きいということである．とくに食事の影響が大きく，摂取後30分くらいで増加しはじめ，5時間くらいでピークの値を示す．そのため，トリグリセリド測定用の採血は早朝空腹時にすべきであり，食後の血液では，食事の内容によってかなりの高値を示す．これに反して，コレステロールは日内変動が少ないので，食後の血液でもさして変わりはない．

トリグリセリドが高値を示す病態で，日常，多くみられるものとしては，家族性高脂血症と食事性高トリグリセリド血症（脂肪や炭水化物を多く含む食事やアルコールの過剰摂取など）がある．

◎BUN,クレアチニン,尿酸

BUNは,blood urea nitrogenの略称で,血中尿素窒素と訳される.

この3者をまとめて記すのは,これらが腎臓の様子を知るのに,尿の検査とともに重要な項目だからである.すなわち,腎機能が低下すると,BUN,クレアチニン,尿酸の3者が上昇してくる.なかでもクレアチニンの上昇は,腎障害の程度をよくあらわしている.

BUNが高い状態を高窒素血症azotemiaという.これがあるにもかかわらず,クレアチニンの上昇がない場合には,まず便の色を確かめることである.消化管出血では,BUNは高値をきたすがクレアチニン値は上昇しない.そのほか,脱水症やショックでもクレアチニン値に比してBUNが上昇していることがある.

血清中の尿酸uric acidは,蛋白の最終代謝産物であり,普通は腎臓や腸,汗線などから体外へ排泄される.血清中の尿酸値が高値を示す病態を高尿酸血症hyperuricemiaというが,この原因としては,
① 腎臓障害で,尿酸の排泄が抑制される場合と,
② 痛風,血液疾患,抗腫瘍薬の投与などで尿酸の生成が亢進している場合
とがある.

血清尿酸値と循環器疾患との関係では,高尿酸血症では狭心症や心筋梗塞などの虚血性心疾患の頻度が増すこと,高血圧者では尿酸の高いことなどが知られている.さらに,高血圧の治療薬の一つであるサイアザイド系の降圧利尿薬では,その副作用の一つとして,高尿酸血症をきたすこともある.

◎推算糸球体濾過量 estimated glomerular filtration rate(eGFR)

腎臓の大切な仕事である糸球体の濾過機能を測定するためには,本来は,クレアチニンやイヌリンが一定時間でどれくらい腎臓から出ていって,どれくらい血中に残っているか調べるクリアランス検査が必要である.この検査には24時間あるいは少なくとも2時間の蓄尿が必要で,簡単にできるものではない.そこで簡単にこのクリアランスを推定できるように考えられたのが推算糸球体濾過量(eGFR)であり,次の式で計算される.

$eGFR = 194 \times 血清Cr^{-1.094} \times 年齢^{-0.287}$(女性の場合は$\times 0.739$)

※Cr:クレアチニン

eGFRは血中のクレアチニンよりも鋭敏に低下し,腎機能の評価に有用である.

◎血糖値

血液中のブドウ糖の値を血糖値という.糖尿病ではインスリンの作用不足から,高血糖状態となり,血管系をはじめとして,いろいろな障害を引き起こす.

糖尿病は動脈硬化を促進するので,虚血性心疾患の危険因子の一つでもある.そのため虚血性心疾患では,一度は血糖値をみておくのがよい.ただし血糖値は食前と食後で大きく異なるので,採血時の血液がどのような条件のものであるかを確認しておかなければならない.

また,血糖値の異常高値が数ヵ月以上継続していると,糖化ヘモグロビンglycated hemoglobin(一般にはグリコヘモグロビンとよばれている)が増加する.これを知るには,血中のヘモグロビンのうち,ヘモグロビンA1c(HbA1c)という分画を測定してみればよい.

もしHbA1cが6.5%以上の値を示していれば,糖尿病でこの1〜2ヵ月は血糖値の高い状態が続いていた可能性がある.

急性心筋梗塞で緊急入院してきた患者さんでは,生体の非常事態に対処すべく副腎から分泌されるカテコールアミン(アドレナリンやノルアドレナリン)の血中の値は上昇している.このカテコールアミンには血糖値を上昇させる

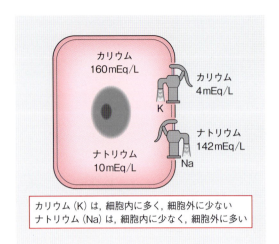

図3-17 ● カリウムとナトリウムは細胞の内と外で濃度が違う

作用があるので，心筋梗塞発作直後の採血では高血糖値を示すことが多い．となると，糖尿病を合併していたかどうかの判別が必要となり，そこで登場するのがHbA1cである．そして，もし，高血糖があっても，HbA1cが高くなければ，その患者さんには，糖尿病がないか，あるいは，あったとしても発作前までは血糖値がよくコントロールされていたと考えてよい．

◎血清電解質と水の出納
① 血清電解質

血清中のナトリウム(Na)，カリウム(K)，クロール(Cl)，カルシウム(Ca)，マグネシウム(Mg)，リン(P)などをまとめて血清電解質とよぶ．電解質とは，水に溶けてイオン化する物質のことである．

人体の細胞が，その機能を十分に発揮するためには，これらの電解質が細胞内外で常に一定の濃度に保たれていなければならない．たとえば，ナトリウムとカリウムについてみていこう．ナトリウムとカリウムの細胞内外の濃度をみると，ナトリウムは細胞外液に多く，内液にはわずかしかない．カリウムは，これとは逆に細胞内液に多く，細胞外液にはわずかしか溶けていない．そして，細胞膜を隔ててそれぞれの物質を一定に保つために，細胞膜にはナトリウム-カリウムポンプとよばれる機構があって調節している(図3-17)．

そして，体全体としてみると，飲食物の中にはナトリウムやカリウムが含まれていて，体内に入ってくるし，尿や糞便中にはそれらが排泄されていくという出納がある．それらは水に溶けているものであるから，当然のことながら，電解質の出納と水の出入りは，一体となって調節されるしくみになっている．

血清の電解質濃度は，表3-14に示すとおりである．しかし，ここで注意すべきなのはカリウム値である．血清は細胞外液であるからカリウムの濃度は低い．そのため，血清カリウムの値を測定しても，細胞内のカリウム濃度を知ったことにならないが，カリウム欠乏があれば，血清カリウム値は低下し，カリウム過剰であれば，血清カリウム値は上昇するという傾向は認められる．直接細胞内のカリウム濃度を知るよい方法はいまのところない．強いていえば，心電図を参考にする程度であり，高カリウム状態では心電図のT波が尖ってテント状になり，低カリウムではT波が平低化してU波が目立つようになる(図3-18)．なお，採血してからの取り扱いが乱暴で赤血球がこわれ，溶血が起これば，カリウムの測定値は高目に出るので，注意が必要である．

ここでは，ナトリウム，カリウムについて，高値と低値を示す病態を表3-15に示した．

循環器疾患のケアの上でよくみられる血清電解質異常の例をあげてみよう．

まず，脱水があれば高ナトリウム血症をきたす．また，サイアザイド系利尿薬やループ利尿薬の使用では，尿と一緒にナトリウムが排泄されるが，これに伴ってカリウムも排泄され，低ナトリウム血症に加えて低カリウム血症をきたす．

表3-14 ● 主な血清中の電解質濃度

ナトリウム(Na)	138〜146mEq/L
カリウム(K)	3.5〜5.4mEq/L
クロール(Cl)	98〜109mEq/L
無機リン(P)	2.5〜4.6mg/dL
カルシウム(Ca)	4.5〜5.5mEq/L
マグネシウム(Mg)	1.5〜3.0mEq/L

mEq/Lは，"ミリイクィヴァレント パーリッター"と読む．
1リッター中のミリグラム当量数である

mEqとは？
イオンの濃度を表現する単位

$$1Eqのイオン = \frac{原子量}{イオンの電荷}$$

$$1mEqのイオン = 1Eqの\frac{1}{1,000} = \frac{原子量}{イオンの電荷} \times \frac{1}{1,000}$$

たとえばナトリウムの場合，電荷は1，原子量は23だから

$$Na^+の1mEq = \frac{23}{1\times1,000} = 0.023g$$

0.023gのNa^+が1Lに含まれていれば1mEq/Lということになる

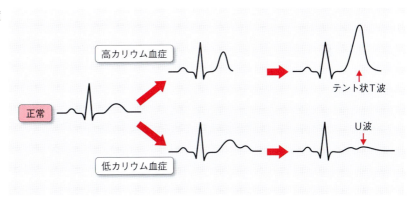

図3-18 ● カリウムの濃度と心電図変化

表3-15 ● 高ナトリウム血症と低ナトリウム血症

主な高ナトリウム血症の原因	主な低ナトリウム血症の原因	主な高カリウム血症の原因	主な低カリウム血症の原因
① 発汗	① うっ血性心不全	① 腎不全	① カリウム摂取不足
② 消化液の喪失	② ネフローゼ症候群	② カリウム液の過剰補液	② インスリン注射
③ 尿崩症	③ 腹水のある肝硬変	③ 保存血輸血	③ 原発性アルドステロン症
④ 不感蒸泄の増加	④ 腎不全	④ アシドーシス	④ 尿細管性アシドーシス
⑤ 飲水不可能な状態	⑤ 利尿薬	⑤ 周期性四肢麻痺	⑤ サイアザイドおよびループ利尿薬
⑥ 原発性アルドステロン症	⑥ 消化液の喪失	⑥ 低レニン低アルドステロン症	⑥ 消化液の喪失
⑦ 食塩の過剰	⑦ 火傷	⑦ カリウム保持性利尿薬	
	⑧ ADH分泌異常症候群		

　うっ血性心不全で浮腫をきたしている場合には，ループ利尿薬とジギタリス薬を併用することが多い．これは，ループ利尿薬によって循環血液量を減少させることができるし，ジギタリスの心筋収縮力増強作用によって心拍出量が増すので，理にかなった治療法である．

　しかしながら，利尿薬によって多量の水分が体外へと汲み出されるのはよいが，一緒にカリウムまでも失ってしまう．そうすると，不都合なことに低カリウム状態では，ジギタリスの中毒が起きやすくなるのである．このような場合は，カリウムを補いながら治療を続けるか，カ

表3-16 ● 成人における平均的な水と電解質のバランス

	摂取		排泄	
水分 (mL/日)	飲料水 食事 代謝水*	1,400 1,000 300	尿 便 不感蒸泄	1,650 150 900**
ナトリウム (mEq/日)	経口	150	尿 便	145 5
カリウム (mEq/日)	経口	70	尿 便	65 5

*代謝水とは，体内での代謝によって生じる水
**不感蒸泄とは，皮膚や気道から喪失する水で，発汗は含まれない．中等度の発汗があれば，1,000〜2,000mLの水分が失われたと考えて加算する必要がある

リウム保持性の抗アルドステロン薬のような利尿薬を併用するなどの対策が必要となってくる．

② 水の出納

体の内外の電解質の出納は，水の出納を抜きにしては考えられない．水が体内に入ると循環血液量が増え，ポンプである心臓も当然負担が増えることになる．

とくに，心不全のケアに際しては，ナトリウム，カリウム，水などのバランスを正確に把握していくことが重要で，そのためには，これらが体内に入る量と出る量を集計してみて，不足分を補ったり，過剰分を体外へ出したりして補正していくことが必要となる．

参考までに，水と電解質のバランスシートの例を表3-16に示した．

◎動脈血ガス分析

血液は，一定量のO_2やCO_2を含み，肺から末梢へはO_2を，末梢から肺へはCO_2を，それぞれ運んでいる．そして，それぞれの含まれる量を血液の酸素分圧（P_{O_2}と表示する．単位はTorr）および二酸化炭素分圧（P_{CO_2}と表示する．単位は同じ）という．

これらの動脈血中の分圧を知ることを「動脈血のガス分析を行う」といい，呼吸機能の指標として重要である．なお，動脈血の場合の表示は，動脈arteryであることを示すため，Pa_{O_2}, Pa_{CO_2}, とする．

また，健康人の血液は，酸性でもアルカリ性でもなくほぼ中性に近いpH7.4前後に維持されている．この酸性とアルカリ性のバランスのことを酸塩基平衡というが，その指標になるのが血液のpHと重炭酸イオン（HCO_3^-）の濃度である．動脈血ガス分析では，Pa_{O_2}やPa_{CO_2}のほかにpHも測定される．そしてHCO_3^-はpHとPa_{CO_2}とから計算して求めるのである．

① 動脈血の採取法

動脈は，内圧が高いので採血後に皮下に出血をきたしやすい．また，動脈内に血栓をきたせば末梢への血液の供給ができなくなる．さらに，採血後の血液を空気に触れさせると，血液中のP_{O_2}やP_{CO_2}は変化をしてしまう．そのため動脈血ガス分析用の採血は慎重に行わねばならない．

動脈採血には，血が固まらないようあらかじめ内側にヘパリンがコーティングされている注射筒と21Gの注射針，ゴム栓がセットになった動脈採血キットがあるので，これを用いると便利である．この注射筒に，皮膚消毒セットと圧迫止血用ガーゼ，バンソウコウも用意しておく．

採血部位としては，上腕動脈，橈骨動脈，大腿動脈などが使われる．皮膚消毒を行った後，

注射針を刺入し，針先で動脈拍動を確認したら，そのままゆっくり針先を押しすすめると動脈血が拍動性に注射筒内に流入してくる．もちろん，動脈であるから駆血帯は不必要である．必要量採血したら，抜去後の穿刺部位は5分間強く圧迫し，止血を確認した後，圧迫ガーゼを当てておく．注射針にはゴム栓を刺して密封し，空気の混入を避け，すみやかにガス分析装置で測定する．

② **動脈血ガス分析で何がわかるか**

Pao_2 と $Paco_2$ とからは，肺の換気能力に関する情報が得られる．Pao_2 が低値すなわち低酸素血症 hypoxia があって，かつ $Paco_2$ が高値，すなわち高炭酸ガス血症 hypercapnia を伴っていれば，肺での換気がうまく行われていないことを示している．

動脈血のpHは普通7.4に維持されている．そして，それを一定に保つために生体内にいろいろな調節システムがある．しかし，病的な状態になるとその調節機構が乱れる．血液が酸性に傾けば，すなわちpH7.4より低値を示せばアシドーシス（acidosis酸血症，acidは「酸」の意，-osisは病的な状態をあらわす）といい，アルカリ側に偏してpHが7.4より高値を示せば，アルカローシス alkalosis（アルカリ血症）という．

そしてアシドーシスやアルカローシスは，その発生機序により，呼吸の障害による場合と，代謝の調節がうまくいかない場合とに分けられる．たとえば過換気状態では $Paco_2$ が低下し，pHは上昇する．これを呼吸性アルカローシスという．また，重症糖尿病では血中にケトン体という酸性の物質が増えてpHは低下する．これは代謝性アシドーシスという．糖尿病昏睡でアシドーシスが強い場合に，呼吸が深く大きくなるのは，過呼吸によりアルカローシスに近づけて，少しでもpHの補正をはかろうとする生体の自動的調節機構が働くからなのである．

循環器疾患で動脈血ガス分析を要する場合としては，心不全とショックがある．うっ血性心不全では，肺にうっ血をきたしているので低酸素血症をきたすし，心原性ショックでは，末梢循環不全から乳酸が産生されてしまって，代謝性アシドーシスをきたす．

◎ **BNP，NT-proBNP**

BNPとは，主に心室の心筋細胞から分泌される脳性ナトリウム利尿ペプチド brain natriuretic peptide の頭文字である．BNPは，それ自身に利尿作用があるが，心筋のストレスを速やかに反映して血中濃度が上昇するために，心不全の診断や重症度評価に用いられている．健常者のBNP血中濃度の基準値は20pg/mL以下であり，100pg/mLを超えると心不全の可能性が高くなる．ただし，肥大心などでは心不全がなくてもBNPが高値を示すことがあり，解釈には注意が必要である．NT-proBNPはBNPの前駆体のN末端（脳性ナトリウム利尿ペプチド前駆体N端フラグメント）であり，BNPよりも測定値が安定しているためにBNPに代わって測定されることも増えている．ただし，NT-proBNPは主に腎臓から排泄されるために，腎不全でも上昇することに注意する．

F 心電図 electrocardiogram

　心電図とは，electrocardiogramの和訳である．electro-とは「電気の」，cardio-とは「心臓の」，gramとは「記録（図）」という意味で，それぞれの頭文字をとってECGと略している．

　その名のとおり，心臓で発生する電気（これを「心臓の起電力」という）を記録したものである．すなわち，心臓は，まずはじめ電気的に興奮し，次にそれを受けた心筋の収縮が起きる．そして，心筋が収縮している間に，電気的には再びもとの興奮前の状態に戻り，次の興奮に備えるというサイクルを繰り返している．

　ここでは心筋の電気生理学は省き，ごく実際的な面について解説していきたい．

　日常臨床でしばしば利用される心電図としては，
① 12誘導心電図
② 各種の負荷心電図
③ ホルター心電図とよばれる24時間連続心電図

がある．

1 心電図の基本波型

　心臓の電気的興奮を記録するのが心電図である．そして，それはごくわずかの電流であるから，増幅器で増幅してから記録する．記録された心電図波型には一定のパターンがあり，それには心房の電気的興奮，房室間の伝導，心室の電気的興奮，それらがもとに戻って次に備える波型などを区別することができる（**図3-19**）．心電図を理解するには，各波型の名称と，それが心臓の何をあらわしているのかを知っておかなければならない．

2 心電図で何がわかるか

　心電図が最もその威力を発揮するのは，不整脈の診断と，心筋の虚血や壊死である．

　そのほかにも**表3-17**に示すようなことがわかるが，決して万能なわけではなく，補助診断法の一つなのである．

3 12誘導心電図

1. 記録法

　普通，心電図といえば，12誘導心電図のことである．これを記録するには，心電計の導子（リード）を定められたように患者さんに接続し，指定の部分の電位差を順次記録していけばよい．それについて，少し詳しく述べる．

① **まず，心電計のアースをとる．**

　交流電源の心電計では，まず，接地した電極や水道管などを利用して，アースをとっておく．これは器械の故障によって電流がもれていた場合でも，ここから電流を逃がしてやるためのものである．もちろん，水道管がビニールパイプであってはその役目をなさないし，また，ガス管では危険である．

② **電源コードをコンセントに入れ，電源スイッチを入れる．**

③ **各電極を患者さんに接続する．**

　上肢では，前腕の内側に（赤のコードは右側，黄色は左側），下肢では下腿の内側に（緑のコードは左側，黒は右側）付ける．電極を付けるとき，皮膚の電気抵抗を少なくしてよく電気が伝わるように，あらかじめ専用のジェリーやクリームを，電極の装着部位に電極とほぼ同じくらいの大きさに塗布しておく．

　胸部の電極は，指定された位置（**図3-20**）に同じようにジェリーかクリームを電極とほぼ同じ大きさに塗ってから取り付ける．最近は，最

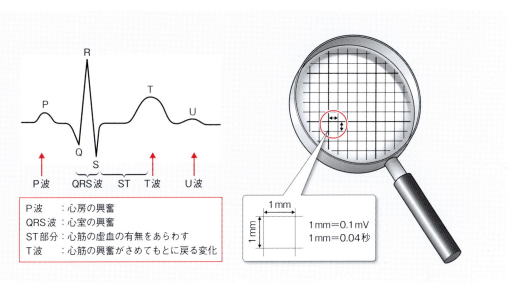

図3-19 ● 心電図は何をあらわしているか

初から使い捨ての電極シールを用いることも多い．このときは装着部位を正確にすることが大切であり，これがずれると人為的な異常心電図になってしまう．

④ **心電図を記録する．**

各電極の装着が終了したら，その心電計の取り扱い方法に従って記録する．記録される波型は，紙送り速度が1秒間25mmで，1mVが1cmの大きさに記録されるようにつくられている．

2. 12の誘導とは

12誘導とは，3つの標準肢誘導，3つの単極肢誘導，6つの胸部誘導のことである．

これは言葉をかえれば，心臓を12ヵ所の異なった部位より眺めてスケッチをしていると考えてもよい．わかりやすくするためにそれぞれの誘導を図に示すと**図3-20，21**のようになる．つまり，第Ⅰ，Ⅱ，Ⅲ誘導は，三角形の中心に心臓をおいた形でみているのであり，aV_Rは心臓を右肩のほうから，aV_Lは左肩のほうから，aV_Fは足のほうからそれぞれみているのである．胸部誘導では，V_1，V_2，V_3は，心臓を

表3-17 ● 心電図から何がわかるか

① 興奮の発生と伝導の異常：不整脈の診断には心電図が不可欠
② 心筋の壊死や虚血：心筋梗塞や狭心症の診断
③ 心臓の位置や構造の異常による電気的変化
④ 心臓に対する圧や容量の負荷による電気的変化
⑤ 電解質失調：カリウムやカルシウムの異常
⑥ その他：心外膜の炎症，ジギタリスなどの薬剤の効果

前から，V_4は心尖部から，V_5，V_6は左横のほうから心臓を眺めているということになる．

3. 正常心電図の波型（図3-22）

正常心電図の特徴を箇条書きにしてあらわすと，次のようになる．

① 第Ⅰ・Ⅱ・Ⅲ誘導（標準肢誘導）

P波は上向き，QRSは，Ⅰ・Ⅱ・Ⅲともに上向き成分が優位．Ⅱの振れは，ⅠやⅢより大．STは基線上にあり，T波はⅠ・Ⅱでは上向き．

② aV_R，aV_L，aV_F誘導（単極肢誘導）

aV_Rでは，P，QRS，Tのいずれの波型も下

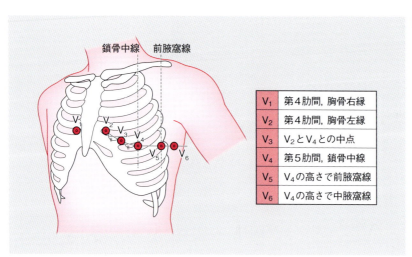

図3-20 ● 胸部誘導の位置

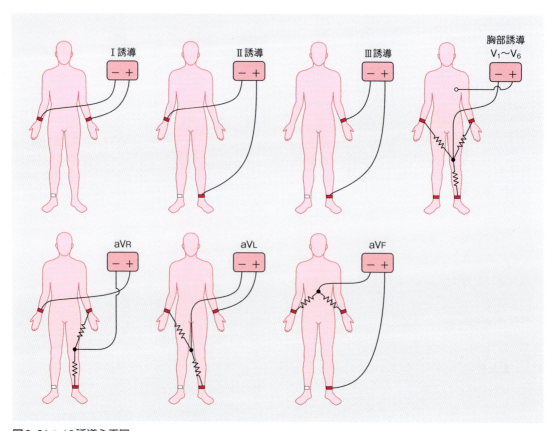

図3-21 ● 12誘導心電図

向き．aVLやaVFは，心臓が横に傾いている人（横位心）と垂直の人（立位心）では波型が異なる．つまり，心臓が横位心であれば，aVLの形はⅠ・Ⅱに似てくるし，垂直に近づけばaVFがⅠ・Ⅱに似てくる．

③ 胸部誘導

V_1・V_2ではP波をはっきりと認めることができ，V_4以後では小さくなる．V_1のP波は2相性

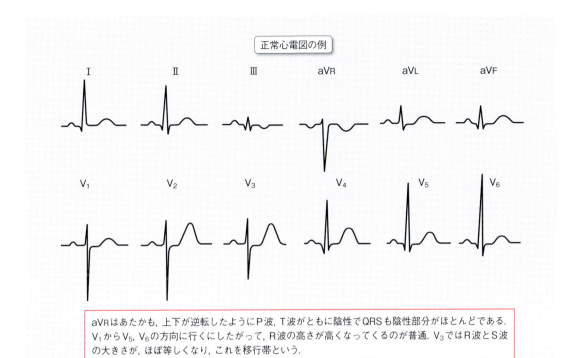

正常心電図の例

aVRはあたかも，上下が逆転したようにP波，T波がともに陰性でQRSも陰性部分がほとんどである．V_1からV_5，V_6の方向に行くにしたがって，R波の高さが高くなってくるのが普通．V_3ではR波とS波の大きさが，ほぼ等しくなり，これを移行帯という．

図3-22● 12誘導心電図の正常波型

といって，上向き部分と下向き部分の両方の成分を持つ．

V_1・V_2では，QRSは下向きの部分がほとんどでR波が小さく，S波が深い．これをrS型という．R波は，V_6の方向に行くにしたがって，だんだんと高さを増してV_5かV_6で最も高い．

つまり，V_5・V_6のQRSは，上向き部分がほとんどを占め，R波が大きくS波は小さい（Rs型）．またR波の前に，小さなQ波を伴うことも多い（qRs型）．

V_3のQRSはR波とS波の大きさがほぼ等しく，これをRS型という．

ST部分は常に基線上にあり，T波は，V_3～V_6で上向きを示す．

4．P波とQRSおよびT波

正常心電図では，P波とQRSおよびT波は，必ず連なって記録される．もし，心房から心室へ電気的興奮が伝わらなければ，P波は記録されてもQRS以下が出現しない．つまり，興奮伝導系が遮断されているといえる．

P波のはじまりからQ波のはじまりまでが，心房から心室に興奮が伝わるのに要する時間である．これをPQ時間といい，正常では0.12～0.20秒，すなわち，心電図上で3目盛から5目盛である．

QRSの幅は0.10秒，すなわち2目盛半をこえない．

Q波のはじまりからT波の終わりまでをQT間隔という．これは，心拍数によって変動するので，補正を必要とする．

補正式は，

$QTc = QT / \sqrt{R-R}$

QTc：補正したQT間隔

QT：実測

R-R：R波からR波までの間隔

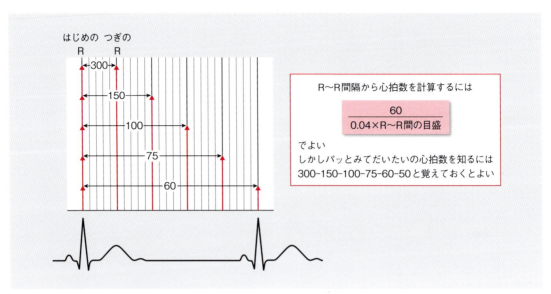

図3-23 ● 心電図から心拍数を測るには

心電図の父　アイントーフェン

レントゲン博士がエックス線を発見したのは1895年，すなわち19世紀末です．20世紀になってから発明された診断用機器で心臓病の診断に最も貢献したのは心電計です．心電計はウィレム・アイントーフェン先生（1860〜1927）が1903年に発明しました．

心電図のことをelectrocardiogramといいますが，これをどう訳したらよいか，はじめは「電気心働図」といわれたそうですが，その後，「電心図」とすべきか，「心電図」とすべきかの議論を経て，現在の「心電図」という名称に落ち着きました．

で示される．QTcの正常値は，0.34〜0.40秒である．

R波と次のR波の間隔は，心拍数が多ければ短縮し，少なければ延長する．心電図上R波とR波の間隔が15目盛あれば，心室の興奮回数は1分間に100回ということになる（図3-23）．

4 負荷心電図

心臓に負担がかかったときの様子をみるために，負荷をかけながら行う心電図を負荷心電図という．ある一定の運動をしながら心電図を記録する運動負荷心電図が一般的である．

安静時は正常な心電図であっても，運動を負荷することによって隠れていた異常がみつかることがあり，虚血性心疾患や不整脈の診断に用いられる（表3-18）．たとえば，冠動脈硬化があっても，安静であれば心筋は虚血状態に陥らないとする．これに運動を負荷すると，心筋に対する負担が増して，心筋は虚血状態になる．このとき，心電図ではST部分が下向きに基線と平行移動する（図3-24）．このような所見がある患者さんでは，急な坂道や階段を昇ったときなどに，心筋虚血から狭心症を生じるかもしれないということがわかる．

運動負荷の方法には，これまではマスター（Master；人名）2階段試験といって，一定の高さの2段しかない階段を定められた時間と回数で昇降し，その前後の心電図を比較する方法が

表3-18 ● 運動負荷心電図はどのような場合に行うか

① 虚血性心疾患や不整脈の診断
② 虚血性心疾患の治療結果の判定
③ 心疾患のリハビリテーションプログラム
④ 循環器系薬剤の薬効評価
⑤ 運動前のメディカルチェック

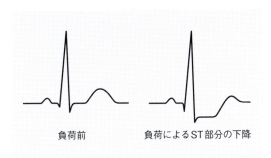

図3-24 ● 運動負荷心電図で陽性とは

表3-19 ● 運動負荷心電図に際して，よく用いられる負荷の種類と特徴

1. マスター2階段法
   ① 定められた2段の階段を昇降する
   ② 装置が安価で移動も簡単
   ③ 負荷量の定量化が難しい
2. トレッドミル法
   ① ベルトコンベアーの上で歩き，あるいは走る
   ② 装置が高価で，移動は困難
   ③ 再現性良好，負荷中の心電図や血圧が監視できる
3. 自転車エルゴメーター
   ① 自転車のペダルを踏む運動で，仰臥位でもできる
   ② 心臓カテーテル検査や核医学的検査中でも可能

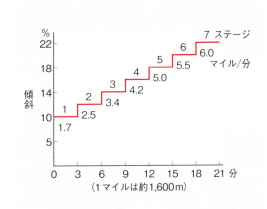

各段階は3分ずつ行う．つまり，3分ごとに速度が速く，角度が急になっていく．最後は坂道を走って登るのと同じ．

図3-25 ● トレッドミルによる運動負荷の例（Bruce法）

行われてきた（表3-19）．最近では，トレッドミル法といって，定められた速度と傾斜のベルトコンベヤーの上を走るものを用いる運動負荷心電図が一般的となっている．その方法も多種あるが，ブルースプロトコールといって，Bruce博士の考案した，走る速度と走行面の傾斜が段階的に速くかつ急傾斜になっていく方法が好んで用いられる．しかし，このブルースプロトコールの負荷は日本人には少し強すぎるという声もあり，少し穏やかなブルースの変法が用いられることも多い（図3-25）．

5 24時間心電図——ホルター心電図

患者さんを，病院や診療所に拘束することなく，長時間にわたり心電図を記録するには，携行可能な小型で長時間の心電図記録が可能なホルター心電図を用いればよい（図3-26）．この装置は，非拘束の状態における24時間分の心電図を記録することが可能である．ホルターとは，この装置を開発したNorman J. Holter博士の名前に由来している．

これは，12誘導心電図のように，いくつも

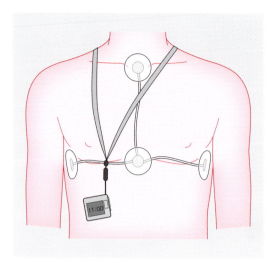

図3-26 ● ホルター心電図装置

表3-20 ● どのような場合にホルター心電図が役立つか

① 症状から不整脈や心筋虚血が疑われるが、診察や通常の心電図では、それらが診断できない場合
② 不整脈や心筋虚血が、いつ、どの程度起きるのかを知る場合
③ 心筋梗塞後のリハビリテーションで、活動可能な範囲を知ろうとする場合
④ 人工ペースメーカの機能を評価する場合
⑤ 循環器系薬の効果を判定する場合

の誘導の心電図を記録することはできないが、毎朝、出勤時に駅の階段で胸が苦しくなるとか、夜間の睡眠中に胸痛発作をきたすと訴えるような患者さんにつけてみると、心電図の異常が容易に発見できる（表3-20）．

G 心エコー図 echocardiography と超音波ドプラ法

　エコー echo とは反響のことで、山に登ってヤッホーとよぶと、ヤッホーと返ってくるこだまのことである．つまり、心臓に向けて超音波を発射し、中の構造物に当たってはね返ってくる"エコー"を記録することにより、心臓の様子を知ろうというのが、心エコー図である．心エコー図のことを、別名を ultrasound cardiogram（UCG）ということもあるが、ultrasound とは超音波のことである．いまや、心エコー図の進歩はめざましく、心疾患の多くは診察によって得られた身体所見、心電図、心エコー図の3つの柱によって、診断をつけることができる．

　心エコー図には2つの種類がある．

　一つはMモードスキャン．超音波を1本の細い線（ビームという）にして出し、返ってくる反響を記録するものである．

　第2は、断層心エコー法．1本のビームではなく、そのビームを同一平面上を少しずつずらして、あたかも心臓をある平面で切ったように画像を描き出すものである．

　さらにドップラー法という手法を用いることで、超音波を出す装置（プローブ，「探触子」ともいう）から遠ざかる血液と、近づいてくる血液を区別することが可能であり、これを断層法と組み合わせることが行われている．得られた画像はモニター画面に映し出される．映し出された画像は、記録紙に描き出したり、その1コマを写真に撮影したりでき、さらに動画をCDに保存することもできる．

　これらの装置はいずれも患者さんに全く苦痛を与えないで検査できるというすばらしいものである．

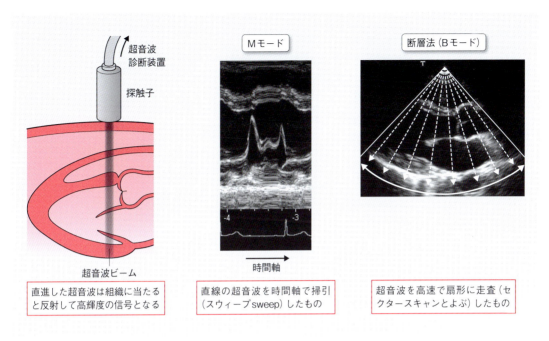

図3-27 ● 心エコー図は痛くない

1 心エコー図の記録法

　基本的には超音波プローブを胸壁に当て，各方面から心臓に向かって超音波ビームを射入するだけでよい（図3-27）．皮膚とプローブの接触をよくするためには，あらかじめ専用のゼリーを皮膚に塗っておく．断層心エコー法の場合，心臓を輪切り状態でみることを短軸断層といい，心尖部，乳頭筋，腱索，僧帽弁，大動脈弁などをみるのに適した断層方向である．心臓をその長軸と平行に切った状態でみることを長軸断層といい，左右の心室，大動脈弁，左心房，僧帽弁，心室中隔の観察に適している．さらに，心尖部から心基部方向をみると，両心房，両心室，心房中隔，心室中隔，僧帽弁，三尖弁がみえるが，これを四腔像という．そのほか，心窩部にプローブを当てたり，胸骨上窩から超音波を射入したりすることもある．超音波はどの方向から射入してもよいが，肋骨や胸骨などの骨があると超音波をさえぎることになる．そこで，それらのないところから心臓をのぞいてみることになるが，心臓の位置や形には個人差があるので，よい画像を得るためには，若干の習熟を必要とする．

2 超音波ドプラ法とは

　超音波が運動物体により反射されると，その反射波は対象の運動速度に比例して周波数に変化を生じる現象をドプラ（Dopplerは人名）効果という．この原理を利用して，体表面から心臓に超音波を当て，赤血球から反射するときのドプラ効果を検出することにより血流速度を知る検査法を超音波ドプラ法という．ドプラ法には大きく分けて，カラードプラ法，パルスドプラ法，連続波ドプラ法の3つがある．現在，ドプラ法は断層法と組み合わせて心エコー図検査の中で用いられ，さまざまな心疾患の診断に用いられている．詳しくは専門書にゆずるが，主な使い分けは次の通りである．

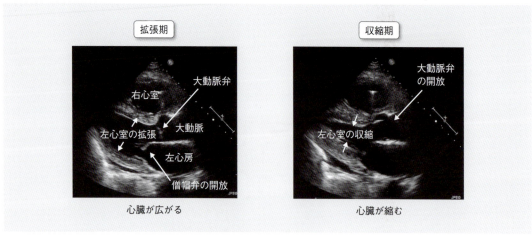

図3-28 ● 断層心エコー図による心臓の動きの観察

　パルスドプラ法は，ある一様の速度で流れる血流のある一点の血流速度を測ることができる．血管径と組み合わせて計算することで，通過血流量を算出することが可能なため，心拍出量や左右短絡血液量，逆流量などの推定に用いられる．また，最近では組織ドプラ法という方法が開発され，血流のみならず，心筋の伸び縮みを計測する方法が臨床で広く用いられている．一方で，パルスドプラ法では高速な血流速度は測定できないため，このような場合は連続波ドプラ法を用いる．

　連続波ドプラ法では，狭窄部分や逆流で生じた高速の乱流の最高速度を計測することができる．計測した最高血流速度Vを，簡易ベルヌーイの式$4V^2$に当てはめると，およその圧較差となる．そのため，連続波ドプラ法は，弁狭窄の重症度評価や2つの心腔に生じた圧較差を推定するのに有用である．

　カラードプラ法では，探触子（超音波を発振しその反射を受ける装置で，検査に際して患者さんの胸部に当てる部分．プローブともいう）から遠ざかる血流を青色に，探触子に近づく血流を赤色に表現できる方法である．これを用いることによって心臓内の血流の方向が一目瞭然となり，心臓カテーテル検査を行わなくても，弁の逆流や，中隔欠損の診断が可能となった．

3 心エコー図から何がわかるか

1. 心臓の動きや構造，心臓周囲の異常

　断層法で心臓を観察すれば，弁膜疾患，先天性心疾患，心筋の肥大や心室の拡張の有無，心のう水の貯留の有無などをリアルタイムに評価することができる（**図3-28**）．また動的な情報として，弁膜の開く速度と弁口面積の変化，左心室の壁や中隔の動きなどを知ることもできる．とくに左心室壁の動きは，心筋の収縮のよしあしを知ることができるので有用である．

　Mモード法は時間分解能に優れるため，弁や心室の動きを観察するのに有用である．たとえば，左心房と左心室の間の僧帽弁が十分に開かない僧帽弁狭窄症という疾患の場合を想定してみよう．聴診上，本症が疑われたとき，心エコー図のMモードをみると，僧帽弁前尖のエコーは特徴的である．その動きを分析してみると**図3-29**に示すように，正常であれば左心室の拡張期になると，僧帽弁前尖はまず，心室中隔方向へ開き，一度は閉じる方向へ動いた後，

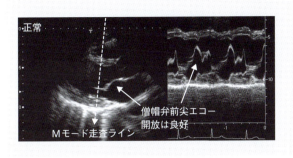

図3-29 ● 僧帽弁狭窄症の断層法とMモード心エコー図

再び中隔方向へ開いてから，今度は大きく動いて閉じる．つまり，その動きを紙に描いてみると，図3-29のようにM字形になる．しかし，僧帽弁の開放が悪いと，僧帽弁前尖の心室中隔方向への動きが制限されると同時に，拡張期の中間におけるMの字状の谷がなくなり，踏み台のような形になる．さらに弁尖が肥厚していると超音波の反射が強くなり，輝度を増す．これを断層エコーの短軸方向でみると，あたかも人の口を正面からみるような画像となり，本症の場合には，口の開き方が小さくなる．

2．心腔の大きさ，左室収縮能

心臓病の診断や治療方針を決める上で，心腔の大きさや心肥大，収縮能などを評価することは重要である．心エコー図では，こうした左心室や左心房の大きさや心機能の評価に用いられている（表3-21）．心エコー図から求められる左室駆出率 ejection fraction（EF）は，最もよく用いられる左室収縮能の指標であり，およそ50％以上であれば左室収縮能は保たれている．

3．左室拡張障害

左心室の広がりが悪いために心不全となることがあり，左室拡張能の評価も心エコーの重要な役割である．最も標準的な方法は，僧帽弁を通過して左心室に流入してくる血流のパターンを解析する方法である．

表3-21 ● 日本人における心エコー図正常値

	男性	女性
大動脈径（2D法）		
大動脈弁輪径，cm	≦2.5	≦2.2
バルサルバ洞径，cm	≦3.5	≦3.3
上行大動脈，cm	≦3.0	≦2.7
左室壁厚（2D法）		
中隔壁厚，cm	≦1.0	≦0.9
後壁壁厚，cm	≦1.0	≦0.9
左室内径（2D法）		
左室拡張末期径，cm	≦5.2	≦4.7
左室収縮末期径，cm	≦3.4	≦3.1
左室容量（Modified Simpson法）		
左室拡張期容量/体表面積，mL/m^2	≦65	≦60
左室収縮期容量/体表面積，mL/m^2	≦25	≦22
右室拡張期径，cm	≦3.6	≦3.3
左房径（傍胸骨長軸像），cm	≦3.6	≦3.4
左房容量（Modified Simpson法）		
最大左房容量/体表面積，mL/m^2	≦35	≦35

4．弁膜症の重症度

とくに弁が狭窄したり逆流したりしている部分では，血液の乱流が生じているために青色や赤色の混ざったモザイクが描出される．弁逆流では，このモザイク部分が大きく描出されるほど重症である（図3-30）．連続波ドプラ法で求めた弁の圧較差は，大動脈弁狭窄や僧帽弁狭窄の重症度評価に用いられている．

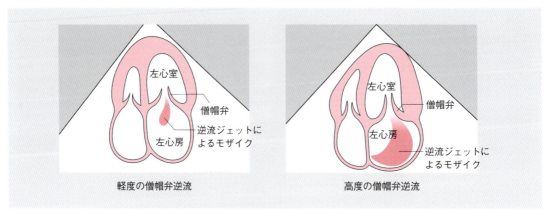

図3-30 ● カラードプラ法による僧帽弁逆流の重症度評価

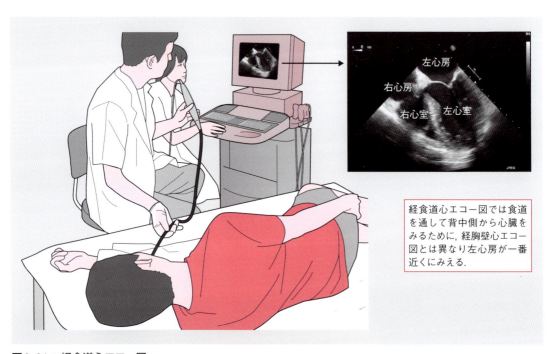

図3-31 ● 経食道心エコー図

5. 血行動態の評価

ドプラ法を用いて肺動脈圧を推定して肺高血圧症の重症度を評価したり，左右短絡血流量を推定して先天性心疾患の重症度を評価したりすることも可能である．肺動脈圧は，三尖弁逆流の圧較差に推定右房圧を足すことで推定される．右房圧は下大静脈の径を観察することで推定される．正常であれば，下大静脈は拡張もなく呼吸性に径が変動するが，心不全などで右房圧が上昇すると下大静脈は拡大し，呼吸性の径の変動も消失してしまう．

4 経食道心エコー図とは

食道に内視鏡を挿入する要領で超音波プローブを挿入し，食道の中から心臓に向かって超音

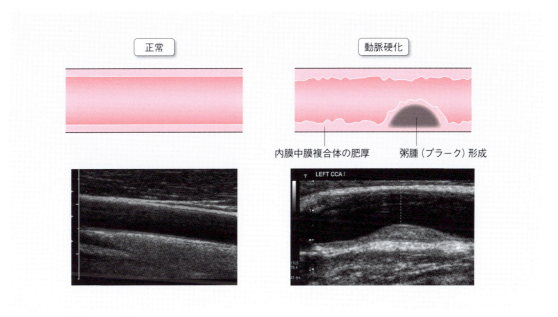

図3-32 ● 頸動脈エコー図

波を発射して画像を得る経食道心エコー図という方法がある(**図3-31**).食道は左心房のすぐ背側を通るために,左心房や僧帽弁をはじめ心臓を裏側から明瞭な画像が得られる.たとえば,左心房内の血栓をみつけようとしたとき,通常の心エコー図では検出率は半分に満たないが,経食道心エコー図を用いれば,ほぼ100％診断することができる.そのほか,感染性心内膜炎で小さな疣腫をみつけたり,小さな心房中隔欠損症を診断したりするのにも有用である.また,最近では,弁膜症では人工弁に置換せずに自分の弁を修復する弁形成術が盛んに行われるようになった.経食道心エコー図は,こうした弁形成術の前に弁を詳しく検査して,形成術が可能かどうか判断することにも用いられている.

一方で,経食道心エコー図では食道の内面を観察することができず,盲目的に超音波プローブを食道に挿入する必要がある.そのため,活動性の胃潰瘍や食道静脈瘤,食道癌手術後などでは食道損傷や出血のリスクが高く,原則的に経食道心エコー図を行うことはできない.

H 血管エコー図
vascular ultrasound

エコーは,**図3-32**のように血管狭窄や動脈硬化を診ることにも使われる.狭窄部位では,断層法で内腔の狭窄が観察されるのに加えて,ドプラ法で通過血流速度の上昇が観察される.頸動脈は体の表面に近いところを走行するため,動脈硬化や血管炎による動脈狭窄や内膜肥厚を評価するのに適している.また,腎動脈エコー図は高血圧の原因となる腎動脈狭窄の診断に,下肢動脈エコー図は末梢動脈疾患の診断に用いられている.

血管エコー図は静脈疾患を診ることにも使われている.肺血栓塞栓症の原因となる深部下肢静脈血栓や下肢静脈瘤の診断にも役立っている.

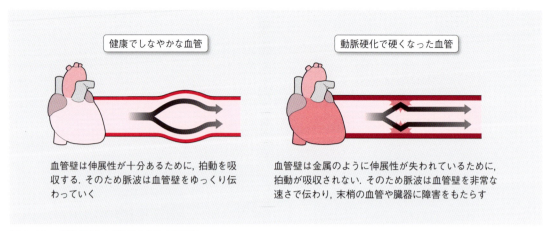

図3-33 ● 動脈硬化と脈波の伝わる速度

I 脈波速度検査 pulse wave velocity

　心臓から拍出された血液は，動脈の壁の拍動となって末梢へ伝わっていく．この動脈壁の拍動を脈波という．健康な動脈では，動脈の壁はしなやかで伸展性があるために，脈波はゆっくり伝わっていく．これに対し，動脈硬化を起こして硬くなった動脈では，拍動は血管壁で吸収されずに速く伝わっていく（図3-33）．このような動脈における脈の伝わる速度をはかることで動脈硬化の程度を評価する方法が脈波速度検査 pulse wave velocity（PWV）である．現在普及している簡便な脈波速度検査法は，左右の上腕と足首に血圧測定カフを巻き付けて，心音マイクと心電図電極も同時に装着して行うものである．カフ部分では，四肢の血圧測定に引き続いて，脈の立ち上がり時間やピークの大きさを含む圧波形も記録する．腕と足の4ヵ所のセンサー間の距離と脈波の到達所要時間を計測し，計算式（両センサーの距離÷脈波の到達所要時間）に当てはめることで脈波速度が計算される．健康な人でも年齢に応じて動脈硬化は進行するので，測定した脈波速度を年齢別の正常値を比較することで「血管年齢」を推定することができる．高血圧や糖尿病，喫煙，肥満などの動脈硬化のリスクを有する人は，これらリスクのコントロール状況に応じて脈波速度が速くなり，「血管年齢が高い」と評価される．脈波速度の高い群では，血管壁を非常な速さで拍動が伝わるために末梢の血管や臓器障害を起こしやすく，心筋梗塞や脳梗塞，クモ膜下出血などのリスクが高いので要注意である．また，最近の脈波速度検査では，同時にCAVI（cardio ankle vascular index）という指標をはかれるようになっている．CAVIは，直接に脈拍速度で評価するよりも血圧の影響を受けにくいように補正された指標で，血管の硬さをみる指標としてより優れている．さらに，脈波検査では，動脈硬化による四肢動脈閉塞の状態も評価可能である．正常では下肢の血圧は上肢の血圧よりもやや高いはずであるが，逆に下肢の血圧が上肢よりも低い場合は下肢の動脈閉鎖が疑われる．左右それぞれの上肢と足関節の血圧の比をとったABI（ankle brachial pressure index）という指標が用いられる．ABIが0.9以下であれば閉塞性動脈硬化症の可能性が高くなる．

J スワン・ガンツカテーテル検査

心臓の機能を知るには，心室の内圧や心拍出量を直接測定するのがよい．そのためにはカテーテルという細い管を，心臓内に入れなければならない．

カテーテルとは，ギリシャ語のkatheterに由来する言葉で，医療用の細いしなやかな管は，すべてカテーテルという．適当な日本語はなく，ドイツ語のKatheterの読みがそのまま使われている．なお，英語ではcatheterという．

このカテーテルを心臓まで到達させるには，太い血管を選んで穿刺し，そこからカテーテルを送り込んでいけばよい．もし左心室にカテーテルを入れようと思えば，大腿動脈か上腕動脈，あるいは橈骨動脈から入れればよいし，右心室に入れようと思えば，大腿静脈，鎖骨下静脈などからたどっていけばよい．しかし，どちらの方法もカテーテル先端が，ちゃんと目的の方向に進んでいくかどうか，エックス線の透視像をみながら挿入していかなければならない．また，とくに左心系にカテーテルを挿入するには，出血や血栓形成の心配があるし，カテーテル先端が左心室の内壁を刺激して不整脈を出現させることもある．そのため，これらのことはベッドサイドで簡単に行えるものではない．

そこで，スワン（H. J. C. Swan）とガンツ（W. Ganz）の2人は，せめて右心系の情報だけでもベッドサイドで簡単に知ることができるように，特殊なカテーテルを発明した．

1 スワン・ガンツカテーテルの構造と機能

1. 血流に導かれていく構造——カテーテル先端の風船

スワン・ガンツカテーテルの構造上の最大のポイントは，カテーテル先端に風船（バルーン）が付いていることである．血管内へカテーテルを挿入するときは，このバルーンはしぼませておき，太い静脈にカテーテル先端が到達したところで，先端にある小豆大（1mLの空気が入る）のバルーンを，体外から少量の空気を送ってふくらませてやる．そうするとカテーテルの先は血流に乗って，右心房から右心室へ，さらには肺動脈へと導かれていく．つまり，エックス線で透視をする必要もなく，カテーテル先端の穴から伝わってくる内圧波形だけをオシロスコープ上に写し出し，その形の特徴からカテーテル先端がどこにあるのかを判断できる．

2. ベッドサイドでの内圧測定

カテーテルには，内圧測定用の穴があけられていて，体外にある圧トランスデューサーによって，内圧を電気信号に変え，ブラウン管に写し出したり，記録紙に描き出したりすることができる．測定できる圧波形は，カテーテルの進んでいく順にいくと下記のようになる（**図3-34**）．

① 中心静脈圧 central venous pressure（CVP）
② 右房圧 right atrial pressure
③ 右室圧 right ventricular pressure
④ 肺動脈圧 pulmonary arterial pressure
⑤ 肺動脈楔入圧ないし肺毛細管圧 pulmonary capillary wedge pressure

この中でも最後の肺動脈楔入圧というのは，とくに有用な情報となるので，少し詳しく説明しておく．カテーテル先端が肺動脈内に到達し

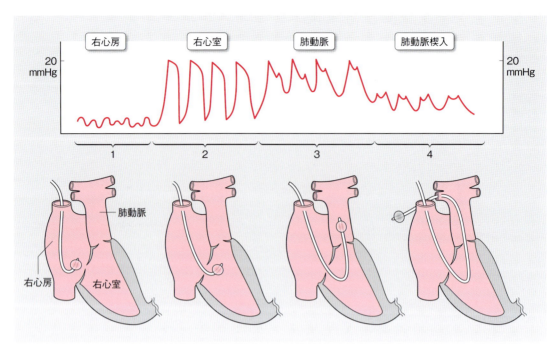

図3-34 ● スワン・ガンツカテーテルによる記録

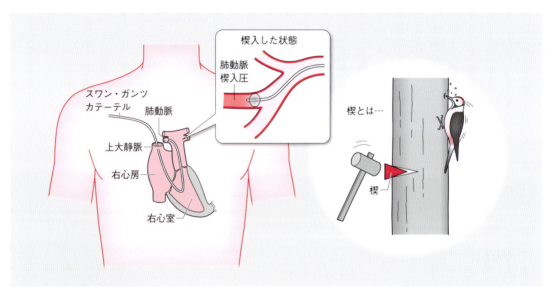

図3-35 ● 肺動脈楔入圧とは

たらバルーンを一度しぼませてから，カテーテルをさらに少し押し進めた後，再びバルーンをふくらませると，図3-35のように，肺動脈の細い部分に，カテーテル先端が，あたかも楔（くさび）を打ち込んだように固定される．この状態でカテーテル先端の穴で測定した圧が，肺動脈楔入圧である．

この肺動脈楔入圧が重要視されるのは，

肺動脈楔入圧（肺毛細管圧）≒平均左房圧≒左室拡張末期圧

という関係があるからなのである．つまり低圧系である右心系に，ベッドサイドでごく簡単にカテーテルを挿入することで，左心室の内圧の一部を知ることができる——これが大きな利点である．

なぜなら，左室拡張末期圧というのは心臓の前負荷の指標であり，心不全状態では，当然のことながら左室拡張末期圧は高くなっているのである．

3. 心拍出量の測定

最近のスワン・ガンツカテーテルには，熱希釈法を応用して心拍出量測定ができるような装置が付いている．

熱希釈法 thermo-dilution method（thermo は「熱の」，dilution は「薄める」の意味）について簡単に説明しよう．

川の上流で，一定の濃度のインクを流す．

そうすると，インクは川の水に薄められて，下流で水を採取したとすると，あらまし次の関係が成り立つ．

上流で流したインクの濃度（I）＝下流で採取した水のインクの濃度（C）×川の水の流量（F）

つまり I＝C×F

これから F＝I／C

として川の流水量が求められる．この原理を応用し，インクの濃度をあるものの温度に置き換えてみよう．そうすると**図3-36**のように，少量の冷水を流し込んでやると，血液の温度は一時的に下降する．これが熱希釈であり，この熱の下がりぐあいは，上に述べたインクの薄まりぐあいと同じであるから，心拍出量が測定できる．

実際には，氷冷した約10mLの5％ブドウ糖溶液を，カテーテルの先端から30cmほど手前に開いている穴（図3-36のb）から，流血中に急速に注入する．このときの温度感知装置でとらえた変化を計測器ではかると，心拍出量が表

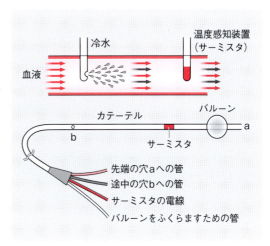

図3-36 熱希釈法による心拍出量の測定はこうして行う

示されるという便利なしくみになっている．

そこで得られた1分間当たりの心拍出量（分時拍出量）を，体表面積で割って補正したものを心係数 cardiac index（CI）という．これは相対的な心拍出量であり，心機能の重要な指標の一つとして用いられる．

心係数（L/min/m²）＝心拍出量（L/min）／体表面積（m²）

健康な成人の心係数は，約3.5L/min/m²程度である．

4. ベッドサイドでの心機能の評価

これまでの方法で測定された心係数を縦軸に，肺動脈楔入圧を横軸にとって心機能を評価したのが，フォレスター（Forrester：人名）の心機能分類である（**図3-37**（Ⅰ～Ⅳはそれぞれの「サブセット」といわれる））．

まず，心係数では2.2L/min/m²のところで，肺動脈楔入圧は18mmHgのところで，それぞれ区切ってみると，グラフは4つの部分に分けられる．これはそれぞれ，図のようにサブセットⅠ～サブセットⅣとよばれる．

① サブセットⅠは，心係数すなわち心拍出量

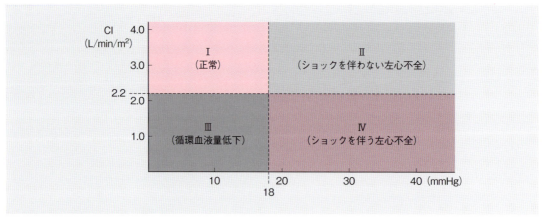

図3-37 ● フォレスターの心機能分類（Ⅰ～Ⅳはそれぞれの「サブセット」といわれる）

も保たれていて，かつ，肺動脈楔入圧，すなわち左室拡張末期圧の上昇もない状態で，これは健常な心臓を意味している．

② サブセットⅡは心係数は維持できているが，肺動脈楔入圧の上昇が認められる状態である．これは前負荷が増え（心臓に流入する血液が増していること），それに対して，心臓は，頑張って心拍出量を増やしているとみてよい．うっ血性心不全は，このサブセットⅡに属する．

③ サブセットⅢは，循環血液量が低下して心係数，肺動脈楔入圧ともに低下した状態である．

④ サブセットⅣは，心係数が低く，肺動脈楔入圧が高い状態で，重篤な病態である．心原性ショックはこれに属し，この状態から脱却できなければ予後は不良といえる．いずれにしても，治療が成功すれば，データはサブセットⅠの方向へと動いていく．

急性心不全で病態をこのようなサブセットに分類して病態を把握することは，治療方針を決める上で重要である．たとえば，心係数が保たれてうっ血を呈するサブセットⅡでは血管拡張薬や利尿薬を中心にした治療を行い，さらに心係数が低下しているサブセットⅣではカテコラミンなどの強心薬を加えた治療を行う．

5. 混合静脈血酸素飽和度

混合静脈血とは，上大静脈，下大静脈および冠静脈洞からの血液が混じり合ったもので，右心室あるいは肺動脈内の血液である．その酸素飽和度は心機能や末梢循環の状態を反映し，全身の循環動態を判断する指標として使われる．
正常値はおよそ60～80％であり，循環不全で全身の酸素供給が低下していると混合静脈血酸素飽和度も低下する．この状態が続くと患者さんは重篤な状態に陥る危険が高く，循環不全を改善するような対応が必要である．

6. スワン・ガンツカテーテルのその他の応用

内腔のある管の先が太い血管や心腔内に開口しているのであるから，薬液の注入や血液の採取には，このルートを使用できる．

またこのカテーテルの原理で，先端に人工ペースメーカ用の電極を付けておけば，緊急時にはベッドサイドでカテーテル先端を右心室に到達させて人工ペースメーカの電気刺激を与えることもできる．

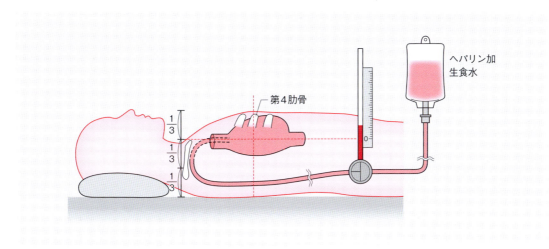

図3-38 ● 中心静脈圧の測定法

K 中心静脈圧 central venous pressure(CVP)

　中心静脈とは，胸腔内の上・下大静脈のことでこの内圧を中心静脈圧という．

　中心静脈圧は，心機能の指標にはならないが，右心系に対する前負荷の状態を知ることはできる．

1 中心静脈圧の測定法

　静脈を穿刺して，中心静脈圧用カテーテルを挿入し，その先端が中心静脈内にあるときの内圧を右心房の高さを0点として読み取り，センチメートル水柱（cmH$_2$O）であらわす．

　静脈穿刺部位としては鎖骨下静脈，右内頸静脈，大腿静脈などがよく用いられる．

　右鎖骨下静脈であれば，仰臥位で，両肩甲骨にわたるように薄い枕を入れ，顔を左に向けて頭をそらす．そして，右鎖骨中線上の鎖骨下窩を，皮膚消毒後局所麻酔下に穿刺して，針先を左肩峰端方向へ向けると，鎖骨下静脈に到達できる．

　カテーテルは，あらかじめヘパリン加生理食塩水を満たしておき，挿入後は中心静脈圧測定用マノメーターに接続させる．

　0点は，仰臥位で第4肋骨付着部を通る垂線上で胸壁の厚さの上1/3の点に設定する（図3-38）．

2 中心静脈圧から何がわかるか

　中心静脈圧の正常値は5〜10cmH$_2$Oである．この値の高低を知ることも大切だが，経時的に測定して，それが上昇傾向にあるのか，あるいは下降傾向にあるのかを知ることも，病勢を判断する上で重要である．

　中心静脈に影響を与える因子には，
① 右心系の機能
② 心臓の拡張障害
③ 循環血液量
④ 静脈系における血液をプールする能力
などがある．

心臓カテーテル法

心臓カテーテル法とは，心腔内や大血管内にカテーテルを挿入して行う検査法である．

いろいろな種類のカテーテルを使い分けることによって，下記のことを行うことができる．
① 心腔や大血管の内圧測定
② 心拍出量測定
③ 血液採取，とくに血液ガス分析
④ 心筋生検
⑤ 電気生理学的検査
⑥ エックス線学的検査（心腔や血管の造影）
⑦ カテーテルを使用しての治療（心房中隔欠損や動脈管の閉鎖，狭窄している弁の開大や弁置換術，冠動脈ステント留置術，など）

また，左心系にカテーテルを挿入するか，右心系に挿入するかによって，
　　① 左心カテーテル法
　　② 右心カテーテル法
を使い分ける．

ここでは，ごく一般的に行われる方法について述べておく．

1 左心カテーテルの装置および用具

現在では左心カテーテル検査といえば，左心内圧の測定，エックス線による左室造影，冠動脈造影をまとめて行うことが多い．そのために必要な装置は，
① エックス線造影装置（デジタルシネカメラを含む）
② 圧測定記録装置
③ 心電計・心肺蘇生用具
④ 小外科セットおよびカテーテル類
などである．

表3-22 ● 心内圧の正常値

部位	圧(mmHg)
右　房（平均）	4±2
右　室（収縮期）	20±5
（拡張末期）	5±2
肺動脈（収縮期）	20±5
（拡張期）	8±2
（平均）	12±4
左　房（平均）	8±4
左　室（収縮期）	110±20
（拡張末期）	9±4
大動脈（収縮期）	110±20
（拡張期）	70±10
（平均）	90±10

2 左心カテーテルの手順

大腿動脈や橈骨動脈から，セルジンガー(Seldinger：人名)法によりカテーテルを挿入する．まずは，冠動脈造影や左室造影など，いろいろな方向から必要な造影を行い，デジタルで画像を保存する．左心室や左右冠動脈など，造影する場所によってカテーテルの種類を変える必要がある．続いて，左心室内に挿入したカテーテル先端で左心室の圧曲線を記録し，そこから圧を記録しながらそれを大動脈まで引き抜いていき，内圧に異常のないことを確かめる（表3-22）．

このほか必要があれば，圧測定の後で採血し，血液ガス分析を行うこともある（図3-39）．

3 心臓カテーテル検査の合併症

心臓カテーテル検査の合併の主なものを表3-23に示した．造影剤の副作用としては，アレルギーや腎機能の悪化にはとくに注意が必要である．

これらの合併症では，表3-23中の①～③が

3章 循環器疾患の診断と病態をつかむための検査は何か

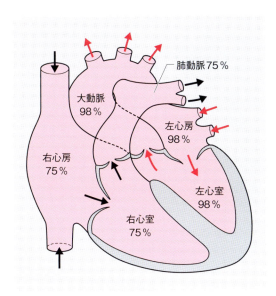

図3-39● 心臓各部の酸素飽和度

表3-23● 心臓カテーテル検査の合併症

① 急性心筋梗塞
② 重症不整脈
③ 低血圧
④ 心臓穿孔
⑤ 血管の損傷
⑥ 末梢動脈閉塞
⑦ 穿刺部の出血，血腫，感染
⑧ 造影剤の副作用

表3-24● 心臓カテーテル検査における危険度の高い症例のワースト5（high risk症例）

① 重症心不全
② 重症不整脈
③ 重症冠動脈疾患（急性心筋梗塞，冠動脈主幹部病変，三枝病変，不安定狭心症）
④ 大動脈弁疾患（とくに大動脈弁狭窄の高度なもの）
⑤ 重症肺高血圧

（弘田雄三らによる，著者改変）

とくに重篤なものであり，これらを避けるためには，**表3-24**に示したような，危険度の高い患者さんでは慎重な上にも慎重にことを運ぶべきである．

4 心臓・血管造影

心臓・大血管・冠動脈などの中にカテーテルを挿入して造影剤を注入した後エックス線で透視することで造影剤の注入された血管の様子をみることができる．左心室や冠動脈など動いている状態のものを撮影するために，デジタルシネフィルムを用いて動画を記録する．

1. 左室造影

左心室腔内にカテーテルを入れ，そのカテーテルを通して造影剤を注入する．注入開始と同時にエックス線で透視を行い，動画として記録する．左室造影では（**図3-40**），
① 左心室：左心室の形，壁の動き，左心室の容量および駆出率（拡張期と収縮期の容積比），左心室腔内の壁在血栓など

② 僧帽弁：僧帽弁直下部の病変，僧帽弁輪の動き，僧帽弁閉鎖不全による左心房への造影剤の逆流
③ 大動脈弁：大動脈弁下部（左室流出路），および大動脈弁自体の異常
などについての情報が得られる．

2. 大動脈造影

大動脈内のいずれかに，カテーテルの先端を持っていき，病変の上流で造影剤を注入する．次のものの診断に有用である．
① 大動脈弁の異常，とくに閉鎖不全による左心室への逆流
② バルサルバ（Valsalva）洞の異常
③ 大動脈瘤
④ 大動脈縮窄
⑤ 大動脈炎症候群による狭窄や閉塞

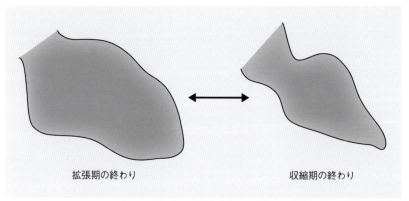

図3-40 ● 左室造影像

拡張期の終わり　　　収縮期の終わり

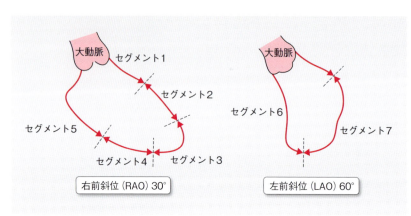

図3-41 ● 左室造影像で左室の部位を表現するためのアメリカ心臓協会(AHA)の分類

3. 冠動脈造影

狭心症や心筋梗塞などをまとめて虚血性心疾患というが，この診断や治療方針の決定には冠動脈造影を行うことが多い．

冠動脈は，大動脈の起始部のバルサルバ洞から，左右それぞれ1本ずつが起始する．症例に応じて大腿動脈や上腕動脈，橈骨動脈などを選択して経皮的にカテーテルを挿入し，カテーテル先端を冠動脈の入口に到達させる．経皮的なカテーテルの挿入方法は，動脈を露出しないで穿刺して行うセルジンガー(Seldinger)法が主流となっている．使用するカテーテルにはいくつかの種類があり，ジャドキンス(Judkins：人名)カテーテル，ソーンズ(Sones：人名)カテーテルなどがある．

左心室造影像で心室壁の動きに異常を認めた場合，その場所を表現するのにはアメリカ心臓協会(AHA)の分類(図3-41)が便利．たとえば「右前斜位の像で左心室の前壁の心尖部より少し上の部分」の動きが悪いときには，「セグメント2」といえばわかる．

冠動脈カテーテルには，左右それぞれ専用のものがあり，それらを用いてカテーテル先を冠動脈入口からわずかに挿入したところで造影剤を注入し，シネフィルムで撮影する(図3-42)．

冠動脈造影像で，狭窄の部位をいうときにはアメリカ心臓協会(AHA)の取り決めによるナンバー(図3-43)で表現することが多い．たとえば「左冠動脈が回旋枝と左前下行枝が分かれてすぐのところの左前下行枝に75％の狭窄がある」場合，「6番に75％の狭窄がある」といえばわかる．

冠動脈造影では，冠動脈の
①狭窄ないし閉塞

3章 循環器疾患の診断と病態をつかむための検査は何か

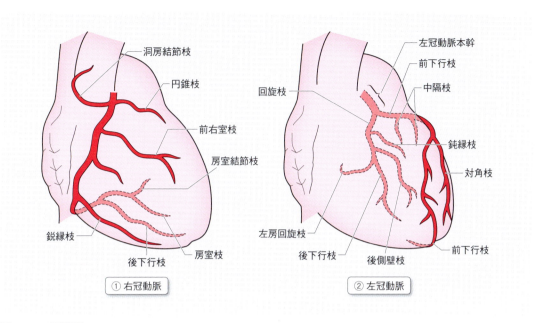

図3-42 ● 冠動脈

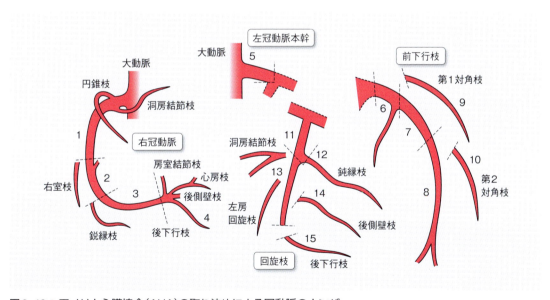

図3-43 ● アメリカ心臓協会（AHA）の取り決めによる冠動脈のナンバー

② 冠動脈瘤
③ 冠動静脈瘻
④ れん縮（攣縮）（誘発による）
⑤ 冠動脈の走行異常
などについての情報が得られる（**表3-25**）．
　とくに，冠動脈硬化による虚血性心疾患や川崎病による冠動脈瘤の治療で手術を必要とするときには必須の検査である．
　なお，心・血管造影の禁忌は**表3-26**に示した．

表3-25 ● 冠動脈造影の適応―このようなときに冠動脈造影を行う―

① 狭心症，あるいは狭心症が疑えるとき
② 心筋梗塞のとき（急性期は緊急手術あるいは血栓溶解術のため）
③ 冠動脈バイパス術後の評価をするとき
④ 心電図異常，心臓弁膜症，先天性心疾患などで，冠動脈病変が疑われるとき

表3-26 ● 心・血管造影の禁忌

① 造影剤過敏症
② 重症感染症ないし原因不明の発熱のある場合
③ 血液凝固異常
④ 腎不全，肝不全，癌など重症疾患を合併している場合
⑤ 精神病，痴呆などで検査の協力が得られない場合
⑥ 極端な肥満
⑦ 十分な設備やスタッフの整っていない施設

CCUの閉鎖性？

　CCUに収容された患者さんの多くは，意識もはっきりしていて，自分が重篤な病気であることを知っています．仕事のこと，家族のこと，自分の生命のことなどを考えると，心配と失意のどん底にいるといえましょう．さらに，体もカテーテルや電極のリード線でがんじがらめです．

　心不全の治療も不整脈の治療も，もちろん必要ですが，それと同時に，必要なら家族や会社の同僚などの協力を得て，家庭や仕事での心配事を一時的にでも処理し，心おきなく療養できる体勢をつくってあげる．そんなゆとりを持ちたいものです．

5 電気生理学的検査 electropysiological study（EPS）

　不整脈の原因を診断するために行う．先端に電気活動を調べるための電極が付いたカテーテルを心腔内に挿入し，各心腔での電位の状態を調べる．標準的な方法では，高位右房，His束，右室心尖部，冠静脈洞の4ヵ所にカテーテルを挿入する．房室ブロックで伝導障害が生じている場所や，頻拍症を起こす副伝導路や異常興奮部位を明らかにできるほか，電機刺激を行って不整脈を誘発させて発生機序を解明することもできるため，不整脈の治療方針決定に有用である．

エックス線(X線)検査

1 胸部単純エックス線写真

日常診療では，心疾患の病態を知るために胸部の単純エックス線(X線)写真は欠かすことができない．

主に正面像と側面像(原則として右→左)の撮影方向がある．

1. 心陰影

正面像では，まず心陰影全体の形をみる．まず，心臓の大きさのだいたいの目安として心胸郭比 cardio-thoracic ratio(CTR)をみる(cardioは「心臓の」，thoracicは「胸郭の」，ratioは「割合」)．

図3-44のように測定してみて，心陰影の横径が胸郭の横径の何%を占めているかをみるもので，正常では50%以下，乳児でも65%をこえない．

主な病態のときの心陰影の変化を図3-45に示した．

2. 肺野の陰影

肺野の陰影の変化をまとめると表3-27のようになる．図3-46も参照してほしい．

3. 胸郭の変形

心臓に異常があって胸部の変形をきたすこともあるが，むしろ漏斗胸やストレートバック straight back(文字どおり，脊柱の生理的彎曲がなく，背骨がまっすぐの状態)，マルファン症候群などによる胸郭変形が多い．これらのときは心陰影も変形する．

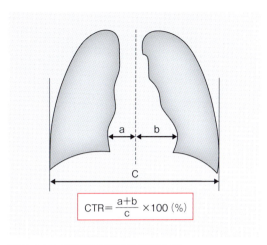

図3-44 ● 心胸郭比(CTR)の求め方

$$CTR = \frac{a+b}{c} \times 100 \, (\%)$$

2 エックス線CT検査

CTとは，computerized tomography，あるいはcomputed tomographyの頭文字である．tomographyは断層写真のことだから，エックス線CTとはコンピュータエックス線断層撮影と訳されている．原理は，まずエックス線ビームを生体に照射し，透過したエックス線の変化をシンチレーションカウンターで検出する．そのデータをコンピュータで解析し，検査した生体の構成成分の密度に応じて画像表示したものがエックス線CT像である．通常のエックス線フィルムでは気体，液体，脂肪組織，骨は明らかに識別できるが，それ以上の詳細な組織の性質までは判別できない．これに対してエックス線CTでは，エックス線の吸収程度の差をコンピュータによって増幅処理し，かつ画像として表示する場合にも調節して映し出すことができるので，より詳しい情報が得られる．CT検査は他の画像診断法に比べて被曝量が多いのが問題であったが，最近は撮像法の工夫が進み，被曝量が以前よりも大幅に低減されている．それでも発癌のリスクを考えれば安易な被

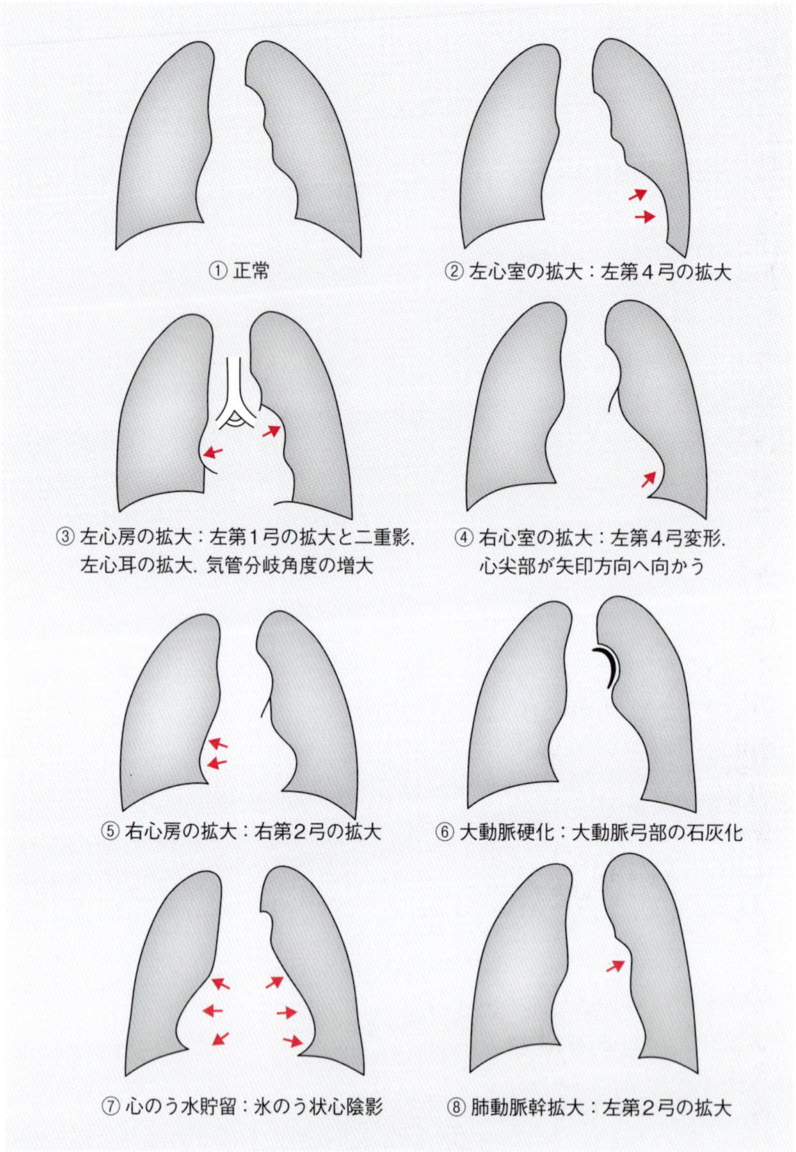

図3-45 ● いろいろな病態のエックス線像①

① 正常
② 左心室の拡大：左第4弓の拡大
③ 左心房の拡大：左第1弓の拡大と二重影．左心耳の拡大．気管分岐角度の増大
④ 右心室の拡大：左第4弓変形．心尖部が矢印方向へ向かう
⑤ 右心房の拡大：右第2弓の拡大
⑥ 大動脈硬化：大動脈弓部の石灰化
⑦ 心のう水貯留：氷のう状心陰影
⑧ 肺動脈幹拡大：左第2弓の拡大

表3-27 ● 肺野の陰影の変化

肺血流の減少	肺動脈径の減少と肺血管陰影の減少
肺血流の増加	肺血管陰影の増強，肺動脈径の増加
肺水腫	肺血管管影がぼやける 気管支壁の肥厚 肺小葉間の水腫（カーリーのB線など）
胸水	胸水陰影

曝は避けるべきであり，その適応は慎重に検討すべきである．

心・血管病変の検査におけるエックス線CTの進歩は目覚ましく，心電図と同期することで左心室や冠動脈など，動くものの評価も可能となった．現在さまざまな病態の診断にエックス線CTは用いられており，次のような種類とメリットがある（表3-28）．

図3-46● いろいろな病態のエックス線像②

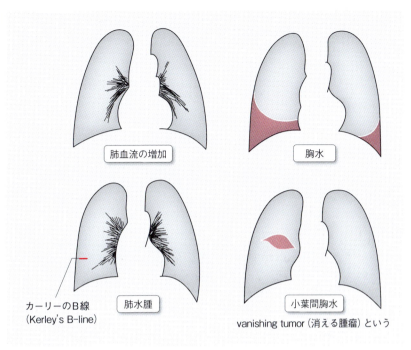

① 単純エックス線CT
特別な方法を用いずにエックス線CT画像を得るもの．周囲臓器との関係，血管の太さや走行，血管壁の石灰化などがわかる．

② 造影エックス線CT
単純エックス線CTでは，血液と心筋の区別ができない．造影剤を注入すると，心臓の大きさ，心筋の厚さ，血栓の有無などがわかる（図3-47）．

③ ダイナミック（dynamic）CT
造影剤を注入しておいて，時間を追って画像を得る方法．血流を追跡できる．

④ 心電図同期CT
心電図と同期させて，心臓周期の一時期のところの画像を得る方法．造影剤を用いることで，冠動脈の狭窄や心室壁の運動をみるのに利用される．

3 DSA：digital subtraction angiography

DSAの適当な和訳はまだない．これは，血管造影angiography（アンギオグラフィ）の一種であり，画像を数値処理（digital ディジタル）しておいて，差し引く（subtraction サブトラクション）という方法である．

普通は静脈内に造影剤を注入して，それが動脈内へ流れていくころは，希釈されてしまってエックス線下に血管像をみることはできない．それを画像として写し出すためには，まず造影剤注入前のエックス線写真を数値化して記憶装置に入れておく．次に，造影剤を静脈から注入したときのエックス線写真を同じように数値化しておき，コンピュータを使って，造影後の写真から造影前の写真を差し引く．そして再び画像として写し出すと，これまでの方法では濃度差がみえなかった部分に濃度差がついて，血管

表3-28 ● エックス線CTで得られる心・血管系の情報

① 心筋の肥大や心腔の拡張
② 心臓腫瘍
③ 心のう液貯留
④ 心膜の肥厚
⑤ 心腔や血管内の血栓（肺動脈血栓塞栓症や深部下肢静脈血栓など）
⑥ 冠動脈狭窄
⑦ 動脈壁の異常（壁の肥厚や石灰化，動脈瘤，動脈解離，炎症など）
⑧ 心臓に接して存在する病変との鑑別

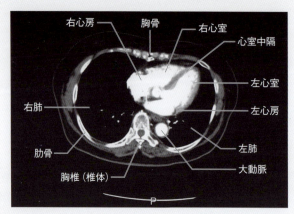

胸部を輪切りにして足のほうからみた像．心腔や血管には造影剤が注入されているため白く映り，周囲の組織との区別がつく．

図3-47 ● 造影エックス線CT像

像を浮き出させてみることができるようになる．これがDSAの原理である．

この方法を応用すると，心臓を除く直径1mm程度の血管まで描出することができる．心臓に関しては，これを連続的に行う特別な装置を用いれば，左心室の像を得ることができる．この方法が進歩すれば，カテーテルを挿入する左室造影は不要となるばかりでなく，冠動脈造影についても静注法で行われる時代がくるはずである．

核医学的検査

1 心筋シンチグラフィ

γ線を放出する放射性同位元素(ラジオアイソトープradioisotope)を体内に投与し,そこから放射されるγ線をシンチレーションカメラで画像としてとることがシンチグラフィscintigraphyである.言葉の由来は,物質中の原子が,荷電粒子などによってエネルギーが与えられると,過剰のエネルギーが可視光線として弱い閃光を発する現象から発したもので,この現象をシンチレーションscintillation(「星のまたたき」という意味)という.

心筋の状態を知るための放射性同位元素には,^{99m}Tc-ピロリン酸(Tcはテクネシウム)や^{201}Tl(Tlはタリウム)などのいくつかの核種が知られており,目的によって使い分けられている.いずれも,放射性物質を静注し,一定時間後に心筋から放出されるγ線を撮像するだけであるから,非侵襲的な検査の一つである.ただし,被曝を伴うため検査回数には制限があり,妊婦などでは施行できない.

1. ^{99m}Tc-ピロリン酸法

心筋が虚血状態に陥ると,心筋細胞内のミトコンドリアにリン酸が取り込まれる.このことを応用して,リン酸に^{99m}Tcを付けた^{99m}Tc-ピロリン酸を用いると心筋の障害部にこれが入っていくことになる.そのため,もし急性心筋梗塞や心筋炎などによる心筋の炎症があるとその部分の取り込みが増す,つまり陽性像として映し出されるのである.そして,発症後数日もするとリン酸の取り込みは起こらなくなるので,^{99m}Tc-ピロリン酸の集積もなくなる.すなわちこの方法は急性心筋梗塞や心筋の炎症診断に適している.

2. ^{201}Tl法

タリウム(thallium)は,カリウムと似た働きをする物質である.タリウムを静注すると,正常では冠血流に乗って心筋内に広く行きわたる.しかし,冠動脈に狭窄があって冠血流の不十分な部分があるとその部分の心筋内には取り込まれないので,欠損像として描き出される(図3-48).

最近では,心筋虚血の原因となる冠動脈の狭窄性病変を診断するために,仰臥位で自転車こぎの運動負荷をかけて^{201}Tl心筋シンチグラフィーを行うことが多い.

3. ^{123}I-MIBG法

MIBGとはmetaiodobenzyl guanidineという物質のことで,ノルエピネフリンの材料となり,心筋にある交感神経終末に取り込まれる.そこで^{123}I-MIBGの心筋への取り込まれぐあいをみることによって,心臓の交感神経機能を知ることができる.また,交感神経は虚血に対して障害を受けやすいので,虚血性心疾患では心筋への^{123}I-MIBGの集積低下や欠損がみられる.このほか,心不全,拡張型心筋症,神経内科領域などでも,集積低下が認められる.

4. ^{123}I-BMIPP法

健常な心筋細胞は,エネルギー源の80％を脂肪酸により得ているが,虚血に陥ると脂肪酸からのエネルギー産生が抑制されてしまう.BMIPPとはbeta-methyl-iodophenyl-pentadecanoic acidという物質のことで,脂肪酸の一つである.そのため,この物質の心筋細胞への取り込まれぐあいをみることによって,心筋の脂肪酸代謝を推察でき,虚血性心疾患や肥大

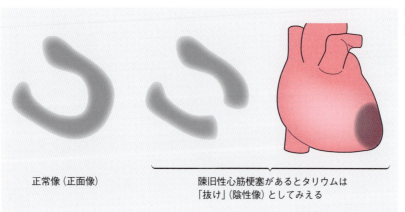

図3-48 ● タリウム(^{201}Tl)による心筋シンチグラフィ

正常像（正面像）

陳旧性心筋梗塞があるとタリウムは「抜け」（陰性像）としてみえる

型心筋症で集積低下や欠損がみられる．

2 RI心血管造影法

RIとはradioactive isotope（放射性同位元素，ラジオアイソトープといい習わす）の頭文字である．RIの特徴は，
① α線，β線，γ線などの放射線を出しながら一定速度で壊れていく．
② 化学的な性質は普通の元素と全く同じ．
という2点である．いいかえれば，元素に放射線という目印を付けたにすぎない．そして，この目印を疾病の診断に利用しようというのが核医学的診断法といえる．

心臓や大血管をRIで造影しようとする方法をRI心血管造影法という．この場合の造影には^{99m}Tc標識赤血球（^{99m}Tc-RBC）や^{99m}Tc-ヒト血清アルブミン（^{99m}Tc-HSA）などが用いられ，それらを静注した後，放出されるγ線を撮像する．

RI心血管造影の解像力は，エックス線の造影剤による血管造影よりは劣る．RI心血管造影で得られる情報には
① 心腔の形態学的異常
② 左室の駆出率
③ 左室の壁運動
④ 大血管の形態および血流の異常
⑤ シャントの有無
などがある．

磁気共鳴画像（MRI）

　MRI（magnetic resonance imagingの頭文字）は，強力な磁場の中に置かれた水素の原子核に対し，特定の電磁波を与えたときに生じる核磁気共鳴という現象をとらえて画像化したものであり，近年さまざまな分野において応用が進んでいる．心臓においては，心電図と同期することで明瞭な画像を得ることが可能となった．体を傷つけずに体内の組織の様子をみるという点ではエックス線CTや核医学検査と同様であるが，放射線を用いないために放射線被曝がないという利点がある（**表3-29**）．また，他の画像診断法に比べて組織の性状を診るという点では優れており，さらにガドリニウムというMRI用造影剤を用いることで線維化などのさらに詳細な組織性状に関する情報を得ることができる．MRIによる画像診断技術は今でも進歩し続けているが，循環器の分野において，今の時点では次のようなことに用いられている．
① 大動脈瘤：血流の状態も判別できる．
② 狭心症：造影剤を用いずにも冠動脈狭窄の評価は可能であるが，造影CTに比べると明瞭な画像は得られない．

表3-29 ● MRIの利点と欠点

利点
① 放射線被曝がない
② 骨による影響が少ない
③ 矢状断面像や前額断面像など，任意の断面が得られる
④ 逆流や通過血流量などの情報を得ることができる
⑤ 線維化や炎症など，組織の特異性を映し出しやすい
⑥ 左室や右室などの正確な心腔容積，駆出率を計測できる

欠点
① 比較的長い時間同じ姿勢を保つ必要がある
② ドーナツ状の機器内が比較的狭いため，閉所恐怖症では検査が困難
③ 強力な磁石の中で検査を行うため，人工ペースメーカを体内に植え込んでいる人や，人工関節などで体内に金属が入っている人では，この検査をすることができない（最近では一部MRI対応のペースメーカもある）
④ 腎機能が悪い場合，造影剤ガドリニウムによる後腹膜線維症の副作用リスクが高い

③ 拡張型心筋症や心筋梗塞：心筋線維化，左室容積や壁運動を評価できる．
④ 肥大型心筋症：左室および右室の形態学的異常の診断，心筋の線維化を評価できる．
⑤ 心腔内血栓や心腔内粘液腫の診断
⑥ 先天性心疾患の形態学的異常の診断：とくに形態の複雑な右心機能評価に用いられるが，左右短絡血流量や弁逆流量の定量評価も可能．

DCショック(direct current shock)

DCとはdirect current，電気の「直流」のこと．「直流除細動」ともいいます．心臓の電気的興奮が乱れているときに，高いエネルギーの直流電気を，一気に体外から心臓に流してやると，その乱れがおさまります．

たとえば，小学校の校庭を想像して下さい．朝礼がはじまる前は，子供達は皆，はしゃいで走りまわっています．鬼ごっこをするものやボールで遊ぶものなど，まちまちでしょう．

そのとき，校長先生が高い台の上でピーッと笛を吹くと，児童たちはすぐきちんと整列します．直流の電気は，この校長先生の笛なのです．

直流電気によるショックの対象となる状態は，
① 心室細動：第1選択の治療法です
② 心室性頻拍
③ 心房細動，心房粗動
④ 上室性頻拍

などがあります．心室細動以外は，最近の抗不整脈薬の進歩によって，薬物療法による治療でかなり改善するようになってきています．

なお，心房細動や心房粗動，上室性頻拍などに直流通電する場合には，心室筋が電気的に不安定な時期(受攻期といい，心電図ではT波の上りはじめから，頂上を越えて2/3程下ったところまで)に通電しないよう，特殊な電気的回路が組み込まれている装置を用います．

いずれにしても，電気的除細動装置を扱うには，その適応や使用方法などについて十分な理解が必要です．

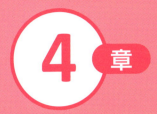

主な疾患と，その診療を行ううえでの注意点は何か

A 心原性ショックと心不全

1 心原性ショック

1. 定義と原因

ショックとは「生体内の循環調節系が最大限に反応するにもかかわらず，臓器・組織の機能や構造を維持するために必要な酸素とエネルギー基質の供給が破綻した急性循環不全の病態であり，通常は血圧低下を伴い，放置すると死に至る」と定義されている．なかでも，心臓のポンプ機能の障害によるものを心原性ショックという．原因は急性心筋梗塞と重症不整脈（心室細動，心室性頻拍，完全房室ブロックなど）が多い．ほかには心筋症や弁膜症，心タンポナーデなどもこの原因となる．ショックの原因には，ほかに神経原性ショック，出血性ショック，敗血症性ショック，アナフィラキシーショックがあり，適切な対応をとるためには原因をよく見極める必要がある．

2. 症状

ショックでは次のような症状がみられる．
① 循環不全による意識レベルの低下（不穏〜傾眠，昏睡）
② 末梢循環不全による皮膚蒼白，冷汗
③ 血圧低下（収縮期で90mmHg以下，あるいは，通常の血圧より30mmHg以上の低下）とそれによる脈拍微弱
④ 腎循環不全による乏尿

3. ショックのプライマリケア

① ショックを疑ったら，意識レベルを確認するために声かけをしながら，外見（**表4-1**）を観

表4-1 ● ショックの5P

この5つがそろったときにショックと判断する
1. Pallor（顔面蒼白）
2. Prostration（虚脱）
3. Perspiration（冷汗）
4. Pulselessness（脈拍触知不良）
5. Pulmonary deficiency（努力様呼吸）

爪床圧迫テスト

爪床圧迫テスト capillary refilling time（CRT）毛細血管再充満時間ともよびます（capillary：毛細血管）．患者さんの指の爪床を5秒間圧迫すると爪床が白くなります．圧迫を解除した後に赤みが戻るまでに2秒以上かかる場合は末梢循環不全があることを意味し，ショックの診断に有用です．

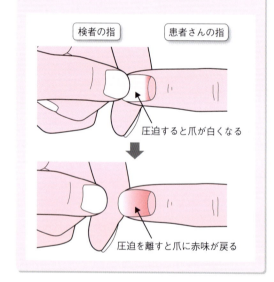

察し，ショックの有無を確認する．
② ショック状態を推定したら，患者さんの最も楽な姿勢を保持しながら高濃度の酸素吸入を指示する．
③ バイタルサインと意識状態をチェックし，同時に爪床圧迫テスト（コラム）を行う．
④ 循環管理を開始しながらベッドサイドで検査を進める．心原性ショックと判断されれば，専門的治療を開始する．

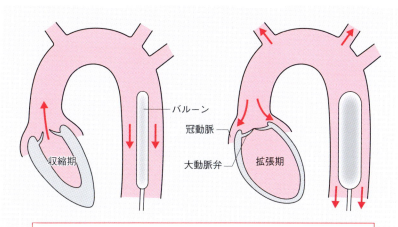

図4-1 ● 大動脈内バルーンパンピング法

大腿動脈から大動脈内に細長いバルーン（風船）を挿入し，心電図に同期させて左室収縮期にしぼませ，拡張期にふくらませる．これによって冠動脈の血流や脳血流を補助する

4. 検査

① 循環動態のモニタリング

循環動態のモニタリング（監視）のためには，動脈圧，肺動脈楔入圧，心拍出量をみる．動脈圧は，動脈内留置カテーテル（A-line）に圧トランスデューサーを接続して電気的に測定をする．肺動脈楔入圧と心拍出量は，スワン・ガンツカテーテルを右心系から肺動脈に挿入して測定する．ショックでは肺動脈楔入圧18mmHg以上，心拍出量は心係数（心拍出量／体表面積）で2.2L/min/m² 以下であることが多い．不整脈のためには心電図の持続的監視．

② 血液の検査

動脈血ガス分析ではアシドーシス，血中乳酸値の上昇，高カリウム血症などを呈する．

③ 腎循環の指標

膀胱内留置カテーテルにより，1時間ごとの尿量を測定する．ショックでは1時間当たり20mL以下になってしまう．

5. 治療

① まず酸素吸入（ネーザルカニューラ）
② 静脈の確保（できれば中心静脈ラインがよい．三方活栓を付けておく）．A-lineやスワン・ガンツカテーテル挿入には時間がかかる．
③ 昇圧を目的としてノルアドレナリンやドパミン，ドブタミンを点滴投与する．ノルアドレナリンは0.03〜0.3μg/kg/min，ドパミンとドブタミンは3〜15μg/kg/min（いずれも体重1kg当たり1分間に投与するμg）で有効であり，効果が少ないといって過度に増量しても無効である．点滴に当たっては，シリンジポンプを用いて正確な量を投与するよう注意する．
④ 輸液や輸血および薬剤により十分な血圧が維持できないときには大動脈内バルーンポンプintra aortic balloon pumping（IABP）（図4-1）や経皮的人工心肺補助装置percutaneous cardiopulmonary support（PCPS）を使用する．
⑤ 引き続き，ショックの原因に対する緊急治療を行う．急性冠症候群が原因であれば，早期の冠再灌流療法など．

6. ケアに当たっての注意点

① ショック状態であることを早く確認する．そして近くのスタッフに早急に伝えて緊急対応をとれる体制を整える．そのためには表4-1の

ように，ベッドサイドで，ショックの徴候を的確にとらえることである
② ショックのモニタリングは，重症循環器疾患のモニタリングの基本である．動脈圧，肺動脈楔入圧，心係数などの血行動態の意義を知っておかなければならない．
③ 治療薬は，血中濃度に注意する．適宜，点滴速度を変えて調節する必要が出てくる．
④ 一度心原性ショックに陥ると，死亡率は高い．家族に対して，病態が重篤であることや急変もありうることを医師とともに十分に説明する必要がある．

2 うっ血性心不全

1. 定義と原因

　心臓の機能低下により，末梢組織で必要とする血液量に見合った心拍出量が得られなかったり，血流が滞って臓器のうっ血をきたしたりする状態を心不全という．心筋梗塞などにより急激に心機能が低下して起こるものを急性心不全とよび，慢性的に低下した心機能のために日常的に症状が持続するものを慢性心不全とよぶ．主な機能低下が左室，あるいは右室にあるのかによって，左心不全と右心不全とに分けられる．それぞれの原因は表4-2に示した．また，左心不全は収縮不全と拡張不全に分けられる．収縮不全は左室の収縮力が低下することによるもので，虚血性心疾患や心筋症が主な原因となる．一方で，拡張不全は左室の収縮力は保たれているがうまく広がることができないことによる心不全で，高血圧や加齢が原因となる．拡張不全による心不全は，人口高齢化により増加しているが，その治療法が十分に確立されていない．

2. 症状および身体所見

① 左心不全
　症状：労作時呼吸困難，夜間発作性呼吸困難，起坐呼吸，喘鳴，泡沫状血痰を伴う咳，チアノーゼ

　身体所見：頻脈あるいは著しい徐脈，Ⅲ音や心房音の亢進によるギャロップリズム（gallopとは，馬がかけ足で走るときの3拍子のリズムのこと）．肺野は湿性ラ音（バリバリ，ゼロゼロという音）（図4-2）

② 右心不全
　症状：全身倦怠感，食思不振，胃のもたれ感，浮腫

　身体所見：浮腫，頸静脈怒張，腹水，肝腫大，

ナースも聴診器を持とう(2)

　さて，イヤーピースを耳にはめてみましょう．ぴったり合っているかどうかは，外の雑音が耳の穴とイヤーピースの間から聴こえてこないことにより確かめられます．

　チェストピースのおわんのほうは，ベル型といって，皮膚にそっと当てると低い（低周波数）音を，きつく当てると高い（高周波数）の音を聴くことができます．これに対して，膜型のほうは最初から低音をカットするようにつくられています．

　ではまず自分の心臓の音を聴いてみて下さい．胸骨の左縁で第3肋間がいいでしょう．このときはベル型を使います．肺の呼吸音を聴くには膜型がいいでしょう．こうやってまず正常の心音や呼吸音を知っておかなければ異常かどうかの判断はできません．

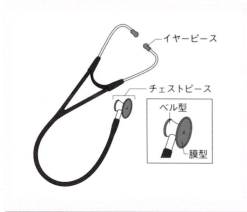

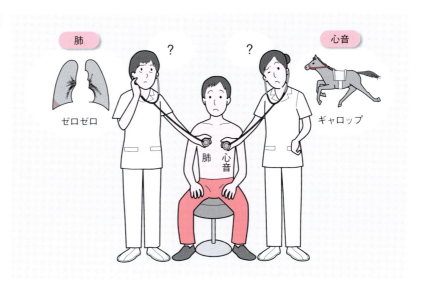

図4-2 ● ナースも聴診を！

表4-2 ● 心不全の原因となる主な疾患

1. **左心不全（主に左室の障害）**
   ① 心筋の収縮能低下：虚血性心疾患，心筋症，心筋炎など
   ② 心筋の拡張能低下：心筋症，高血圧性心肥大など
   ③ 弁膜症（大動脈弁，僧帽弁）：弁の狭窄による圧負荷あるいは弁の逆流による容量負荷の増加
   ④ 左→右シャントのある先天性心疾患（心室中隔欠損症，動脈管開存症など）：血液容量の増加
   ⑤ 高血圧症：左室に対する後負荷の増加
   ⑥ 不整脈（高度な徐脈あるいは頻脈）：十分な拍出時間あるいは拡張時間が得られない
   ⑦ 心タンポナーデ：主に左室の拡張を抑制

2. **右心不全（主に右室の障害）**
   ① 肺高血圧をきたす病態：圧負荷の増加
   ② 左→右シャントのある先天性心疾患（心房中隔欠損症など：血液容量の増加）
   ③ 弁膜症（肺動脈弁，三尖弁）：弁の狭窄による圧負荷あるいは弁の逆流による容量負荷の増加
   ④ 収縮性心膜炎：主に右室の拡張を抑制

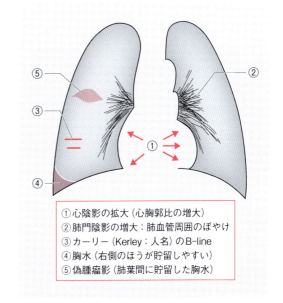

① 心陰影の拡大（心胸郭比の増大）
② 肺門陰影の増大：肺血管周囲のぼやけ
③ カーリー（Kerley：人名）のB-line
④ 胸水（右側のほうが貯留しやすい）
⑤ 偽腫瘤影（肺葉間に貯留した胸水）

図4-3 ● 心不全時の胸部エックス線像

黄疸，夜間多尿あるいは乏尿

3. 検査

① 心電図

基礎疾患による変化や各種の不整脈や伝導障害などがみられ，心不全に特有な心電図変化というものはない．左房負荷所見としてV_1誘導のP波の終末陰性部分の増大，右心不全時には第Ⅱ誘導や第Ⅲ誘導に尖ったPがあらわれることもある

② 胸部エックス線写真（図4-3）

③ パルスオキシメータ

肺うっ血があれば，経皮的血中酸素飽和度（SpO_2）は95％以下に低下する．動脈血ガス分

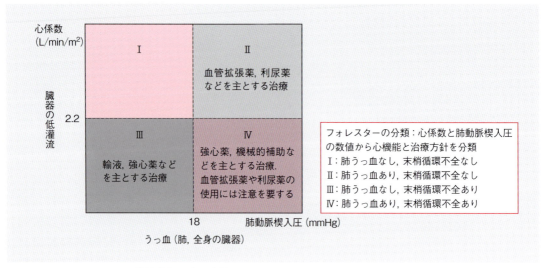

図4-4 ● フォレスターの心機能分類と治療方針

析では酸素分圧は低下している.

④ 血漿BNP

血漿BNP＞100pg/mL（あるいはNT-proBNP＞400pg/mL）であれば，心不全を疑う．しかし，腎不全例などではBNPが高くても必ずしも心不全ではないこともあるので，心不全の診断は総合的に行う．

⑤ 心エコー図

左室の収縮能および拡張能などの低下や，弁膜症や先天性心疾患など基礎心疾患の有無を確認する．虚血性心疾患による心不全では，冠動脈の走行に沿った部分的な左室の収縮異常がみられる．また，心不全では推定肺動脈圧が上昇し，下大静脈の拡張がみられる．

⑥ 血行動態検査

スワン・ガンツカテーテルは必須ではないが，重症例では考慮する．心拍出量低下（心係数の低下）と肺動脈楔入圧上昇（うっ血所見）を確認し，フォレスターの心機能分類に従って薬物治療を考慮する（図4-4）（スワン・ガンツカテーテルの項参照）．

＊ノーリア-スティーブンソン（Nohria-Stevenson）分類（図4-5）

スワン・ガンツカテーテルで評価するフォレスターの心機能指標を四肢末梢の身体所見で評価しようとするものである．心拍出量が保たれていれば皮膚はあたたかく（warm），低下すれば末梢は冷たく（cold）なる．また，うっ血所見がなければ皮膚は乾いている（dry）が，あれば湿っている（wet）．これを用いれば，身体所見だけでフォレスター分類のように4つの心機能に分類することが可能で，治療方針決定に有用である．

⑦ その他

治療方針を決めるためには，心不全の原因となる基礎心疾患を同定することが大切である．虚血性心疾患が疑わしければ冠動脈造影，心筋疾患（心筋症や心筋炎）が疑わしければMRIや心筋生検などを検討する．

4. 治療

◎基礎疾患に対する治療

全身の問題が心不全の原因になっていることがある．たとえば甲状腺機能亢進症では，心房細動を引き起こしやすく，それによる心不全

4章 主な疾患と，その診療を行ううえでの注意点は何か

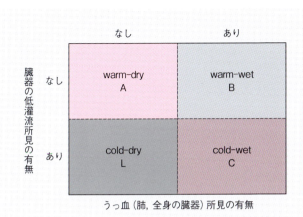

図4-5 ● ノーリアの分類

になってはじめて医療機関を訪れることがある．高度の貧血が続くと循環血液量が増加して心不全を起こす．また，ビタミンB_1の欠乏（脚気）だけでも心機能が低下して心不全を起こす．このような場合は，心不全の原因となっている基礎疾患を治療しないと，心不全からは脱却しにくい．

◎増悪因子を取り除く

心不全で入院してくる患者さんは，症状の有無にかかわらず，もともと心臓に病気を持っている場合がほとんどである．そこに何らかの誘因が加わって心不全を発症する．心不全の増悪因子としては，**表4-3**のようなものが知られている．とくに老人ではしばしば肺炎や過度の体の負担が心不全を招来する．この場合は肺炎の治療や安静をおろそかにしてはならない．また弁膜症のある人が不整脈を合併すると心不全に陥りやすい．このような心不全の増悪因子を取り除くとともに，心不全の増悪因子について患者さんによく理解してもらうことも，心不全の再発を予防する上で大切なことである．

表4-3 ● 主な心不全の増悪因子

① 感染症（肺炎，感冒など）
② 貧血
③ 不整脈
④ 血圧上昇
⑤ 食生活（過度の水分・塩分摂取など）
⑥ 精神的・身体的ストレス（過度の運動，情動ストレスなど）

◎心不全治療の基本（図4-6, 7，表4-4）

急性心不全では，急性心筋梗塞や心筋炎など原疾患に対する治療を行いつつ，同時に安静や酸素投与，利尿薬，強心薬などの薬物治療をまず行う．これで十分な効果が得られないと判断した場合には，迅速に大動脈内バルーンパンピング法などの特殊治療を行う（図4-6）．慢性心不全では，重症度のステージに応じて薬物治療を行い，これで症状の改善がみられなければ，心室再同期治療や植込み型人工心臓などの特殊治療へと進む（図4-7）．

◎心不全の薬物治療の実際

慢性心不全，とくに収縮不全の治療薬として

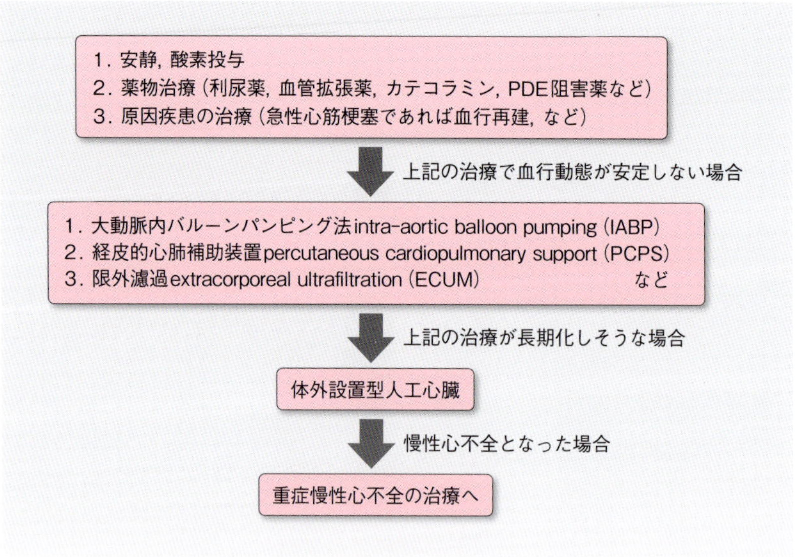

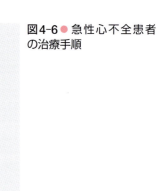

図4-6 ● 急性心不全患者の治療手順

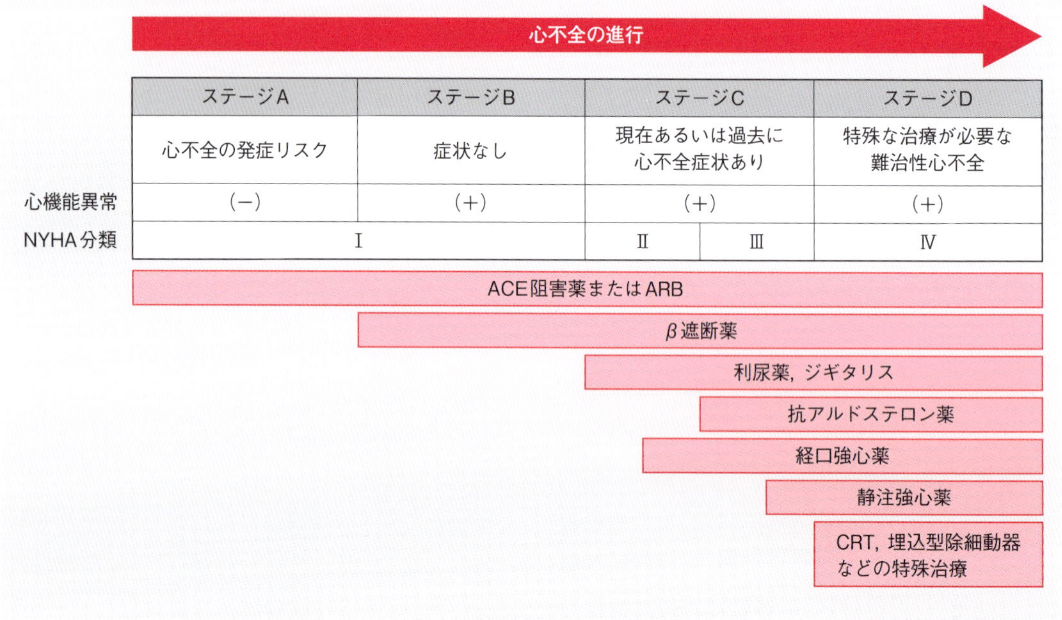

1. 安静，酸素投与
2. 薬物治療（利尿薬，血管拡張薬，カテコラミン，PDE阻害薬など）
3. 原因疾患の治療（急性心筋梗塞であれば血行再建，など）

↓ 上記の治療で血行動態が安定しない場合

1. 大動脈内バルーンパンピング法 intra-aortic balloon pumping（IABP）
2. 経皮的心肺補助装置 percutaneous cardiopulmonary support（PCPS）
3. 限外濾過 extracorporeal ultrafiltration（ECUM） など

↓ 上記の治療が長期化しそうな場合

体外設置型人工心臓

↓ 慢性心不全となった場合

重症慢性心不全の治療へ

心不全の進行 →

	ステージA	ステージB	ステージC		ステージD
	心不全の発症リスク	症状なし	現在あるいは過去に心不全症状あり		特殊な治療が必要な難治性心不全
心機能異常	(−)	(＋)	(＋)		(＋)
NYHA分類	Ⅰ		Ⅱ	Ⅲ	Ⅳ

- ACE阻害薬またはARB（ステージA〜D）
- β遮断薬（ステージB〜D）
- 利尿薬，ジギタリス（ステージC〜D）
- 抗アルドステロン薬（ステージC〜D）
- 経口強心薬（ステージC〜D）
- 静注強心薬（ステージD）
- CRT，埋込型除細動器などの特殊治療（ステージD）

図4-7 ● 慢性心不全の治療手順

表4-4 ● NYHA心機能分類（1960）

Ⅰ度…心疾患があるが，日常生活では自覚症状なし

Ⅱ度…身体活動が軽〜中等度に制限される．日常生活での身体活動で，疲れ，動悸，息切れ，狭心症症状のあらわれるもの

Ⅲ度…身体活動が高度に制限される．軽い日常動作でも動悸，息切れ，狭心症症状のあらわれるもの

Ⅳ度…安静でも心不全症状や狭心症症状の起こるもの

　NYHAはNew York Heart Association，ニューヨーク心臓協会の頭文字．1960年の分類のあと，1973年に心臓の状態と予後の分類が発表された．
　しかし，1960年の機能分類は，何かと便利でしばしば使用される．

十分なエビデンスがあるのはβ遮断薬とアンジオテンシン転換酵素angiotensin converting enzyme（ACE）阻害薬であり，慢性心不全ではこの2剤を中心に薬物治療を考える．また，心不全によるうっ血症状に対しては，利尿薬や血管拡張薬を用いるが，利尿薬である抗アルドステロン薬には予後改善効果が報告されている．心不全の急性期にはカテコラミンなど強心薬を用いることがあるが，強心薬の長期使用はかえって長期予後を悪くするため，強心薬の使用はできるだけ短期間とする．一方で，拡張不全に対する薬物治療は十分確立されておらず，高血圧など心不全の原因コントロールと利尿薬などによる心不全の症状を除く治療が中心になっている．

① β遮断薬

β遮断薬は一般に陰性変力作用があるため，心臓の収縮力を落としてしまう．それでは心不全をかえって悪化させそうだが，β遮断薬は左室の収縮力を改善し，不整脈も減らして長期予後を改善する心不全の治療薬として最も認められた治療薬である．心不全の患者さんでは交感神経が亢進しており，これが心機能を低下させたり危険な不整脈を増やしたりしていると考えられている．β遮断薬はこの交感神経の活動性亢進を抑制することで効果を発揮すると考えられている．すべてのβ遮断薬に同様の効果があるわけではなく，脂溶性β遮断薬のカルベジロールとビソプロロールの有効性が広く知られている．β遮断薬はできるだけ早期に開始したほうがよいが，いきなり通常量のβ遮断薬を投与すると心不全がかえって増悪することがある．最初は少量のβ遮断薬からはじめ，心不全の増悪に注意しながら徐々に量を増やしていく．

② ACE阻害薬

心不全では交感神経と同様にレニン・アンジオテンシン系の活動性が亢進しており，心筋の障害に関係している．このレニン・アンジオテンシン系の活動性亢進を抑制するのがACE阻害薬であり，多くの臨床研究で心不全の患者さんの予後を改善することが報告され，β遮断薬と並んで心不全治療薬の中心となっている．腎臓を保護する作用もあり，軽度の腎不全の患者さんでも用いられているが，腎不全が高度になるとかえって腎不全を増悪させるので使用できない．また，一部の患者さんでは空咳の副作用が出ることがある．似たような薬剤としてアンジオテンシン受容体Ⅱ拮抗薬angiotensin Ⅱ receptor blocker（ARB）が知られている．ARBでも心不全の予後改善効果が知られており，ACE阻害薬が使用できない場合には一つの選択肢である．

③ 心拍数のコントロール

心房細動で頻脈をきたしている場合には，心臓が十分に広がることができないために心不全が改善しない．このような場合は，ジギタリス薬*やベラパミルで心拍数を十分にコントロールする必要がある．β遮断薬で心拍数がコントロールできる場合もある．

*ジギタリス薬：Digitalis purpurea（和名ムラサキキツネノテブクロ）という植物の葉を乾燥させ，粉末として心不全の内服薬としたことにはじまる（図4-8）．化学構造式では，ステロイド核を基本にして，糖が結合しているため強心配糖体ともいう．ジギタリスには，心筋収縮力を高める作用と心拍数を抑制する作用があり，古くから心不全の治療薬として用いられてきた．現在は，より有効な強心薬が普及したため，主に心房細動における心拍数コントロールに用いられている．

ジギタリスの使用に当たって注意すべきことは，血中ジギタリス濃度の過量によるジギタリス中毒である．なぜなら，ときとしてジギタリス中毒は重篤な不整脈を引き起こすからである（表4-5）．

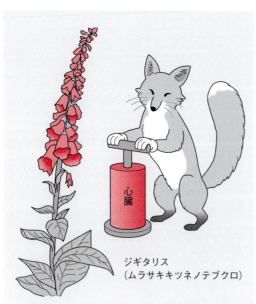

図4-8 ● ジギタリス

ジギタリス
（ムラサキキツネノテブクロ）

（植物の図はMelloni's illustrated Medical Dictionaryによる）

ナースも聴診器を持とう(3)
──不整脈を聴いてみる──

脈拍を触診して不整脈があったら，必ず心音を聴診してみましょう．

もし，脈拍に全く規則性がなければ，絶対性不整脈といいます．このときに聴診して脈拍数よりも心拍数のほうが多ければ，脈拍欠損があるといいます．脈拍欠損を正確に測るには，二人で同時に，片方の人は脈拍数を，もう一人は心拍数を正確に1分間測定します（p.38, 39）．

もし脈拍欠損が多ければ，それは心臓に十分な血液流入がないこと，すなわち心室が空回りしていることをあらわしているので，そのままにしておくとうっ血性心不全になってしまいます．すぐ「息苦しいことはないですか？」，「おしっこの量が少ないことはないですか？」と聞いてみましょう．

表4-5 ● ジギタリス中毒を疑う症状

消化器症状	食思不振，嘔気，嘔吐
神経症状	抑うつ，疲労感
色覚異常	周囲が黄色味かかってみえる
不整脈	心室性期外収縮，房室ブロック，房室ブロックを伴った発作性上室性頻拍，心室性頻拍，心室細動

④ 利尿薬

利尿薬とは，腎臓における水とナトリウムの排泄を促進する薬剤である．これによって，心臓へ流入してくる血液の容量を減らして，心臓に対する負荷（これを前負荷という）を軽くしようとするわけである．つまり，利尿薬の作用は，飲水量を制限したり，食塩の摂取を控えたりすることと同じ意味といえる．

心不全のときに，最も好んで用いられる利尿薬はループ利尿薬であり，フロセミドが有名である．これは尿細管のヘンレ（Henle：人名）のループというU字状の部分に作用して，強力な利尿効果をあらわす．

副作用としては，低カリウム血症，低ナトリウム血症，低マグネシウム血症，低カルシウム血症，耐糖能障害，高尿酸血症などがある．とくに利尿薬をジギタリス薬と併用するときには，低カリウム血症ではジギタリス中毒を起こしやすいことを知って注意深くみていかないと，利尿薬によって生じた低カリウム血症がジギタリス中毒までも引き起こしてしまうことになる．

抗アルドステロン薬としてはスピロノラクトンが有名で，これはアルドステロンという副腎皮質から分泌されるホルモンの作用と拮抗的に働く．拮抗的とは，反対に作用するということで，アルドステロンは腎尿細管の遠位部に作用してナトリウムを体内に取り入れ，カリウムを排泄するのに反し，スピロノラクトンはナトリウムを排泄し，カリウムを取り込む．抗アルドステロン薬の利尿作用はループ利尿薬に及ばないが，近年，心不全の患者さんの長期予後を

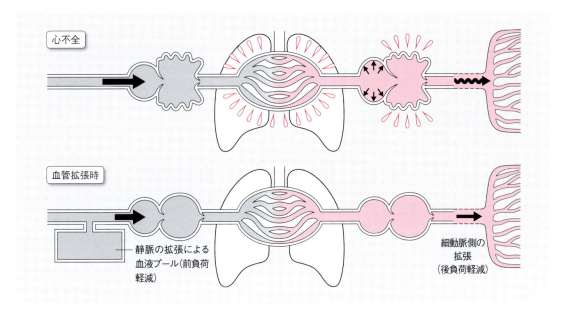

図4-9 ● 血管拡張薬の効果

改善するという報告が多く,うっ血所見が強くなくても予後改善目的で使用されることが多い.抗アルドステロン薬の副作用としては,高カリウム血症,胃腸症状,女性化乳房,多毛症などがある.

最近開発された利尿薬としてバソプレシンV_2受容体拮抗薬であるトルバプタンがある.腎臓で濾過された物質は,水分とともに尿路を通って膀胱へ向かうが,その途中で集合管というところで水分だけ再吸収される.この集合管での水分再吸収を調整しているのがバソプレシンV_2受容体であり,トルバプタンはそれを阻害することで強力な利尿効果を示す.これまでの利尿薬は,水分とともに電解質も一緒に排泄するものであったが,トルバプタンは,水分の再吸収だけを阻害するために電解質に影響を与えずに水分を排泄するという効果がある.

⑤ **血管拡張薬**

心臓が押し出す血液が流れていく先の細動脈が,太く拡張していれば心臓は楽に働く.これを後負荷の軽減という.一方,静脈系の血管が拡張すると,あたかも遊水池のように,心臓に戻ってくるはずの血液が一時的にプールされるので,心臓の拡張期の容量負荷が減る.これを前負荷の軽減という.血管拡張薬を心不全に用いるのは,このどちらか,あるいは両方の作用によって,心臓の負担を軽くしてやろうとする発想である.それらを**図4-9**に示した.ニトロプルシドやヒドララジンは主に動脈系の拡張による後負荷軽減目的で,硝酸イソソルビドは静脈系の拡張による前負荷軽減目的で使用される.カルペリチドは,心房から分泌される心房性ナトリウム利尿ペプチド(ANP)を人工的に合成した静注薬で,他の血管拡張薬に比べて心拍数を増加させずに速やかに効果が発現されるために,心不全の急性期に用いられる.

⑥ **強心薬**

交感神経を刺激すると心筋収縮力が強まるので心拍出量は増加し,脈拍数も増える.この作用はカテコラミンといわれる一群の物質の作用であるが,それらの中から,血管収縮作用や頻拍作用が弱く,心筋酸素消費量が少なくて心筋

表4-6● 交感神経を刺激して心筋収縮力を強める薬

	心収縮力	心拍数	腎血管拡張*	不整脈誘発作用
ドブタミン	↑↑	→or↑	−	＋
ドパミン	↑	↑	＃	＃

*高濃度では収縮
投与方法：3〜15μg/kg/min（1分間に体重1kg当たり3〜15μg）で点滴する

起坐呼吸の意味

心不全の患者さんは，上半身を起こしているほうが楽だと訴えることがあります．これは，上半身を起こしていることにより，下半身の静脈に一時的に血液が貯えられ，肺や心臓へ戻ってくる血液（静脈還流）が減って，心臓の負担が軽くなるため，呼吸困難が緩和されることによります．

患者さんの家族の中には，安静とは臥位でいなければならないことかと信じて，一生懸命，患者さんに横になるように説得している場面がしばしばみられます．

治療にさしつかえなければ，一番楽な姿勢を保つことに心がけて下さい．

表4-7● IABPの適応と禁忌

1. 適応
交感神経興奮薬を使用しても，
① 心係数が2.0L/min/m² 以下
② 大動脈収縮期圧が90mmHg以上
③ 肺動脈楔入圧が20mmHg以上
④ 尿量が0.5mL/min/kg以下
の4条件を満足する場合*

2. 禁忌
① のう状大動脈瘤および大動脈解離のあるとき
② 大動脈の著しい蛇行のあるとき
③ 大動脈弁閉鎖不全のあるとき

*この状態はフォレスター（Forrester）のサブセットⅣにあるはずである

収縮力増強作用の強いものの開発が進められた．その結果，ドパミンとドブタミンがつくられ，臨床で使用されるようになった．それらの薬剤の性質を一覧表にしたものが**表4-6**である．一方で，β遮断薬が投与されている患者では，交感神経受容体がブロックされているので，カテコラミンは有効でない．交感神経受容体を介さないホスホジエステラーゼ（PDE）阻害薬であるミルリノンはβ遮断薬の投与下でも有効であり，十分な心拍出量増加作用と肺毛細血管圧低下作用を有する．また，経口薬の強心薬としてはカルシウム感受性増強薬であるピモベンダンがある．いずれの強心薬も長期の使用は，長い目でみると患者の予後を悪化させることがあり，使用期間は必要最小限とする必要がある．

⑦ 心臓リハビリテーション

運動療法，教育やカウンセリングを含む包括的な心臓リハビリテーションが，心不全の症状や予後の改善に有効であることが知られるようになった．心臓リハビリテーションは，心不全の慢性期に個々の症例の心機能や筋力に応じたプログラムを作成して行う．

◎特殊な治療法
(1)急性心不全

薬物治療によっても血行動態が改善しない急性心不全では，次のような機械的な循環サポートの適応となる．

① 大動脈内バルーンパンピング法 intra-aortic balloon pumping（IABP）

胸部大動脈内にバルーン付きのカテーテルを大腿動脈から挿入し，心電図に同期させて，左室の拡張期にバルーンをふくらませ，収縮期

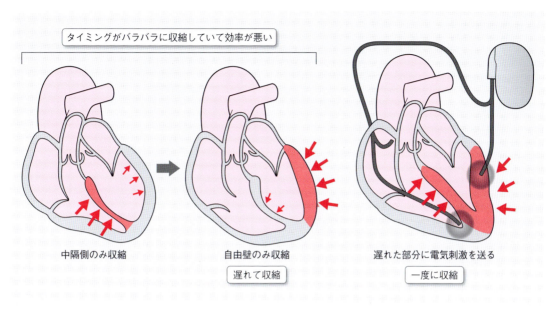

図4-10 ● 心室再同期療法

に縮小させる（図4-1）．これによって拡張期の大動脈内圧を上昇させ，冠動脈血流を増やし，収縮期には大動脈内圧を下げて，後負荷軽減の役目を果たす．どのようなときにIABPを使用すればよいかは**表4-7**に示した．

② 経皮的心肺補助装置 percutaneous cardiopulmonary support（PCPS）

急性心筋梗塞や急性心筋炎によるショックや，心臓手術時に用いる一時的な体外ポンプ．皮膚からの穿刺により，大腿動静脈経由で体外のポンプにより循環をサポートする．

③ 体外限外濾過法 extracorporeal ultrafiltration method（ECUM）

透析装置を用いて，心不全で貯まった体内の水分を除去する．

(2) 慢性心不全

慢性期に薬物療法でもNYHA III ないしIV度の症状が続くなど，十分な効果が認められない場合には，次のような治療がある．

① 心室再同期治療 cardiac resynchronization therapy（CRT）

左室が拡大して収縮力が低下した心臓では，左室内の伝導に障害が生じるため，心臓が一様に収縮しないことがある．たとえば，中隔側が収縮しているときに反対側の左室自由壁の収縮は起こらず，中隔側の収縮が終了してから左室自由壁の収縮がはじまることなどである．このような不均一な左室の収縮はdyssynchronyとよばれ，効率的な拍出が行えない．このような場合に心臓ペースメーカによって中隔と左室自由壁を同時に収縮させ，効率的な拍出を助ける方法が心室再同期治療である（**図4-10**）．とくに左室内の伝導時間が長い例では効果が大きいことが多く，わが国では左室駆出率が35％以下で心電図のQRS幅が120ms以上である例が最もよい適応であるとされる．心室細動など致死的不整脈のリスクが高い患者では，除細動機能も併せ持ったタイプ（CRT-D）もあり，突然死予防に使われる．

血管作動物質

心臓や血管壁でつくられ，文字通り心血管系に働き，心機能や血圧に影響を与える物質の総称です．近年，ぞくぞくと新しい物質が発見され，その作用も明らかになりつつあります．

① ナトリウム利尿ペプチドファミリー：ANP，BNP，CNP

ANP（心房性ナトリウム利尿ペプチド）：心房壁で産生・分泌され，利尿・降圧作用があります．

BNP（脳性ナトリウム利尿ペプチド）：脳で発見されたためその名がありますが，心室壁でも産生・分泌されます．そのため，この血中濃度は心機能の指標となり得ます．

CNP（C型ナトリウム利尿ペプチド）：血管内皮細胞で産生・分泌され，血管拡張作用があります．

② 一酸化窒素 nitric oxyde（NO）

血管内皮をはじめ体内の至るところでつくられますが，これがなかなかのクセモノで，善玉として働くかと思えば，ときには悪玉になったりもします．心血管系では血管拡張をもたらす物質として有名で，硝酸薬も体内でNOになって働きます．しかし一方では，冠動脈が一時閉塞後に血流が再開したような場合には，NOとスーパーオキサイドの結合により生じた物質が心筋細胞に障害を与えてしまいます．これを再灌流障害といいます．

③ エンドセリン endothelin（ET）

エンドセリンのうちET-1という物質は血管内皮細胞と血管平滑筋細胞で産生・分泌され，血管収縮を起こします．

④ アドレノメデュリン

血管内皮細胞と血管平滑筋細胞で産生・分泌され，血管拡張をきたす物質です．

② 植込み型補助人工心臓

一方，植込み型人工心臓は，かつては心臓を取り換える形の全置換型人工心臓が考えられていたが，現在は左心室だけを補助するタイプのものがいろいろと考案されている．装置は小型化しており，体内に埋め込んで自宅で管理できるようなタイプもある．しかし，これはあくまでも心移植登録を行った患者に対する移植までの橋渡し治療として行われる．植込み型人工心臓ではしばしば重要な合併症である血栓症，あるいは抗凝固療法による出血が問題になる．

③ 心臓移植

日本では十分に普及しているとはいえないが，薬物治療やその他の治療で十分効果が得られない心不全患者には，心臓移植という選択枝もある．日本ではドナーの数も限られているため，移植登録に当たっては移植登録委員会の審査が必要である．現在の主な条件は，非透析例で悪性腫瘍の合併がなく，家族の十分なサポートが得られることなどで，60歳未満が望ましいとされている．

5．診療に当たっての注意点

◎心不全にとって，ストレスは禁忌

ひとたび心不全に陥ると，患者さんは呼吸困難をはじめとして，種々の自覚症状が急速に増悪してくる．そこへ，さらに治療のためとはいえ，種々のモニタリングのための心電図電極の装着，血管内カテーテルや膀胱内留置カテーテルなどの挿入が行われる．

これらはすべて患者さんにとっては不快なことであり，ストレスである．そのためには，不必要な侵襲は可及的に避け，患者さんの訴えによく耳を傾けて，メンタルヘルスの面でのよりよいケアが必要である．

◎心不全を早期に発見するためのサインを知っておく

心臓に基礎疾患があることがわかっていて，

それが心不全に陥る可能性のある病態である場合，心不全の前兆を見過ごしてはならない．心不全の前駆症状としては，

① 体重が1〜2週間の間に2〜3kg増えた．
② 胃のあたりが，何となくもたれる．
③ 全身がだるい，とくに体を動かすのがおっくう．
④ 夜，仰臥位で眠ることがつらい．
⑤ 夜間に息苦しくなり，しばらく上半身を起こしていると楽になる．
⑥ 下肢とくに，前脛骨部から足部に浮腫が出現して，靴や靴下の跡がはっきり付く．
⑦ 昼間の尿量が減り，夜間排尿に起きるようになった．
⑧ 発汗が増えた．

などがある．

◎ナースも聴診器で情報を早くつかもう

わが国では，ナースが聴診器を持つのは，血圧測定のときくらいのものである．しかし，
① 頻脈性不整脈で，脈拍欠損（心拍数＞脈拍数）がないか．
② これまでに聴こえなかったⅢ音や心房音，あるいは心雑音が出現してこないか．
③ 肺野に，しっかりと呼吸音が聴こえるか，ラ音（rales, crackle）はないか．

などは，聴診器がないとわからない情報であり，心不全の前兆をとらえるためには有用である．もちろん，日頃から正常者の所見を知っていなければ，異常の早期発見はできない．

心臓の画像診断

心臓の画像診断でよく行われるのは，
1. 胸部エックス線写真（正面像，側面像）
2. 心エコー図（Mモード，断層像，ドプラ法）
3. 核医学的検査（心筋シンチグラフィ）
4. CT検査
   ① 大血管
   ② 造影による冠動脈CT
5. MRI検査
   ① 大血管
   ② 造影による心筋線維化，心機能，弁膜症評価
6. エックス線造影
   ① 冠動脈造影
   ② 心腔造影

まず最初に，心電図と1，2を行うことが多いです．1〜5は外来通院で簡単にできます．大きな設備を必要とするのは，3〜6です．

◎安静を保つために仰臥しなければならない理由はない

起坐呼吸は，心臓への静脈還流が減って，自覚症状が軽くなるために，患者さん自身がそれに気が付いてとる姿勢である．安静を維持することは心臓病治療の第一歩ではあるが，安静イコール仰臥位ではない．

起坐位のほうが楽ならば背もたれを工夫してあげるべきで，起坐呼吸の状態の患者さんにむりやり仰臥位をとらせるべきではない．

虚血性心疾患
ischemic heart disease

冠動脈が何かの原因で，内腔が狭くなると，心筋細胞に十分な血液を供給することができなくなる．中を流れている血液には酸素が十分に含まれていても，その血液が流れてこないので，心筋は低酸素状態にさらされる．そのうえ心筋の代謝産物で不要になった物質を流し出す機能も衰えるので，心筋細胞の周囲にはそれらが溜まる．つまり，上水道のパイプも下水道のパイプも流れが悪いのである．これを心筋が虚血（ischemia）状態にあるという．

血管の内腔が狭くなくても，その中を流れる血液が酸素を十分に運搬できない状態（高山における低酸素状態や貧血のある場合）であれば，心筋細胞は低酸素状態に陥るが，この場合は低酸素 hypoxia と称して虚血とは区別する．

心筋に虚血が生じる疾患を総称して虚血性心疾患といい（**表4-8**），その原因のほとんどは冠動脈の動脈硬化である．動脈硬化により生じた冠動脈のプラークは冠動脈の内腔を狭くして狭心症の原因となるが，プラークが安定していれば，それほど生命への危険はない．危険なのは，不安定プラークという破裂の危険が高いものである．不安定プラークが破裂するとそこに血小板が集まって血栓が形成される．血栓で冠動脈が閉塞すると心筋の壊死が始まり，心筋梗塞となる．

虚血性心疾患は，国際疾病分類第10版（ICD-10）によりいくつかの病態に分けられている（**表4-9**）．狭心症は，冠動脈のプラークやれん縮により冠動脈の血流が悪くなって症状が出現しているが，心筋壊死には至っていない病態である．冠動脈の血流が完全に途絶して，新たに心筋壊死がはじまった病態を急性心筋梗塞

表4-8 ● 虚血性心疾患の定義

① 1962年WHO technical report：「冠動脈の疾患に伴う心筋への血流減少または途絶によって起こる急性または慢性の心機能不全」
② 1979年WHO：「冠動脈の循環の変化から生じた冠血流と心筋の需要のアンバランスによる心筋障害」

表4-9 ● 国際疾病分類第10版（ICD-10）による虚血性心疾患の分類

1）狭心症
2）急性心筋梗塞
3）再発性心筋梗塞
4）急性心筋梗塞の続発性合併症
5）その他の虚血性心疾患
6）慢性虚血性心疾患

と呼ぶ．以前に急性心筋梗塞を経験した患者さんが再び心筋梗塞を起こせば，再発性心筋梗塞となる．また，心筋梗塞に伴ってさまざまな合併症が生じることがあり，これらは急性心筋梗塞の続発性合併症と分類される．たとえば，心筋壊死に引き続いて起こる不整脈，心室中隔穿孔や乳頭筋断裂，左室自由壁破裂，心のう内血腫，左室内血栓などがこれに当たる．その他の虚血性心疾患とは，冠動脈内に血栓が生じたが心筋梗塞に至らなかった例，急性心筋梗塞に伴う心膜炎などが含まれる．慢性虚血性心疾患とは，慢性期になって比較的病状が安定化した病態である．症状の安定した狭心症や，慢性期の心筋梗塞による心室瘤や虚血性心筋症などの病態が含まれている．

現場では緊急対応の必要性に基づいて，症状の安定した慢性虚血性心疾患と緊急対応が必要な急性虚血性心疾患（急性冠症候群）に分けて治療方針を考えることが多く，ここではそれに基づいて病態を解説する．

1 慢性虚血性心疾患

狭心症 angina pectoris は，心臓が虚血にさらされたときに起こる胸の症状を指す．angina とは，ギリシャ語で「のどを締めつける」という語から発していて，pectoris とは「胸」という意味である．狭心症の症状を非常に的確にあらわした病名だといえる．一方で，自分でははっきりとした自覚症状がなくても心臓の虚血発作が起こることがあり，これを無症候性心筋虚血という．狭心症の症状が比較的安定して大きな変化がない場合，症状の有無にかかわらず状態が安定している場合を慢性虚血性心疾患と分類する．虚血性心疾患の分類はいくつか知られたものがあるが，ここでは慢性虚血性心疾患の中で以下の3つの病態について解説しておく．労作性，冠攣縮性とも症状が安定して急激な悪化がない場合には，安定性狭心症と呼ばれる．

1. 慢性虚血性心疾患の分類

◎労作狭心症
労作や精神的興奮による一過性心筋虚血から，狭心症 angina pectoris，すなわち胸痛や胸部の締めつけられる感じ，胸部圧迫感などを生じるもので，労作（運動）の中止やニトログリセリンなどの亜硝酸薬の使用によって，症状が消失するものである

◎冠れん縮性狭心症（あるいは異型狭心症 variant angina）
狭心症の中でも，労作狭心症とは異なったタイプである．この狭心症は，夜間の睡眠中，とくにREM睡眠の時期に多く発症し，原因は冠動脈のれん縮による．発作時の心電図では，ST部分が上昇しているが，発作がおさまると，ST部分は基線に戻ってしまう．このタイプの狭心症では，カルシウム拮抗薬といわれるグループの薬剤が著効を示すことも特徴の一つといえる．

◎無症候性心筋虚血
糖尿病を持つ人やお年寄りでは，心筋虚血を生じても自覚症状のはっきりしないことがあり，無症候性心筋虚血といわれる．症状がなくても，心筋が虚血にさらされるため心不全や不整脈などの心事故を起こす危険があり，治療が必要である．

◎陳旧性心筋梗塞
後に述べる急性心筋梗塞の急性期を乗り切って，発症から30日以上の慢性期になった心筋梗塞のこと．心筋の壊死の程度によって心機能が低下して心不全の原因となる．また梗塞を起こした心筋が線維に置き換わってしまい，薄く伸びて袋状になることがあり，心室瘤と呼ばれる．

◎虚血性心筋症
慢性的な心筋虚血や心筋梗塞の心筋ダメージなどにより，心筋障害が生じて心機能が低下した病態を虚血性心筋症と呼ぶ．心機能が低下しているために心不全の原因となるほか，狭心症や心筋梗塞を起こすことがある．虚血を生じている冠動脈の血流を改善する治療を行い，さらに慢性心不全に準じた治療を行う．冠動脈の血流が改善すると心機能は改善することがある．

2. 慢性心筋虚血の原因

◎動脈硬化による狭窄
冠動脈の動脈硬化性狭窄が大半を占める．冠動脈に生じた動脈硬化は，脂質コアが被膜に覆われたプラークを形成し，冠動脈の内腔を狭くする．このため冠動脈の血流量が減り，運動な

表4-10 ● 虚血性心疾患の危険因子

1. 年齢要因：男性45歳以上，女性55歳以上
2. 冠動脈疾患の家族歴
3. 喫煙
4. 脂質異常症：高LDL-コレステロール血症(140mg/dL以上)，高トリグリセライド血症(150mg/dL以上)および低HDL-コレステロール血症(40mg/dL未満)
5. 高血圧：収縮期血圧140mmHgあるいは拡張期血圧90mmHg以上
6. 耐糖能異常：糖尿病型あるいは境界型
7. 肥満：BMI 25以上またはウエスト周囲径が男性で85cm，女性で90cm以上
8. メタボリックシンドローム
9. 慢性腎疾患
10. 精神的，肉体的ストレス

(日本循環器病学会：循環器病の診断と治療に関するガイドライン．虚血性心疾患の一次予防ガイドライン，2012改訂版をもとに作成)

どで心筋の酸素需要量が増加したときに，それに応じきれなくなって心臓が悲鳴をあげる．これが労作狭心症である．

◎冠動脈のれん縮

冠動脈の動脈硬化性狭窄が，そう強くなくても狭心症を起こすことがある．このような場合は，発作のときだけ冠動脈壁にある血管平滑筋がキュッと縮まってしまっている．これを冠れん縮という．冠動脈のれん縮が起こるのは交感神経のα受容体の亢進状態，カルシウムイオンの異常な動き，トロンボキサンA_2という血管作働性物質の影響など，いろいろな因子が複合して血管壁の平滑筋を収縮させるためである．そして，れん縮がおさまってしまえば，冠動脈の内腔はまたもとの太さに戻る．また，喫煙や寒さ，精神的なストレスも冠動脈のれん縮の引き金になる．

◎冠危険因子

虚血性心疾患においては，冠危険因子といわれるいくつかの因子が原因となっていることがほとんどである(表4-10)．虚血性心疾患にならないように，これらの危険因子をコントロールすることを一次予防といい，虚血性心疾患を発症してから再発しないように予防することを二次予防という．

動脈硬化の危険因子の中には，遺伝や性別，年齢などといった，変更できない因子と，喫煙や血清LDL-コレステロール値，高血圧などのように，自分の努力や周囲の協力によって改善できる因子とがある．

冠動脈疾患を減らすには，これらの変更可能な危険因子をできるだけ排除していくことであり，できれば，それらの因子をはじめから持たないことである．このためには，青少年期からこれらのことについての教育を行うべきである．

3. 狭心症の症状

これまで述べてきたとおり，労作狭心症とは，体動時の胸痛や胸部圧迫感(図4-11)，安静狭心症とは，安静時にそのような症状が出現するものである．冠れん縮性狭心症は夜間あるいは早朝に症状の出現することが多い．

胸痛や胸部圧迫感，胸部が締めつけられる感じのほかにも，「のどのつまる感じ」，「下顎部の

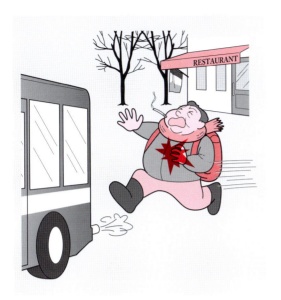

図4-11 ● 狭心症はこういうとき起こる

表4-11 ● CCS（Canadian Cardiovascular Society)による狭心症の重症度

Class I	日常身体活動（たとえば歩行，階段を昇るなど）では狭心症が起こらないもの．しかし，激しい急激な長時間にわたる仕事やレクリエーションでは狭心症が起こる
Class II	日常生活にわずかな制限のあるもの．早足歩行や急いで階段を昇る，坂道を登る，食後や寒冷時，風が吹いているとき，感情的にストレスを受けたとき，または起床後2時間以内に歩いたり階段を昇ったときに狭心症が起こる
Class III	日常生活に明らかに制限のあるもの．自分のペースで1〜2ブロック（100〜200m）の平地歩行や1階分の階段を昇っても狭心症が起こる
Class IV	いかなる動作でも症状が出現し，安静時にも狭心症状が起こることがある

（Canadian Cardiovascular Society. Circulation'76より）

ナースも聴診器を持とう(5)——おなじ喘息様の発作でも——

　喘息発作の患者さんが救急車で来院しました．肺野を左右対称的に聴診してみて下さい．ヒューヒューとゼィゼィとが入り混じった呼吸音が聴こえるでしょう．吸気と呼気での音の違いと，吸気相と呼気相の時間の違いに注目して下さい．ヒューと吸ってゼィ──と呼気が長ければ気管支喘息．もし，呼気も吸気も同じようにゼロゼロ，ゼロゼロと泡立つ音の成分が混じっていれば心臓喘息，すなわち肺うっ血を起こしている可能性があります．

　いずれにしても，カタカナで書いたものを読むより一度は聴診しておくことをおすすめします．

痛み」，「左肩の痛み」，「左腕が重くなる」，「背中や心窩部の痛み」なども，胸痛と同じ意味あいをもっていると判断してさしつかえない．胸痛としては，胸骨の裏のあたりの痛みが多くsubsternal painといわれる．subとは「〜の下の」，sternalとは「胸骨（sternum)」の，pain「痛み」である．狭心症による胸痛は冷汗を伴うことが多く，ある程度の範囲をもって痛みが生じることが多い．通常，胸痛は3〜5分程度持続し，労作性であれば安静で改善する．急に生じた，あるいは急に増悪した狭心症は不安定狭心症であり，後に述べる急性冠症候群としての緊急対応が必要である．狭心症の重症度としてはCCS（Canadian Cardiovascular Society）のI〜IVまでの分類が臨床でしばしば用いられており，知っておいたほうがよい（**表4-11**）．

4. 慢性虚血性心疾患のための検査

◎**心電図**（図4-12）

　発作時の心電図をみることが重要で，労作狭心症の多くは発作時にST部分が下降する．異型狭心症では，発作時のST上昇が特徴的である．

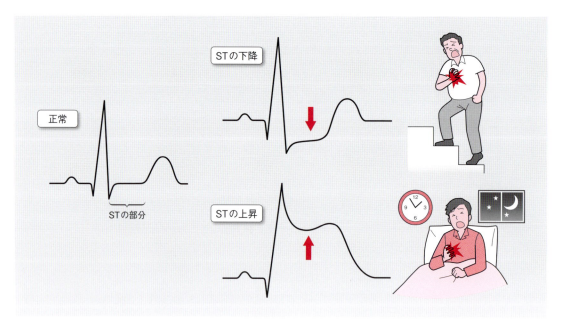

図4-12 ● 狭心症の心電図

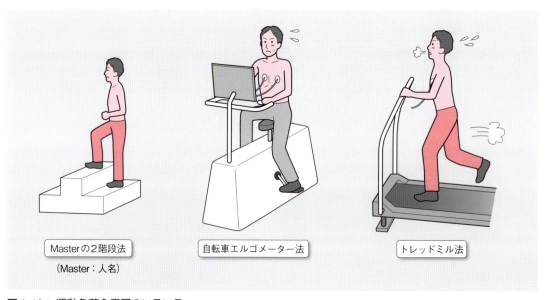

図4-13 ● 運動負荷心電図のいろいろ

◎運動負荷心電図（図4-13）

　一定の運動を負荷することにより，心筋の酸素需要量を増やしてみて，その状態のときどのような心電図変化を生じるかを観察するものである．かつてはマスター（Master：人名）2階段法がよく行われていたが，最近では自転車エルゴメーター法やトレッドミル法が行われる．中でもトレッドミルによる負荷心電図が心臓の状態を最もよく知ることができる．

　運動することによって心筋の虚血状態が誘発されると，心電図上，ST部分の降下，T波の逆転，不整脈などがあらわれ，これを負荷心

電図陽性とみなす．

◎負荷心エコー

心臓に負荷がかかったときに虚血状態が誘発されると，心臓の動きが悪くなる．この心臓の動きの悪化は，心電図の変化より早くあらわれるため，負荷心電図よりも敏感に狭心症の変化を知ることができる．このように，運動や薬物で心臓の負荷がかかった状態で，心エコー図で心臓の動きをみる方法である．心臓の動きの悪くなる範囲をみることで，詰まっている冠動脈の部位や灌流域の大きさを推定することもできる．

◎ホルター心電図（Holter：人名）（p.81）

24時間分の心電図を記録することができるポータブルの装置で記録された心電図のことである．この装置を装着しておくことにより，日常のいろいろな行動中の心電図を観察することができる．たとえば，朝の出勤途中で狭心症発作が起これば，ST部分の下降が記録として残る．また，夜間睡眠中に胸内苦悶感があったときの心電図で，一過性のST部分の上昇があれば，冠れん縮性狭心症が強く疑われる．

◎心筋シンチグラフィ（p.103）

タリウム201（^{201}Tlと書く）やMIBG，BMIPPなどの放射性同位元素を用いて心筋の血流をみると，心筋虚血部には取り込まれない．とくに運動負荷を合わせた運動負荷心筋シンチグラフィを行えば，かくれていた心筋虚血部を明らかにすることができる．

ただしこの検査は，放射能を有する物質を使用するので，どこでもできるという方法ではない．しかし，心臓や大血管内にカテーテルを挿入することなく，虚血部の大きさや灌流状態を知ることができるという有利な面も持っている．

心筋の死んだふりと心筋バイアビリティ

心筋は，本当は生きていて元気に働けるのに，死んだふりをしたように動かなくなることがあります．その主な2つの原因は，気絶心筋 stunned myocardium と冬眠心筋 hibernating myocardium です．気絶心筋は，一時的な強い虚血に曝されて気絶したように機能を失ってしまったものです．冬眠心筋は，慢性的に繰り返し虚血に曝されることに対応し，代謝を下げて自ら動きを制限しているものと考えられています．このような場合は梗塞で完全に壊死した心筋とは異なり，いずれも冠血流を改善すれば心筋の働きが回復が見込まれます．このように，心筋が死んだふりをしていながら血流の改善によって生き返る可能性があることを心筋バイアビリティといいます．心筋梗塞を起こした部位でも，心筋バイアビリティがあれば血行再建の適応となります．そのため心筋バイアビリティの評価は重要です．心筋バイアビリティは，心筋シンチグラフィや負荷心エコーで評価することが可能です．

◎冠動脈CT

造影剤を注射して心電図同期をしたCTを撮像すると，冠動脈造影のように冠動脈の狭窄や閉塞を診断することができる（**図4-14**）．ただし，造影剤を用いるために喘息や造影剤アレルギー，腎不全のある例では行うことができない．また，ステント治療後（図4-16）などでは，ステント部分が影になってうまく描出できないことがある．冠動脈造影にくらべると狭窄度が実際よりもきつくみえることもあり，最終的な治療方針を決めるためには冠動脈造影が必要になることが多い．

◎冠動脈造影

ある一定の太さ以上の冠動脈に狭窄がある

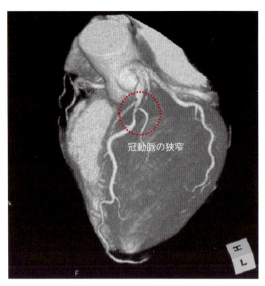

図4-14 ● 冠動脈CTによる冠動脈狭窄の評価

かどうかの見極めには，冠動脈造影が優れている．冠動脈造影をして，左冠動脈本幹に高度な狭窄があり，それより末梢の血管の内腔が広く保たれていれば，体の他の場所から血管を採ってきて大動脈との間にバイパスをつくっておくべきである．そうしておくと，もし狭窄部がつまってしまっても生命が危険にさらされることはない．また，すべての冠動脈が起始部から末梢のほうまで，高度な狭窄が続いていれば，より強力な内科的治療が必要となる．このように，患者さんの治療方針の決定のためには，冠動脈造影をすることが大いに意味を持つ．

5. 狭心症の診断

狭心症以外にも，胸の症状を訴えるさまざまな病気があり，しばしば狭心症との鑑別が必要になる．もし臨床症状と発作時の心電図（図4-12）があれば，診断は難しくない．発作時の心電図を記録できなくても，速効性硝酸薬であるニトログリセリンが有効であれば，狭心症と考えてまず間違いはない．最終的な診断には，冠動脈CTや冠動脈造影で冠動脈の狭窄を証明

することが必要である．心筋虚血の程度や治療方針の決定を知るには，心筋シンチグラフィや負荷心エコーが威力を発揮する．

6. 慢性虚血性心疾患の治療

労作狭心症であればβ遮断薬と抗血小板薬を中心にした薬物治療を行い，その上でカテーテル治療やバイパス手術により冠動脈の血流を改善することを検討する．冠れん縮性狭心症ではカルシウム拮抗薬や持続性亜硝酸薬を中心にした薬物治療を行う．喫煙は冠動脈のれん縮を引き起こすため，禁煙指導も重要である．症状がなくても，心筋シンチグラフィや負荷心エコーで心筋の虚血が証明されれば治療は必要である．

◎発作時の治療

労作狭心症であれば，まず体を動かすことを中止する．次いで速効性硝酸薬（ニトログリセリン錠，硝酸イソソルビド錠）を1錠，舌の下に入れて溶かす．飲み下すのではなく，舌下投与とするのは口腔粘膜から吸収させたほうが効果が早く得られるからである．また，硝酸イソソルビドのスプレーを口腔粘膜に噴射する方法でもよい．病院外で発作が起こった場合，1錠用いて発作が十分に軽快しなければ5分後にもう1錠舌下し，それでも改善しなければさらに5分後にもう1錠舌下する．それで5分待っても軽快しなければ至急医療機関に受診するようすすめる．なお，速効性硝酸薬は血圧低下をきたすことがあるので，使用する場合はベンチなどに腰かけていたほうがよい．

これらの速効性硝酸薬の舌下投与でも改善しない場合は，ニトログリセリンや硝酸イソソルビドの注射用製剤を点滴静注する．

◎薬物治療
① 持効性硝酸薬

静脈系と動脈系を拡張させ，心臓への負荷を

軽減させる(静脈系の拡張は一時的に血液をそこにプールすることになり，心臓に戻ってくる血液が減ることで負荷軽減になる．これを前負荷を軽減させるという．動脈系の拡張は心臓から送り出す血液の抵抗が減少することで負荷軽減になる．これを後負荷を軽減させるという)．同時に，太い冠動脈も拡張するので冠血流も改善する．持効性硝酸薬には内服薬と皮膚から吸収させるテープとがある．これらの使用に当たって注意すべきことは，薬剤に対する耐性が生じてしまうので，一日の中で発作の起こりやすい時間帯には十分な血中濃度が得られるようにし，そうでない時間帯はなるべく血中濃度が低くなるように内服することである．硝酸薬の代わりに血圧の下がりにくいニコランジルを使うこともある．

② **持効性カルシウム拮抗薬**

労作狭心症に効果があるが，どちらかというと冠れん縮性狭心症にきわめて優れた薬効を示す．冠れん縮性狭心症は明け方に多いので，就寝前に内服することが有効である．ただし血圧低下作用が強いので，血圧の下がりすぎに注意が必要である．また，大量に長期間内服していた人が急に中止すると狭心症を誘発することがある．

③ **交感神経β遮断薬**

もっぱら労作狭心症に用いられ，心事故を予防する効果がある．心筋酸素需要量を減らすことで発作が予防できるが，急に内服を中止すると狭心症を誘発することがある．冠れん縮性狭心症では，逆に発作を誘発することがあり，原則として禁忌である．

④ **抗血小板薬**

冠動脈内での血栓形成を予防するため，抗血栓薬として少量のアスピリンを内服する．アスピリンが内服できない場合には，クロピドグレルやプレスグレルなどを用いることがある．また，ステント留置術を行った患者では，終生にわたるアスピリンの内服と一定期間のクロピドグレルやプレスグレルの内服が必要である．

⑤ **冠危険因子の治療**

虚血性心疾患にかかった患者が再び発作を起こさないように，あるいは将来的な心事故を起こさないように行う治療を二次予防という．これに対し，健康な人が高血圧や脂質異常症，糖尿病などになって将来的に虚血性心疾患にならないように行う治療を一次予防という．二次予防では，一次予防よりも強力に冠危険因子のコントロールを行う必要がある．高LDL-コレステロール血症に対してはスタチン(HMG-CoA還元酵素阻害薬)，高血圧に対してはアンジオテンシン転換酵素阻害薬(ACE阻害薬)やアンジオテンシンⅡ受容体拮抗薬(ARB)などが用いられる．

◎ **非薬物療法**

カテーテルを用いて行う方法と，手術によって冠血行を確保する方法とがある．複数の病変を有する場合や，左冠動脈の主幹部の病変を有する場合など，重症例では手術によって血行再建を行うことが多い．カテーテルを用いたさまざまな冠動脈拡張法をまとめてPCI(percutaneous coronary intervention)とよぶ．

① **バルーンによる冠動脈拡張術plain old balloon angioplasty(POBA)**

バルーンつきカテーテルで冠動脈の狭窄部を拡張させる方法である(**図4-15**)．拡張した部位が後で再び狭くなることが多いため，現在は基本的に後述するステントを留置する方法が主流である．

② **冠動脈ステント留置術**

カテーテルを用いて狭窄部に拡張用の金属性の枠(ステントという)を留置する方法(**図4-16**)である．最近では，ステント部分の再狭窄や血栓閉塞を予防するために，ステントの内側に薬剤をコーティングしてあるもの(薬剤溶

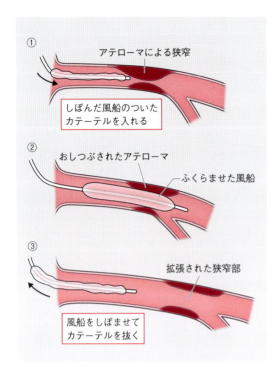

図4-15 ● バルーン冠動脈拡張術（POBA）

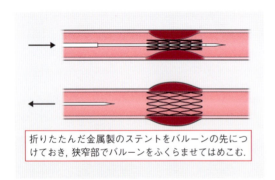

図4-16 ● ステント治療

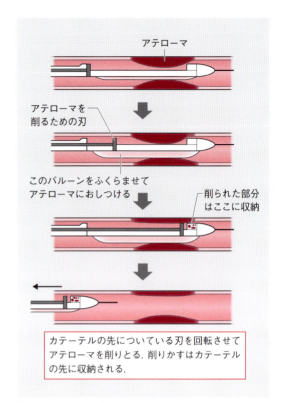

図4-17 ● アテレクトミー

出ステント drug-eluting stent（DES））が主流となっている．ステントを留置した患者さんでは，抗血小板薬を中止するとステント部分に血栓ができて冠動脈が閉塞してしまうことがあるため，注意が必要である．

③ その他のカテーテルを用いる治療法

カテーテルの先に刃がついていて，狭窄部のアテローマ（粥腫）を削りとってしまう方法（アテレクトミー：図4-17），カテーテルの先からレーザーを照射して狭窄部のアテローマを焼灼してしまう方法などがある．

④ 冠動脈バイパス術 coronary artery bypass grafting（CABG）

自分の血管を用いて狭窄部にバイパスをかけてしまう手術である（図4-18）．足の大伏在静脈や，左右の内胸動脈，右胃大網動脈，橈骨動脈などが用いられる．長期開存率の点から動脈グラフト，とくに内胸動脈を用いることが主流になっている．

◎狭心症の予防

虚血性心疾患に共通していえることは，動脈硬化の予防である．動脈硬化の多くは，喫煙や肥満，高脂肪食や高塩分食の摂取など，生活習慣と密接に関連している．糖尿病や高血圧，脂質異常症などの内科的治療を行うことも大切で

あるが，とくに冠動脈危険因子を有する人々には，十分な予防医学的教育を行うことが発症を減らす．もちろん，冠動脈危険因子が出現する前の年齢層を対象とした予防医学教育をすることが理想であるが，わが国の義務教育ではまだその取り組みは少ない．

2 急性冠症候群（急性心筋虚血）

新たな症状の出現や急激な症状の進行がある心筋虚血は，急性冠症候群 acute coronary syndrome（ACS）とよばれ，急死の危険がある．急性冠症候群では，原則的に緊急入院の上，精査加療を行う．

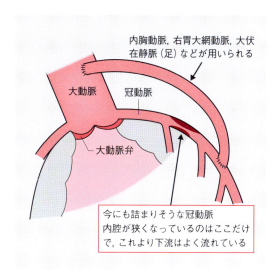

図4-18● 大動脈－冠動脈バイパス術（CABG）

1. 急性冠症候群の分類

◉**不安定狭心症 unstable angina**

狭心症の中でも，新たに発症したものや症状が急激に増悪するものは，急性心筋梗塞や突然死に移行する危険性の高いものとして不安定狭心症としてまとめられている．つまり，不安定狭心症とは，安定狭心症とは異なる緊急性の高い病態と考えるべきであり，急性冠症候群として診断や治療に当たる必要がある．

◉**急性心筋梗塞 acute myocardial infarction**

梗塞 infarction とは，組織への栄養血管の血流が遮断されることにより，灌流されていた細胞が壊死することである．心筋 myocardium（myo-は「筋肉」，cardium は「心臓」という意味）への栄養血管である冠動脈の血流が途絶えると，心筋細胞は壊死する．これが心筋梗塞である．心筋の壊死は心不全や心破裂，不整脈などさまざまな致命的合併症を引き起こすため，集中的な治療が必要である．とくに心電図で持続性のST上昇を伴うST上昇型心筋梗塞 ST-elavation myocardial infarction（STEMI）では，時間とともに貫壁性（心

内膜側から心外膜側までの）の心筋壊死が進行するので，迅速に冠動脈の血流を再開する治療を行う必要がある．心電図でST上昇を伴わない非ST上昇型心筋梗塞 non ST-elavation myocardial infarction（NSTEMI）では，まだわずかでも冠動脈の血流が保たれており，貫壁性の心筋壊死とはなっていない．NSTEMIでは，不安定狭心症と同様な治療方針とする．発症から30日以上経過して，壊死した心筋が線維化して症状も安定したものは陳旧性心筋梗塞とよばれる．

2. 急性冠症候群の原因

ほとんどが冠動脈内のプラークが破綻した部分に血栓が生じる「冠動脈血栓」による．そのほかに冠動脈のれん縮によることもある．労作狭心症から移行することもあるが，無症状の動脈プラークが破綻して突然発症することもある（図4-19）．この場合，狭心症の既往のない患者がいきなり心筋梗塞を発症する場合は，ほとんどこのようなケースである．まれには冠動脈の血管炎によることもあり，小児の川崎病による心筋梗塞はこれである．その他，腫瘍による塞栓などもある．

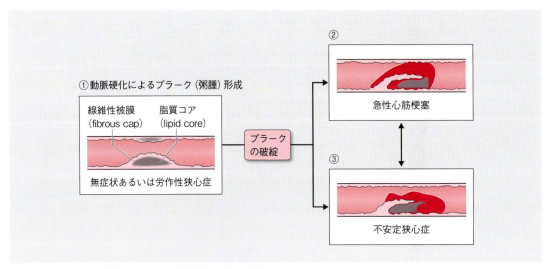

図4-19 ● プラーク狭心症と急性冠症候群の発生機序

◎プラーク破綻と血栓形成

　炎症などで不安定な動脈硬化プラークは破裂するリスクがある．冠動脈内でプラークが破裂して脂質コアが露出すると，そこに血小板が凝集して血栓を形成する．そのため内腔が次第に狭くなり，狭心症が増悪する状態が不安定狭心症であり，完全に血管が詰まってしまったのが急性心筋梗塞である（図4-19）．

3. 急性冠症候群の症状

　激しい胸痛，胸部絞扼感あるいは胸部圧迫感が特徴的である．患者さんは，この症状があまりに激しいために「自分はもうこのまま死んでしまうのではなかろうか」と感じるほどである．しかし，高齢者や糖尿病による神経障害が強い場合には，それほどの激烈な胸痛を訴えず，症状のはっきりしないまま心筋梗塞を起こすことがある．その他の症状としては，冷汗，呼吸困難，めまい感，悪心・嘔吐などがある．ST上昇型心筋梗塞では，心筋の壊死に伴う胸の症状が持続して亜硝酸薬を使用しても症状の改善がない．不安定狭心症や非ST上昇型心筋梗塞では，一過性に血流が悪くなると症状が強くなって逆によくなると症状が軽くなるなど，症状が変化する．

　また，心筋梗塞の人の約半数は，不安定狭心症の症状を経験している．一方で，最初の発作が心筋梗塞の人もいる．

　二次的な症状としては，心不全や不整脈による症状がある．心不全を合併していれば激しい呼吸困難を訴えるし，不整脈のうちの完全房室ブロックが出現すれば一過性の意識消失やふらつきをきたすこともある．

4. 急性冠症候群の検査

◎心電図（図4-20）

　冠動脈の血流が血栓で詰まりかけたり流れたりしている不安定狭心症や非ST上昇型心筋梗塞では，STの低下がみられる．いよいよ冠動脈が血栓で完全に詰まってしまうと，胸痛が持続するようになってT波が増高し，続いて心電図上ST部分が基線から上昇する．

　次いで，心筋の壊死がある程度進むと異常Q波といわれる深く幅の広いQ波が出現する．すなわち，ST上昇は心筋壊死の始まりをあらわし，異常Q波は壊死ができあがった様子をあら

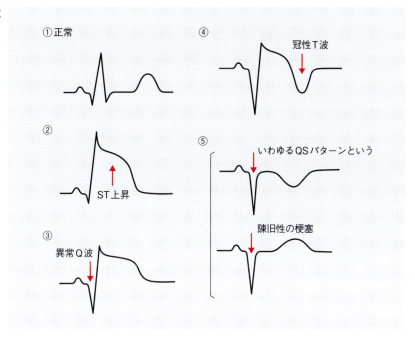

図4-20● 心筋梗塞の心電図(①→⑤へと進む)

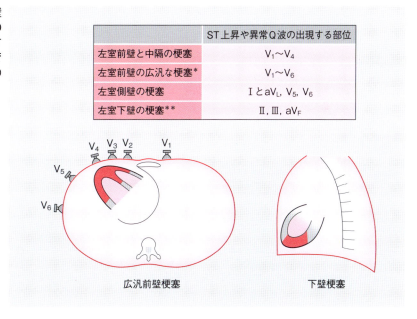

図4-21● 広い範囲の前壁梗塞はV₁〜V₆までSTの上昇や異常Q波が出現する. 心臓の下壁の梗塞では, Ⅱ, Ⅲ, aV_Fに同様の変化がみられる.

わす. このST上昇や異常Q波の出現する心電図の誘導部位により, 心臓のどの場所に梗塞が起こったかがわかる(**図4-21**). ただし, 左心室の背中側, すなわち(左室)後壁といわれる部分の梗塞では, ちょうど左室の反対側をあらわすV1, V2で逆にST低下やR波の増高(Q波の上下逆)がみられることがあり, 鏡面像変化 reciprocal change といわれる.

上昇していたST部分が基線に戻る頃になると, 冠性T波といわれる二等辺三角形の陰性T

表 4-12 ● 発症からの経過時間別にみた各心筋バイオマーカーの診断精度

	＜2時間	2〜4時間	4〜6時間	6〜12時間	12〜24時間	24〜72時間	＞72時間
ミオグロビン*	○	○	○	○	○	△	×
心臓型脂肪酸結合蛋白(H-FABP)*	○	○	○	○	○	△	×
心筋トロポニンI, T*	×	△	◎	◎	◎	◎	◎
高感度心筋トロポニンI, T	◎	◎	◎	◎	◎	◎	◎
CK-MB	×	△	◎	◎	◎	△	×
CK	×	△	○	○	○	△	×

◎：感度，特異度ともに高く診断に有用である．○：感度は高いが，特異度に限界がある．△：感度，特異度ともに限界がある．×：診断に有用でない．＊：全血迅速診断が可能である．
(日本循環器病学会：循環器病の診断と治療に関するガイドライン(2012年度合同研究班報告)：ST上昇型急性心筋梗塞の診療に関するガイドライン(2013年改訂版)．http://www.j-circ.or.jp/guideline/pdf/JCS2013_kimura_h.pdf(2017年12月閲覧))

波があらわれる．冠性T波は，発作後数ヵ月にわたり残ることが多い．一方で異常Q波は，不可逆的な心筋の壊死に伴い終生にわたり残る．

◎血液の検査

心筋梗塞を発症して心筋細胞が崩壊すると，本来心筋内にあった酵素が血液中に逸脱してくる．これを心筋逸脱酵素という．心筋逸脱酵素として特異性が高いものが血清中のCK-MB(CKはクレアチンキナーゼ，CPKともいう．CK-MBは心筋由来のCKをあらわす)であり，他にALTやLDHも少し遅れて上昇する．心筋逸脱酵素に加えて，いくつかの心筋バイオマーカーが，心筋梗塞の診断に有用であることが知られている．心筋バイオマーカーは種類によって陽性となる時期や感度が異なる(表4-12)．高感度心筋トロポニン(IまたはT)が最も早期に出現して感度がよいため，日常臨床ではよく用いられている．血液の検査では，ほかに白血球増多，CRP高値，赤沈亢進といったいわゆる炎症反応がみられる．ただし，これらのうち赤沈の亢進は数日遅れで出現する．

◎心エコー図

冠動脈の血流が悪くなると，その血管が栄養している心臓の筋肉の動きが悪くなる．逆にいえば，心臓の動きの悪いところをみれば，どの冠動脈に梗塞が生じたのか推定できる(図4-22)．虚血による心臓の動きの低下は，胸の症状や心電図変化よりも鋭敏に生じるため，心エコー図で心臓の動きをみることは心筋梗塞の診断に有用である．

5. 急性冠症候群の診断

臨床症状，心電図の所見，血清中の心筋逸脱酵素値や心筋バイオマーカーの上昇などがあれば，急性冠症候群と診断して治療を開始する．心筋梗塞とは，心筋トロポニン(IまたはT)が陽性であり，かつ次の一つ以上の項目を満たす場合と定義されている．

①心筋虚血による症状，②心電図における新たなST〜T波の有意な変化，または左脚ブロックの新たな出現，③心電図における異常Q波，④画像診断における新たな心筋バイアビリティの消失または局所壁運動異常の出現，⑤冠動脈造影または病理解剖で認められた冠動脈内血栓．

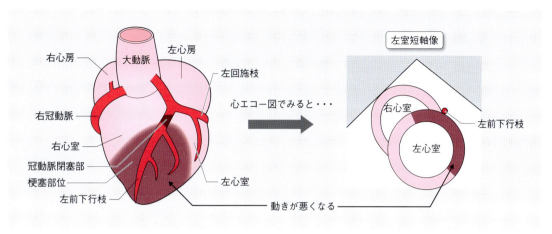

図4-22 ● 心筋梗塞を心エコー図でみる
左前下行枝の血流が悪くなると，その血流に栄養されている心臓の筋肉の動きが低下する．心エコー図では，その心筋の動きをみることができる．

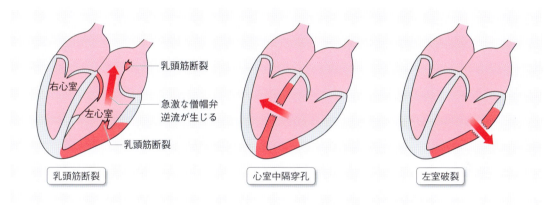

図4-23 ● 心筋梗塞に伴う3つの機械的合併症
いずれも血行動態が急激に悪化するため，外科的修復術が必要となることが多い

6. 急性心筋梗塞の合併症

① 不整脈

心室頻拍や心室細動など致死的な不整脈が突然起こることがあるため，心電図を持続的に監視するとともに，すぐに電気的除細動ができるように準備をしておく．右冠動脈の閉塞による心筋梗塞では，完全房室ブロックが生じることがある．

② 心不全・心原性ショック

心筋の壊死により心臓の機能が低下する．十分な拍出ができないため，血圧が低下したりうっ血性心不全を発症したりする．

③ 右室梗塞

右冠動脈は右室の一部を栄養している．そのため，右冠動脈閉塞による心筋梗塞では右室梗塞を起こすことがある．右室梗塞が起こると右室から左室へ十分に血液を拍出できないために，血圧が低下してショックをきたす．

④ 機械的合併症

乳頭筋断裂，心室中隔穿孔，左室破裂の3つが重篤な機械的合併症として知られる（図4-23）．いずれも壊死により脆弱となった心筋に生じ，急速に血行動態が悪くなるために，外

表4-13 ● 急性心筋梗塞に関するKillipの重症度分類

心不全の程度	死亡率
Ⅰ度…心不全なし	5〜7%
Ⅱ度…軽〜中等度の心不全(湿性ラ音の聴取範囲は全肺野の50%をこえない)	5〜20%
Ⅲ度…肺水腫	20〜50%
Ⅳ度…心原性ショック	60〜80%

科的修復術を検討する必要がある．乳頭筋断裂は，急性の僧帽弁逆流が心不全の原因となる．心室中隔穿孔が起こると，左室から右室へと血流が流れてしまい，心不全の原因となる．左室破裂は小さいものであれば，ゆっくり心のう液が貯留して心タンポナーデとなる．左室自由壁の急激な破裂では，救命は困難である．

⑤ 心膜炎

心内膜側からはじまった心筋の壊死が心外膜側に達すると，心外膜に炎症を起こして心膜炎を発症することがある．発症時期は急性心筋梗塞の数日後や数週間後などさまざまであり，発熱や胸痛などの症状を訴える．心電図変化をきたして心筋梗塞の再発と紛らわしいことがあるが，CK-MBなど心筋障害マーカーの再上昇は認めない．治療にはアスピリンが有効である．心筋梗塞後の2週間以上たった比較的遅い時期に，自己免疫的機序によって発症する心膜炎をドレッスラー(Dressler)症候群あるいは心筋梗塞後症候群と呼ぶ．ドレッスラー症候群は急性心筋梗塞の治療法が発達した最近ではまれとなったが，アスピリンの他にステロイドも有効である．

7. 急性冠症候群に対する初期対応

急性冠症候群の治療で大切なことは，いかに命の危機にある急性期を乗り切るか，そして大きな合併症を残さずに退院までもっていけるかということである．急性冠症候群の疑いがあれば，まず入院の上CCU(coronary care unit)に収容して，各種モニタリングを行って短期的な命の危険があるかどうかを判断し，緊急でカテーテル検査を行うか(侵襲的治療)，あるいは点滴や内服薬でまずは様子をみるか(保存的治療)を決める．まず，はじめるべき虚血に対する治療を，②から⑤の頭文字をとって"MONA"と覚える．

① モニタリング

12誘導心電図，血圧，脈拍，SpO_2，時間尿量の持続モニタリングは必ず行い，心筋梗塞の重症度を評価する．心電図の持続的監視では危険な不整脈の出現に注意する．心筋梗塞の重症度のものさしとしては，表4-13のようなKillipの分類が参考になる．

② 安静・酸素投与(Oxygen)

体や心のストレスはいずれも，新しい発作や合併症の原因となりうるので心身の安静をはかる．できるだけ心臓の筋肉に酸素が届くよう，呼吸困難の有無にかかわらず酸素の吸入を行う．

③ 血栓の予防(Aspirin)

少量のバイアスピリンを，早く効き目が出るようにかみ砕いてもらう．さらに，ヘパリンを持続点滴する．

④ 冠拡張薬(Nitroglycerin)

ニトログリセリンの舌下またはスプレー

⑤ 鎮痛薬(Morphin)

胸の痛みは交感神経を刺激し，心臓の負担を大きくする．胸の痛みが続く場合は，塩酸モルヒネを静脈投与する．

⑥ β遮断薬

喘息などの禁忌がなければβ遮断薬の静脈内投与または経口投与を行う．心臓の負担を抑え，梗塞の広がりを抑えるとともに，危険な不整脈の予防にも有効である．

⑦ その他

心不全や心原性ショックを呈している場合は，利尿薬や強心薬，IABPなど病態に応じた

治療を行う．不整脈に対しては抗不整脈薬や人工ペースメーカなどで対応する．

◎CCUとは

心筋梗塞の死亡率が高いのは，心原性ショックや心不全，不整脈などを高頻度に合併し，それによって死亡するからである．これらの急性期合併症の徴候を早期にとらえて治療することにより，この病気の死亡率を減らすことができる．この目的のために考えられたのが，CCU（coronary care unit, coronaryは「冠動脈の」，careは「治療する」という意味）と呼ばれる冠動脈の病気による心臓病を集中的に治療するための特別な機能を持った病棟である．

8. 病態ごとの侵襲的治療の考え方

① 非ST上昇型心筋梗塞と不安定狭心症

非ST上昇型心筋梗塞と不安定狭心症の治療方針は，非ST上昇型急性冠症候群として治療方針を考えることが多い．非ST上昇急性冠症候群では，かならずしも緊急でカテーテル検査を行う必要はない．時間をかけて病状を安定させてからカテーテル検査および治療をしたほうが安全で成績もよいという考え方もあるからである．緊急での侵襲的治療を考えるためのリスク評価法についてはいくつか知られているが，ここではTIMI（thrombolysis in myocardial infarction）リスクスコアを紹介しておく．TIMIリスクスコアでは7つの予後予測因子について検討し，スコアが高いほどリスクが高く，緊急心臓カテーテル検査の必要性が高いと考えられる（**表4-14**）．

② ST上昇型心筋梗塞

ST上昇型心筋梗塞では，時間とともに心筋の壊死が進行して死亡リスクが上昇していく．そのため，一刻も早い血行再建を行って壊死の拡大を防ぐことが必要となる．患者さんが最初に医師や看護師に接触した時間（FMC：first medical contact）あるいは，自宅から緊急搬送された時間（door）からカテーテル治療までの時間をFMC-デバイス時間あるいはdoor-デバイス時間といい，この時間を90分となるようスタッフは迅速に対応する必要がある．ST上昇型心筋梗塞が疑われたら，迅速にカテーテル検査を行って血行再建へ繋げる必要がある．緊急の血行再建術としては，冠動脈ステント留置術を行う場合が多いが，病変が複雑な場合は冠動脈バイパス術を行うこともある．また，これらの治療法が選択できない場合には，血栓溶解薬の点滴で血栓を溶かすことを試みる．

③ 機械的合併症を発症した場合

機械的合併症を生じた場合は血行動態が急激に悪化するため，直ちに心臓外科医に連絡をとり，迅速な外科手術を行えるよう準備する．

9. 冠疾患における患者教育

◎不安定狭心症に対する教育

不安定狭心症という言葉は，「心筋梗塞になってしまわないようとくに注意すべきである」という意味あいで生まれた言葉である．このため，成人病対策の重点項目として，一般の

表4-14 ● TIMI

1. 年齢（65歳以上）
2. 3つ以上の冠危険因子（家族歴，高血圧症，糖尿病，喫煙）
3. 既知の冠動脈有意狭窄（＞50％）
4. 心電図における0.5mm以上のST変化
5. 24時間以内に2回以上の狭心症症状の存在
6. 7日間以内のアスピリンの服用
7. 心筋障害マーカーの上昇

短期的な命の危険を判断するために用いられ，各項目を1点とし，0または1点で低リスク，3点で中リスク，5点以上で高リスクと判断される．
(Sabatine MS et al：Circulation 109：874-880, 2004より)

> **ニトログリセリンは，躊躇しないで**
>
> 狭心症が疑われると，医師はニトログリセリンを処方します．この薬は，発作のときに舌の下にいれて溶かします．飲みこんでしまうと，効果の出現に時間がかかるので，口の中の粘膜から吸収させるのです．
>
> 患者さんの中には，ニトログリセリンは，非常に悪くなったときに使うものだと信じて，ぎりぎりにならないと使わない方がいます．そうではないのです．火事でも大火事になってしまってからでは，小さな手持ちの消火器では消すことができません．狭心症の発作の火の手も，なるべく小さなうちに消してしまうべきなのです．

人々に対して不安定狭心症に関する教育が必要となる．これが十分に行われれば，不安定狭心症が発症した時点で受診し，治療を受けることができるので心筋梗塞の発症率を減らすことが可能となるはずである．

◎ニトログリセリンは身近におき，気軽に使うよう指導をしよう

「胸が少し痛いがしばらく様子をみよう」という考え方に立つ必要はない．火事にたとえればボヤのうちなら，小さな消火器で消すことができる．胸痛や胸部圧迫感が発症したら，大火事に至る前にニトログリセリンを舌下あるいはスプレーで用いて，火を消してしまうのがよい．

◎狭心症日誌をつけよう

それが本当に狭心症発作であるのかどうか，あるいは治療効果はどうかといったことを知るのには狭心症日誌が役に立つ．何時頃発作が起こり，何分くらい続いたのか，発作の誘因は何か，ニトログリセリンは有効かなどのポイントを，患者さん自身に，そのつど，メモしておいてもらう．これらの情報は正確な診断や治療のために有益であるばかりでなく，患者さん自身が発作の誘因に気が付いて，知らず知らずのうちにそれを回避し，発作を予防していくようになる．

◎急性心筋梗塞後の不整脈には，早い対応が必要

急性心筋梗塞では，ありとあらゆる不整脈が合併する．その中には，経過を観察しているだけでよい不整脈もあれば，即刻，治療しなければ生命を失うおそれのある不整脈もある．そのため，CCUの心電図モニターで不整脈が認められたなら，その不整脈が致命的不整脈 fatal arrhythmia（fatalは「致命的」という意味）か，致命的不整脈に進展しやすい不整脈 warning arrhythmia（warningは「注意すべき」という意味）かを見極めなければならない．CCUに勤務する者は，この目的のための特別なトレーニングが必要である．

◎CCUに「心」を

CCUに収容された患者さんは，多くの場合意識は清明である．そして，体のあちらこちらにカテーテルが挿入され，胸部には心電図の電極が貼りつけられる．このがんじがらめの状態で，24時間の監視下におかれる．これらのことで患者さん自身も，病気が自分の生命を脅かしていることを知り，その不安感は想像を絶するものとなる．加えて，常時，他人に監視されているというストレス下にもある．このためしばしば，いろいろな精神症状が出現してきて，治療に協力的でないこともある．

CCUに勤務するすべての医療人は，このことを念頭において，患者さんの心臓ばかりでなく，心のケアにも意を注ぎ，互いの信頼関係を保持していかなければならない．

◎急性冠症候群の再発予防

　一度急性冠症候群を発症した患者さんの中には不幸にも再発を繰り返し，その度に命の危機に瀕する人がいる．冠動脈疾患再発の予防には，禁煙や食生活などの生活習慣の改善の大切さを患者さんによく理解してもらうことが必要である．また，決められた薬剤を規則正しく内服することは，高血圧や脂質異常症，糖尿病などの危険因子をコントロールしたり，治療した冠動脈に血栓が生じるのを予防する上でも重要である．患者さんとはよくコミュニケーションをとり，必要に応じて薬剤師や栄養士の協力も得て，患者さんの病気への理解を深めてもらうよう努めることも必要である．

こんな心筋梗塞は生命予後に注意
1. Killipの重症度分類のⅢおよびⅣ度
2. 重症不整脈（心室性期外収縮の頻発，連発，R on T型）の出現
3. 心電図上で梗塞が広範囲
4. 血清CK（またはCK-MB）の総流出量が多い
5. 発症6時間以内の白血球数が15,000以上
6. 冠動脈造影で太い血管の病変（とくに左冠動脈主幹部病変は危険）
7. 発症から冠動脈血流再開までの時間が6時間以上

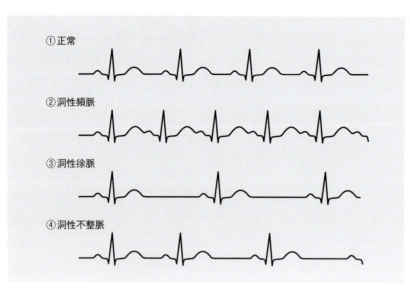

図4-24 ● 洞性頻脈, 洞性徐脈, 洞性不整脈

① 正常
② 洞性頻脈
③ 洞性徐脈
④ 洞性不整脈

C 不整脈

1 洞性不整脈 sinus arrhythmia（図4-24）

　興奮伝導系の一番はじめは洞（房）結節である．この洞結節のリズムは，正常では毎分60〜100とされている．洞結節のリズムが1分間100以上であれば洞性頻脈 sinus tachycardia（sinusはsinus node「洞結節」の「洞」の意味，tachyは「速い」ことをあらわす．cardiaは「心臓の状態」）．1分間60以下であれば洞性徐脈 sinus bradycardia（bradyは「ゆっくりとした」という意味）である．

　洞性頻脈は，動悸の原因になりうる．運動，精神的興奮，不安，貧血，発熱，甲状腺機能亢進症，心不全などで洞性頻脈をきたす．また，薬物としては，交感神経を興奮させる薬剤（イソプロテレノール，気管支喘息の治療に用いられる薬）や迷走神経抑制薬（アトロピン）などでみられる．

　洞性徐脈は高齢者，スポーツマン，甲状腺機能低下症などでみられ，薬物ではジギタリス，β遮断薬などによることが多い．

　洞結節からのリズムが乱れることを洞性不整脈 sinus arrhythmia というが，小児でみられる呼吸性不整脈（吸気時に徐脈，呼気時に頻脈となる）は，洞性不整脈の例である．もちろん呼吸性不整脈には病的意義はない．

2 洞不全症候群

　洞結節は，心臓のリズムを調節するコントロールセンターであり，ここから興奮伝導系がスタートする．洞結節の機能低下による徐脈を呈する症候群を洞不全症候群 sick sinus syndrome（SSS）という．洞機能低下の原因は，虚血性心疾患，心筋症，心筋炎，アミロイドーシス，膠原病などの基礎疾患がある場合もあるが，これといった原因の見当たらない場合もある．洞不全症候群は3つのタイプに分類され，Ⅰ型は持続性の洞性徐脈，Ⅱ型は洞停止または洞房ブロック，Ⅲ型は徐脈頻脈症候群である．

　洞停止とは sinus arrest（洞結節は sinus node, arrestは「停止」），それまで規則的に興

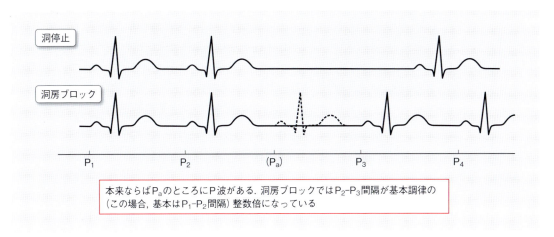

図4-25 ● 洞停止と洞房ブロック

本来ならばP$_a$のところにP波がある．洞房ブロックではP$_2$-P$_3$間隔が基本調律の（この場合，基本はP$_1$-P$_2$間隔）整数倍になっている

奮していた洞結節が，興奮を休止してしまうことである．もし，興奮伝導系がこの状態のままであれば，心臓は止まってしまう．しかし人間の心臓には安全装置があって，このような場合には洞結節より下位の房室結節や心室の自動能が働いて，心収縮が続けられるしくみになっている．しかし，下位のリズムは洞結節のリズムより遅くできている．このため，ときとして脳への血液供給が不十分となって，軽いめまい感やふらつきを訴えることもある．

洞房ブロック sino-atrial block（S-A block ともいう）というのは，洞結節から心房への興奮伝導が途切れた状態をいう．多くの場合，洞房間の興奮伝導が長い間途切れたままでいることはないので，途切れたりつながったりという状態になる．

洞停止と洞房ブロックの心電図をみていこう．洞停止の場合も洞房ブロックの場合も，心房の電気的興奮が起こらないので，心電図上P波は出現しない．つまり，何もない平らな基線のみの状態が継続することになる．しかし洞房ブロックの場合，心電図にはあらわれないが洞結節の電気的興奮は残っているから，基本的にはリズムの乱れはない．そのため，洞房ブロックが回復して，再びP波が出現したときのリズムは，洞房ブロック以前のリズムを示す（図4-25）．

洞不全症候群では，徐脈により脳血流不全による失神やめまいなどの症状が出現する場合には，Ⅰ～Ⅲのタイプを問わず人工ペースメーカー植え込みによる治療を行う．しかし，とくに症状がなければ，治療の必要はない．

3 上室性期外収縮 supraventricular extrasystole

期外収縮 extrasystole（extra は「～以外の」という意味の接頭語，systole は「収縮」の意味．あるいは premature contraction：premature は「未熟の」，contraction は「収縮」の意味）とは，それまでのリズムから，当然予想された時点より前に電気的興奮が出現してしまうことをいう．

期外収縮の原因となる電気的興奮が発生する場所によって，心室よりも上で起これば上室性期外収縮 supraventricular extrasystole（supraventricular premature contraction, supra は「～の上の」，ventricular は「心室の」という意味）といい，心室で起これば心室性期外収縮 ventricular premature contraction という．

上室性には，心房性と房室結節性とがある．ここでは，心房性期外収縮 atrial extrasystole

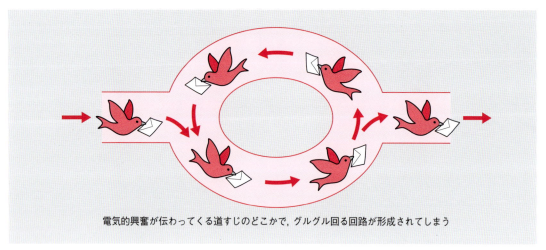

電気的興奮が伝わってくる道すじのどこかで，グルグル回る回路が形成されてしまう

図4-26 ● リエントリーの考え方

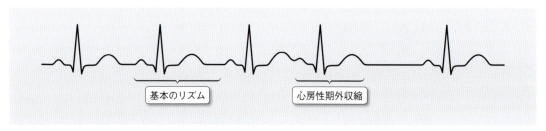

図4-27 ● 心房性期外収縮

(atrial premature contruction, PACと略していう場合があり，これはpremature atrial contractionの頭文字をとったもの)について説明する．

心房性期外収縮には次の2つの発生機序がある．

1. リエントリー(re-entry)によるもの

リエントリーとは「再び入る」という意味．心臓のどこかで電気的興奮がループを描いて同じ場所をグルグル回ってしまうことをいう(図4-26)．心房性期外収縮は，このリエントリーが，心房のどこかで生じてしまうことにより発生する．

2. 異所性自動能によるもの

本来の興奮部位以外のところの自動能による．心房のどこかの場所がその自動能を強力に発揮してしまうと，心房性期外収縮が生じる．

心房性期外収縮は，多発しなければ自覚症状はほとんどないが，多発すれば動悸を訴える．

また，心房性期外収縮の多発は，次に述べる心房細動へ移行する前兆のこともある．

心房性期外収縮は，僧帽弁疾患，虚血性心疾患，甲状腺疾患，呼吸器疾患などを基礎疾患として持っている場合も多い．心房性期外収縮の心電図は図4-27に示すように，原則としてP波があり，QRSの形は正常調律の場合と同じである．ただし，心室の興奮伝導のしかたが，平常と違えばQRSの形は変わってくる．これを心室変行伝導という．

心房性期外収縮の治療の要点は，基礎疾患があれば，その治療をすることである．心房性期

図4-28 ● 発作性上室性頻拍

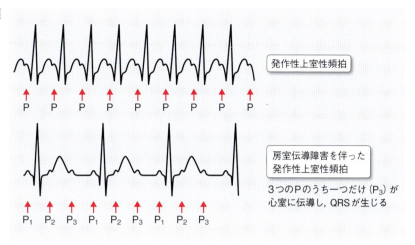

発作性上室性頻拍

房室伝導障害を伴った発作性上室性頻拍

3つのPのうち一つだけ（P₃）が心室に伝導し，QRSが生じる

図4-29 ● 発作性上室性頻拍におけるリエントリーの例

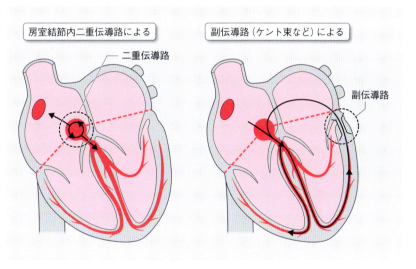

外収縮そのものは，一般的に治療は必要ない．多発する場合や，過去に一過性心房細動へ移行したことがわかっている場合には，β遮断薬，ジソピラミドなどの薬剤を使用する．

4 発作性上室性頻拍 paroxysmal supraventricular tacycardia（PSVT）

突然，心拍数が1分間130～200回にも及ぶものである．これは，心房の興奮回数が増えるため，それを受けて心室も頻回に興奮することによる（図4-28）．

この発作性上室性頻拍の出現機序は，心房から心室へ，正常とは別の伝導路を持っていて，そこを通して興奮のリエントリーが起こることによる．ひとたびリエントリー回路で興奮がグルグル回りはじめると，心室はその都度，興奮を受けることになるので頻拍となる．リエントリーの種類は大きく分けて2つあり，房室結節内の異常な二重伝導路を通ってリエントリーが生じるものと，WPW症候群のように心室から心房へ興奮を伝える異常な伝導路（副伝導という）を介してリエントリーが生じるものがある（図4-29）．

発作性上室性頻拍の症状としては，突然の頻

拍発作の開始に伴って，動悸，めまい，ふらつきなどを生じ，ときには胸痛を感じる場合もある．脈拍を触診してみても，速すぎて数えることができない．頻拍が何日間も続いていれば，心臓のポンプ機能の低下からうっ血性心不全の症状が出現してくることもある．

頻拍発作の治療には，薬物を使用しないで迷走神経を刺激することによって心臓を抑制する方法と，それでも頻拍がおさまらないときの薬物療法とがある．発作が頻回のときには，心臓にカテーテルを挿入して電気の力で異常伝導路を切断するカテーテルアブレーションという方法により根治することが可能である．

1. 迷走神経刺激法
① 頸動脈洞マッサージ法
内外頸動脈分岐部にある頸動脈洞を，軽く圧迫しながら円を描くようにマッサージする．これは必ず片方ずつ行う．また，高齢者で頸動脈の内壁にはがれやすい血栓が付着していれば，この手技により血栓がはがれ，脳梗塞をきたしかねないので，注意が必要である．

② バルサルバ（Valsalva：人名）法
大きく息を吸ってから止めていきむ．

③ 咽頭刺激法
咽頭を刺激して嘔吐反射を起こさせる．

2. 薬物療法
① 房室結節における伝導を抑制
ベラパミルやATP（アデノシン-三-リン酸）製剤の静注

② 副伝導路の抑制
ジソピラミドやプロカインアミドの静注
発作の予防のためには，β遮断薬あるいはベラパミルなどの経口薬を用いる．

3. カテーテルアブレーション（電気的焼灼術）
電気を通電できるカテーテルを心臓の中に挿入し，心臓の中の異常伝導路を電気の力で焼き切ってしまう治療法である．侵襲的な方法であり，まれではあるが心臓に穴があいたりする合併症が生じることもあるため，発作が頻回の場合に適応を考慮する．

5 心房細動 atrial fibrillation と心房粗動 atrial flutter

心房細動，心房粗動ともに，心房が全体として電気的興奮をせず，局所的，非同期的に興奮することであり，その機序はいずれもリエントリーによる．心房全体が統一して興奮するわけでないので，心房収縮も起こらない．

心房細動の場合は基礎疾患として，虚血性心疾患，僧帽弁疾患，甲状腺機能亢進症などのあることが多いが，これといった原因の見出せないものもある．心房細動は高齢者に多く，歳を重ねるにつれて増えてくる．

心電図では，図4-30に示すように，心房細動では基線の細かい揺れがあり，これをf波とよぶ．QRSは全く不規則に出現するが，これは房室結節にたどりつく電気的興奮が不定期になるためである．心房粗動では，基線に1分間250～300回の鋸歯状（ノコギリの歯のような）揺れがみられ，これをF波という．心房粗動のQRSは，F波2つに対して一つのQRSとか，4つに対して一つとかの割合で出現してくる．

心房細動，心房粗動ともに，症状としては動悸や息切れをきたすことがある．心房細動で問題になるのは，脈拍が勝手に早くなったり遅くなったりすることである．心房粗動では脈拍が早くなりすぎて動悸や息切れなどの自覚症状を訴えることが多い．いずれも，脈が速くなりすぎる「頻拍性」といわれるものでは，心臓が十分広がる時間がないために血流がうっ滞し，うっ血性心不全の症状が出てくる．両者とも心房の中に血流がうっ滞して血栓をつくることがあ

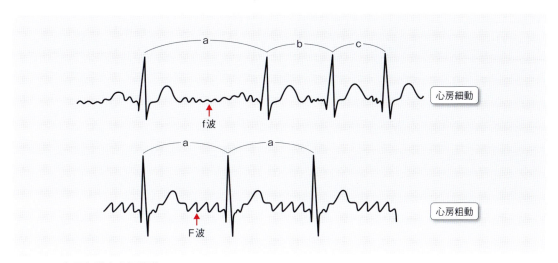

図4-30 ● 心房細動と心房粗動

り，脳梗塞の原因になるため治療が必要である（図4-31）．心房細動は，はじめは一過性に生じて（発作性心房細動）自然に洞調律に戻ることが多いが，頻度が増えると慢性化して洞調律には戻らなくなる（慢性心房細動）．脈拍を触診してみると，心房細動では全く規則性がなく，絶体性不整脈になっている．これに対して，心房粗動の際の脈拍は規則的なことも，乱れていることもある．

心房細動のような絶体不整脈をみたら，必ず聴診器で心拍数を測定し，橈骨動脈拍動数との間に差がないかどうかをみておく．この差を脈拍欠損といい，心拍数が1分間130で，橈骨動脈拍動数が1分間70であったとすると脈拍欠損は1分間60となる．この脈拍欠損が多いときには，うっ血性心不全に陥る可能性があるので注意を要する．

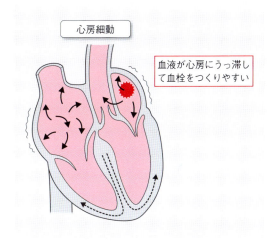

図4-31 ● 心房細動では電気的興奮が局所的，非同期的に生じる

1．心房細動の治療

① 発作性心房細動の予防：β遮断薬や抗不整脈薬（ジソピラミドやシベンゾリン，ピルシカイニド）などが予防に有効である．心臓の機能が低下した例では，アミオダロンを用いる．

② 除細動：発作性心房細動で洞調律に自然に戻らない場合，抗不整脈薬の内服あるいは静注が洞調律に戻すのに有効である．あるいは，麻酔下に心電図に同期させて直流電流を流す電気的除細動を行うこともある．

③ 慢性心房細動で脈拍数の多い（頻脈性）場合：β遮断薬やジギタリス，ベラパミルなどで脈拍数を調整する．

④ 慢性心房細動で脈拍数が少ない（徐脈性）場

表4-15 ● 心室性期外収縮の基礎疾患

① 虚血性心疾患
　1）心筋梗塞
　2）狭心症
　3）1），2）以外の心筋虚血
② 心筋炎
③ 心筋症
④ 弁膜症
⑤ 電解質失調
⑥ 薬物（カテコラミン，ジギタリス）
⑦ 低酸素状態

CAST studyの教訓

　心筋梗塞後の心室性期外収縮や心室性頻拍は予後が悪いことは明らかになっています．CAST study（Echt DS et al：N Engl J Med, 1991）は，陳旧性心筋梗塞で心室性期外収縮や心室性頻拍がある患者さんに，フレカイニドやエンカイニドなどⅠ群の抗不整脈薬で不整脈を減らすと予後を改善するかどうかをみた大変有名な研究です．結果は，抗不整脈薬を服用した患者さんのほうが心臓死や心不全が多く，試験は途中で中止となりました．基礎心疾患があると，抗不整脈薬の治療は慎重に行わなければならないという大切な教訓を残しました．その後，こうした不整脈にはβ遮断薬が有効であることがわかり，現在ではβ遮断薬を使うことが多くなりました．

合：脳虚血の症状（めまいや失神）や心不全症状があれば，植込み型人工ペースメーカの適応である．

⑤ 高齢者や高血圧，糖尿病など脳梗塞のリスクが高い症例では，ワルファリンなどの抗凝固薬で脳梗塞の予防をする．

⑥ 動悸などの症状の強い例，心不全や血栓症のリスクが高い例では，カテーテルアブレーションによる治療を行う．心房細動の原因となる肺静脈周辺の異常電導を断ち切るために，心房内に線を引くように電気を流して焼灼を行う．

[CHADS$_2$ score]

弁膜症を合併していない心房細動患者さんにおける血栓塞栓症の危険を予測するもので，次の因子から成る．

C：congestive heart failure（うっ血性心不全）
H：hypertension（高血圧）
A：age（年齢が75歳以上）
D：diabetes（糖尿病）
S：stroke（脳梗塞・一過性脳虚血発作の既往）

それぞれが当てはまるか検討し，Sのみが2点，他のものは1点を加算する．点数が高いほどの血栓塞栓症のリスクが高いと判断される．どこから抗凝固療法を行うかについて明確な答えは出ていないが，最近のガイドラインでは1点以上からは抗凝固療法を推奨している．さらに血管機能や性別を考慮したCHA$_2$DS$_2$-VAScスコアというものもある．

6 心室性期外収縮
ventricular extrasystole

　心房から正常な電気が伝わる前に，心室に電気活動が生じて興奮することであり，ventricular premature contruction（VPCあるいはPVCと略す）と称する．

　心室性期外収縮は，不整脈の頻度の中で最も多い．健康な人にもたいてい1日に何回かは起きるものであり，とくに基礎疾患の見当たらない場合が多い．一方で表4-15に掲げるような基礎疾患を有することもあり，このような場合は病気の心筋細胞から出る異常電気が原因になっていることが多い．

　心室性期外収縮は無症状の場合が多いが，「脈が飛ぶ」あるいは「どきんとする」，「胸が痛む」などを訴えることもある．心室性期外収縮

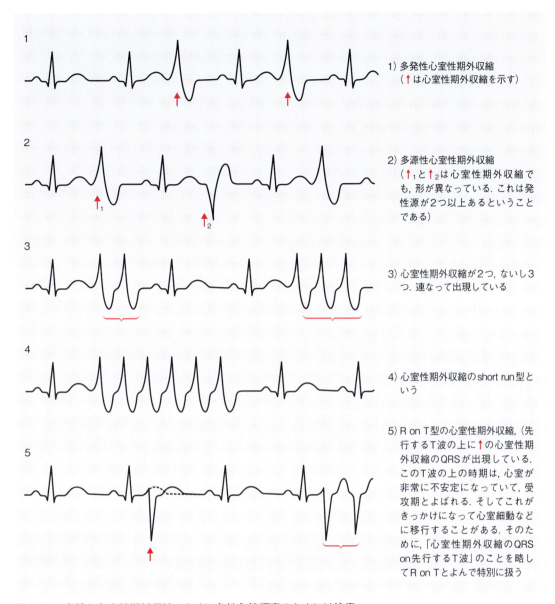

図4-32 ● 危険な心室性期外収縮．とくに急性心筋梗塞のときには注意

において注意すべきことは，数多くの心室性期外収縮を有する症例の中から，ほんのひと握りの，放置しておいては危険な心室性期外収縮を見出して，適切な治療をすることである．とくに急性心筋梗塞のときの心室性期外収縮は，致命的な心室細動の前ぶれのことがあり，図4-32に示したこれらのものはしっかり記録しておかねばならない．

心室性期外収縮の治療方針は，ホルター心電図や心エコー図検査を行って，頻度や基礎疾患をみた上で決める．危険性のない心室性期外収縮に抗不整脈薬を投与するとかえって害になることがあることに留意する．基礎疾患がなく，1分間に1個程度の出現であれば，治療の必要はない．症状がある場合は，放置しても心配ないことをよく説明して安心させ，もし不安が強

> **いやーなお化け**
>
> 心室性期外収縮の心電図は，何となくヌルッとしていて「お化け」のようです．急性心筋梗塞のときにでるお化けで，心室細動への移行率の高い，危険なものとしては，
> ① 一ヵ所から，同じお化けがたくさん出る（多発性）
> ② あちらからは一つ目小僧，こちらからはカラカサお化け（多源性）
> ③ お化けが2人，3人手をつないで出る（2連ないし3連）
> ④ 同じ種類のお化けが5〜10人でラインダンス（short run型）
> ⑤ いつも柳の下のいやーな場所にでる（R on T型）

> **植込み型除細動器**
>
> 心室頻拍や心室細動の危険性が高い場合には，ペースメーカのような小型の植込み型除細動器 implantable cardioverter defibrillator (ICD)を体内に埋め込んで突然死を防ぐ治療を行います．電極の先端は心室に装着し，自動的に心室頻拍や心室細動を感知します．心室頻拍のときには，それより早い心拍数でペーシングを行って心室頻拍を停止させ（抗頻拍ペーシング），心室細動のときは自動的に電気的除細動を行います．心機能の悪い人には，心室再同期療法（p.119）の機能を併せ持った両室ペーシング機能付き植込み型除細動器（CRT-D）という機械を植え込みます．

いようであれば抗不安薬を処方する．頻発するようなら，メキシレチン，β遮断薬が数を減らすのに有効なことがある．

急性心筋梗塞のときに，図4-32のような放置しては危険な心室性期外収縮が出現したら，リドカイン50mgをすぐ静注し，引き続き点滴で少量ずつ注入する．

7 心室頻拍 ventricular tachycardia

重篤な不整脈の一つ．QRS幅の広い心室性期外収縮が3拍以上続いたもので，30秒以内に停止する非持続性（nonsustained）とそれ以上持続する持続性心室頻拍（sustained）に分けられる．図4-32の④のshort runが続いたものである．

自覚的には，軽ければ動悸やめまいですむが，血圧低下や失神，ショック状態などをきたすこともある．次に述べる心室細動を引き起こすこともあり，持続時間が長く脈拍数が多いほど危険性が高い．

治療にはβ遮断薬の内服が有効であるが，心筋症や陳旧性心筋梗塞などの基礎心疾患を有す

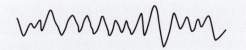

図4-33●心室細動

る場合には，アミオダロン内服の他に植込み型除細動器が必要になる場合もある．急性心筋梗塞では，リドカイン，アミオダロン，ニフェカラント，β遮断薬などの静注を用いるが，血圧低下やショック状態があれば，直ちに電気的除細動を行う．

8 心室細動 ventricular fibrillation

死の危険が迫っている不整脈である（図4-33）．心室の興奮が無制御に起こり，当然のことながら心室筋の統制のとれた興奮は起きないので，心室収縮はない．心室の収縮がなければ脳への血液供給が途絶え，そのままの状態が3分間も続くと脳細胞は不可逆的変化をきたしてしまう．

表4-16 ● 房室ブロックの分類

第1度…房室間の伝導時間延長（PQ間隔の0.2sec以上の延長）

第2度…房室間の伝導がときどき途切れる．これには2種類ある．
　① ウェンケバッハ型*（Wenckebach：人名）：房室伝導が心拍ごとに延長されていき，ついには途切れるもの．そして再び伝導が改善し，この周期を繰り返す
　② モビッツⅡ型（Mobitz：人名）：房室伝導が何の前ぶれもなく突然途切れ，再び次の心周期には伝導が回復する

第3度…完全な房室ブロックで，心房は心房で，心室は心室でそれぞれ興奮するもの

*モビッツⅠ型ともいう

遅刻と欠勤

房室ブロックを，遅刻と欠勤にたとえてみましょう．一昨日は3分遅刻してきた．昨日は5分遅刻してきた．今日は7分遅刻してきた．明日はとうとう欠勤．つまり遅刻の程度がだんだんのびてきて，とうとうこなかったというタイプ．これは房室ブロックにたとえると，第2度ウェンケバッハ型（Wenckebach）でしょう．これに対して，一昨日も，昨日も，今日も，3分ずつ遅刻してきた．そして明日は突然欠勤．これは，第2度房室ブロックのモビッツ（Mobdtz）2型とおなじです．一般的には，モビッツ2型のほうが予後はよくないとされています．

心室細動が発生すると脳は酸欠状態となるので，意識を失ってその場に倒れ，次の瞬間，けいれん発作をきたす．いわゆるアダムス-ストークス発作である．

心室細動は自然に停止することもあるが，そのまま続けば心臓が止まって死に直結する．心室細動の治療開始は3分以内でなければならない．この不整脈を認めたら，真っ先にすることは大声を出して人を集め，協力しながら心肺蘇生（CPR：cardiopulmonary resuscitation）を行うことである．治療方法は電気的除細動のみで，近くにその装置（自動体外式除細動器automated external defibrillator：AED）があれば直ちに電気的除細動を行う．近くに除細動器がない場合は，心臓マッサージをしつつ応援の人に除細動器を持ってきてもらう．除細動器がなければ，前胸部をにぎりこぶしで強く打つことで心室細動が止まることもある．

9 房室ブロック

心房から心室への興奮伝導が障害された状態を房室ブロック atrio-ventricular block（A-V block）という．この興奮伝導障害の原因としては，加齢に伴うものや虚血性心疾患，薬剤（β遮断薬によることが最多，ほかにジギタリス薬など）に起因することが多く，また，サルコイドーシスや膠原病によることもある．

房室ブロックは，その程度により**表4-16**，**図4-34**に示すように分類する．

自覚症状としては，第2度まではほとんど自覚症状はない．脈拍を触れてみると，第1度は正常であり，第2度ではちょうど1拍抜けて触れることになる．第3度になると，脈拍は極度の徐脈となり，しばしばアダムス-ストークスの発作に見舞われ，軽くてもめまい，ふらつきなどが出現する．

房室ブロックの治療を簡単にまとめると次のようになる．第1度および第2度のうちのウェンケバッハ型では，とくに治療の必要はない．第2度のモビッツⅡ型の場合は第Ⅲ度の完全房室ブロックに進展するリスクが高く，人工ペースメーカの適応となることが多い．

完全房室ブロック（第3度房室ブロック）は突然死のリスクがあり，原則として人工ペースメーカ植え込みの適応がある（**図4-35**）．人工

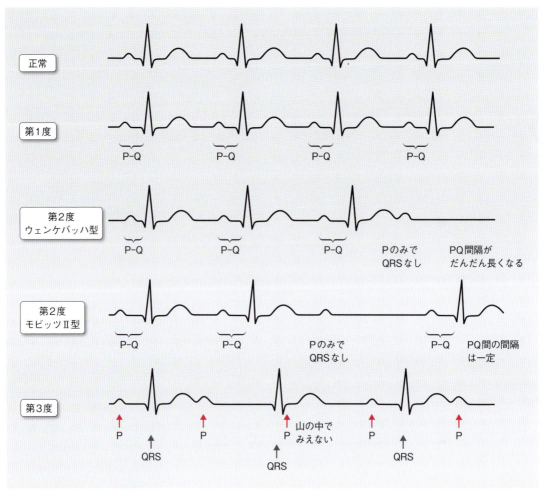

図4-34 ● 房室ブロックの種類

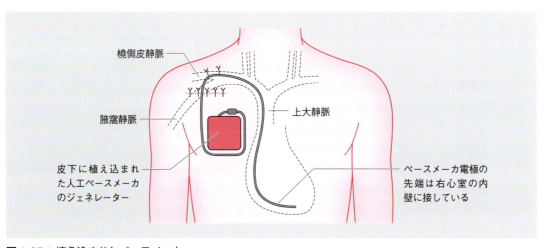

図4-35 ● 植え込まれたペースメーカ

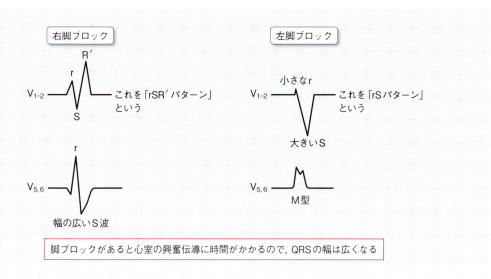

図4-36 ● 左右の脚ブロック

ペースメーカは，図のように右心室にペースメーカリード（電線）を挿入し，これが心室の電気的興奮の有無を察知し（これをセンシングという），それがなかった場合にはジェネレーターから電気刺激を発生させる．これをペーシングという．そこで自分のリズムが発生した場合は人工ペースメーカに自動的にブレーキがかかって電気刺激を発生させないしくみになっている（VVI型）．最も多く使われているDDD型の人工ペースメーカは，心房と心室にペースメーカリードを挿入し，心房と心室の両方でこれらの機能を発揮するようにつくられていて，電気刺激を発生させる場合，心房と心室の電気刺激は正常の心臓と同じタイミングで出されるので，健康な心臓に近い動きが得られる．

10 右脚ブロックと左脚ブロック

興奮伝導系は，心室に入ると右と左に分かれ，それぞれを右脚 right bundle branch，左脚 left bundle branch という．左脚はさらに前枝と後枝とに分岐する．

右脚の伝導が障害されると，興奮は左脚側が先に興奮し，次いで右方へと移っていく．これが右脚ブロック right bundle branch block (RBBB) である．自覚症状はとくにない．先天性疾患の心房中隔欠損症ではこのパターンを示す．しかし，多くは原因不明で放置してさしつかえないものである．しかし，壮年期以後に，新たに右脚ブロックが出現してきた場合には虚血性心疾患がその原因になっていることが多い．

左脚ブロック left bundle branch block (LBBB) があると，左室側の興奮は右脚が興奮を伝え終わってから生じることになる．この場合も臨床症状はないが，基礎疾患として虚血性心疾患や心筋症，心筋炎などを有していることがあり，右脚ブロックよりは注意してみていくべきである．

それぞれの心電図のポイントは図4-36に示した．

11 WPW症候群

心房と心室の間に，正常の興奮伝導系とは別

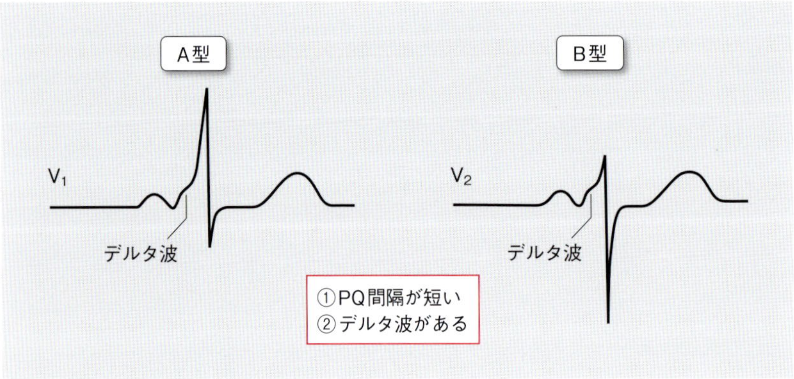

図4-37 ● WPW症候群の心電図

A型　B型
V₁　V₂
デルタ波　デルタ波
①PQ間隔が短い
②デルタ波がある

に副伝導路のあることがある．この副伝導路には，いくつかが知られているが，一般にケント束（Kent：人名）という副伝導路がある場合をWPW症候群といい，興奮はこのケント束を通って心室へと伝えられる．

WPWとは，報告者であるWolff，Parkinson，Whiteの3博士の名前の頭文字をとったものである．WPW症候群は，1,000人の心電図を記録すれば，そのうちの1～3人くらいの人にみられる．男性に多いが，その理由はよくわかっていない．

WPW症候群の心電図は**図4-37**に示したように，PQ間隔が短くてその分だけQRSの幅が広くなっている．このQRS幅の広いことの理由は，P波の立ち上がりのところにデルタ波とよばれる小さな波が付いているからである．

WPW症候群で注意すべきことは，以下の2つである．

① **上室性頻拍発作を起こしやすい**

142頁のリエントリーの図4-26に示したように，ケント束を通るリエントリー回路が形成されてしまい，興奮が「グルグル回り」をきたすために発作性上室性頻拍をきたす．これはWPW症候群患者さんの30～80％にみられる．

② **WPW症候群が発作性心房細動になると危険**

WPW症候群の発作性心房細動では，心房からの興奮が副伝導路を通って，定刻より早く心室に到達してしまう．心房からの不規則な興奮が次々に伝わってQRS幅の広い頻拍を引き起こし，これは心室頻拍に似ているために偽性心室頻拍と呼ばれる．心房から次々と伝わる興奮が，まだ心室が受攻期とよばれる不安定な時期に心室に到達すると，容易に心室細動が発生することになる．このため，WPW症候群に偽性心室頻拍が生じた場合は直ちに電気的除細動で止めなくてはならない．ジギタリス薬はケント束の不応期を短くして，より興奮が伝わりやすくなるので，WPW症候群を合併した心房細動にはジギタリス薬を使用してはいけない．

とくにWPW症候群では偽性心室頻拍が生じると突然死の危険があり，頻拍発作や症状の頻度が多い場合はカテーテルアブレーションで副伝導路を焼灼する治療を行う．

図4-38 ● 僧帽弁狭窄症の病態

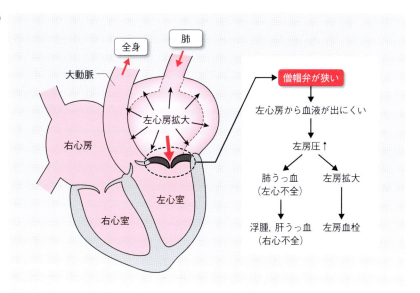

D 弁膜疾患

1 僧帽弁狭窄症と閉鎖不全症

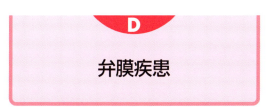

　左心房と左心室の間にあって，心室の拡張期に開いて左心房の血液を左心室に導き，収縮期に閉じて左心室からの逆流を防止しているのが僧帽弁 mitral valve である．

　この弁は，2枚の弁尖すなわち前尖と後尖とから成り，全開すると，その弁口面積は4～6cm^{2}である．

1. 僧帽弁狭窄症 mitral stenosis

　ほとんどがリウマチ熱の後遺症（リウマチ性）によるものであり，リウマチ熱の減少とともに患者数が減少している．そのほか先天性や僧帽弁輪の石灰化に伴ってみられることもある．

　この弁の前尖と後尖が癒着して弁口面積が小さくなったのが本症であり（図4-38），左心房から左心室へ血液が入りにくいために左房圧が上がって左心房が拡張する．やがて肺うっ血を生じて心不全を起こし，さらに右心系のうっ血も生じる．僧帽弁狭窄症では，左心房のうっ血が生じやすいために心房細動の合併が多く，血栓塞栓症のリスクが高い（図4-39）．自覚的には呼吸困難，動悸，心不全症状などが出現する．他覚的には，僧帽弁顔貌といって寒くなくても両方の頬が赤紫色になる（図4-40）．聴診所見が特徴的で，第Ⅰ音が強くなり，第Ⅱ音の後に僧帽弁開放音が聴こえる．心尖部ではそれに引き続いてゴロゴロゴロという拡張期ランブル（遠くの雷のような音あるいは印刷所の輪転機のような音）を聴く．そして，第Ⅰ音の開始直前に強められた心房音（前収縮期雑音ともいう）がある．僧帽弁狭窄症の心雑音は，坐位か左側臥位のほうがよく聴こえる（図4-41）．

　僧帽弁狭窄症が疑われたら，心エコー図検査を行えば診断が確定する．心エコー図では，僧帽弁の開放が制限されているのが観察されるほか，ドプラ法を用いて弁の圧較差から重症度を評価することが可能である．心エコー図でうまく評価できないときは，カテーテルを用いて左

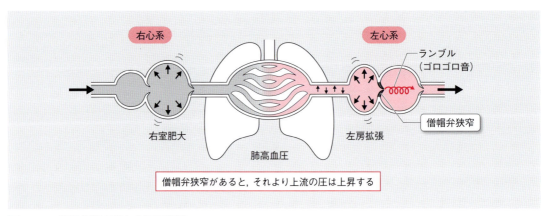

図4-39 ● 僧帽弁狭窄症と血流の異常

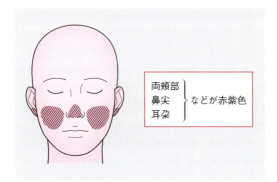

図4-40 ● 僧帽弁顔貌

心房と左心室の間に圧較差があることを証明する．僧帽弁狭窄症の治療法は，カテーテルを用いる場合と外科的治療がある．僧帽弁閉鎖不全症や左房血栓の合併がなく，弁が比較的軟らかな場合は，カテーテルで挿入したバルーンで弁口を押し広げる治療（PTMC：percutaneous transvenous mitral commissurotomy）を行う．PTMCが行えない場合には，開心術を行って外科的に狭くなった弁を押し広げたり，人工弁に取り替えたりする治療を行う．心房細動合併例では，とくにワルファリンによる血栓予防が重要である．

2. 僧帽弁閉鎖不全症 mitral regurgitation

僧帽弁閉鎖不全症とは，弁が閉鎖すべきときにしっかりと閉じないため，左心室の収縮期に血液が左心房へ逆流してしまう病態である（図4-42，43）．左心室と左心房を血流が行ったりきたりするために，容量負荷を生じて左心室も左心房も拡大する．僧帽弁閉鎖不全症で注意しなくてはならないのは，高度な弁逆流を生じると無症状のうちに心機能が低下することである．

僧帽弁閉鎖不全症の原因は非常にさまざまである．最も多いものは弁がずれて逆流が生じるもの（僧帽弁逸脱症）であり，マルファン症候群による弁の変性や，弁を引っ張っている腱索が切れることにより生じる．リウマチ性や硬化変性，膠原病，薬剤などにより弁が硬くなって逆流が生じるものもある．さらに，心筋梗塞や心筋症などで乳頭筋の位置に異常が生じて弁が引っ張られて閉じなくなる（機能性あるいは二次性とよばれる）僧帽弁閉鎖不全症もある．

症状は労作時の呼吸困難が多く，末期には心不全症状を呈する．

心尖部で心音を聴診してみると，収縮期全部にわたる高い周波数の雑音を聴取する．また，II音の後にIII音成分がはっきりと聴こえる．この全収縮期雑音は，左心室から左心房へと血液が逆流するときの雑音で，臥位で聴いたほうがよく聴こえる．

心エコー図では，カラードプラを用いると左

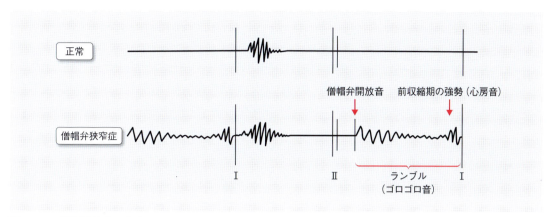

図4-41 ● 僧帽弁狭窄の心音

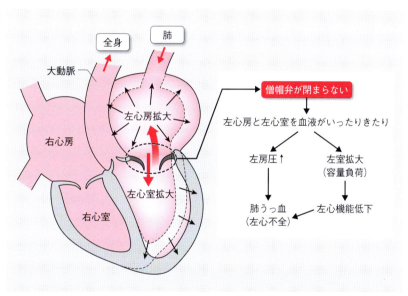

図4-42 ● 僧帽弁閉鎖不全症の病態

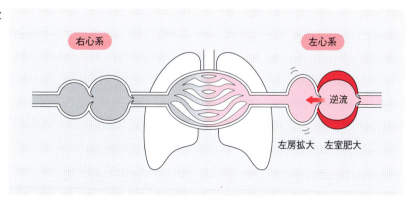

図4-43 ● 僧帽弁閉鎖不全と血流の異常

機械弁と生体弁

人工弁置換術に使う弁は大きく分けて機械弁と生体弁があります．機械弁は一生使い続けられるように丈夫につくってありますが，血栓ができやすいので生涯ワルファリンを飲み続けなくてはなりません．また，その分，出血事故を起こしやすいので，転倒や怪我には注意する必要があります．生体弁はウシの心膜やブタの弁から加工してつくってあります．血栓の危険は少ないのでワルファリンを飲み続ける必要はありませんが，どうしても劣化してしまうために，5〜20年後には再手術が必要になります．どちらの弁を選ぶかは，患者さんのライフスタイルや年齢，希望を聞いた上で決めます．いずれにせよ，人工弁置換術を受けた患者さんはそれで治療が終わりではなくて，その後の管理と定期的なチェックが重要になります．

心室から左心房への逆流ジェットが観察される．逆流が軽度から中等度であれば，定期的に経過をみるだけでよい．逆流が高度で左心機能低下が認められる場合は，症状がなくても外科手術を考慮する．弁の変性が少なければ自分の弁を修復する弁形成術を行うが，弁の変性が大きい場合は人工弁置換術を行う．

2 大動脈弁狭窄症と閉鎖不全症

左心室が収縮して，血液を大動脈に送り出す際，左心室の出口にある弁が大動脈弁である．この弁は3つの弁尖から構成されているが，まれに先天的に2つの弁尖しかないものもある．この弁が左心室の収縮期にうまく開かなかったり，あるいは拡張期にしっかり閉じなかったりすると，左心室には著しい負担がかかることになる．

1. 大動脈弁狭窄症 aortic stenosis

左心室の収縮時に大動脈弁が十分に開かない状態である（図4-44）．最も多い原因は加齢や高血圧，脂質異常症などを背景にした石灰化大動脈弁で，人口の高齢化とともに患者数が増加している．その他は，先天性の大動脈二尖弁とリウマチ性が主な原因である．

大動脈弁狭窄症の典型的な症状は，心不全症状と狭心症と失神の3つである．心臓の出口が狭いために，左心室の負担やうっ血が生じて心不全症状が出現する．また，冠循環が低下するために狭心痛を生じ，心臓から十分な血流量を供給できないために脳虚血症状である失神やめまいを生じる．こうした自覚症状が出始めると予後不良であり，最悪の場合は突然死することもあるため，早急に治療が必要である．

聴診所見では，大動脈領域に駆出性の収縮期雑音を聴く．これは，左心室の収縮期に，狭くなった大動脈弁を血液が通るときに出る音であり，血流の方向に沿って伝達する音（図4-45）で，心音図ではダイヤモンド型といわれる形の雑音である．頸動脈に聴診器を当てると，この収縮期雑音が放散しているために大動脈弁狭窄症と見当をつけることができる．

心エコー検査では，大動脈弁が硬くなって動きが低下しているのが観察される．さらにドプラ法を用いて大動脈と左室の圧較差を計測して重症度評価を行う．心エコー検査でうまく評価できないときは，心カテーテル検査を行って左室と大動脈の圧較差が高いことを証明する．大動脈弁狭窄症が高度で症状のある場合は，大動脈弁を人工弁に置換する手術を行う．外科手術では合併症の危険が高いと判断された場合は，カテーテルで大動脈弁を人工弁に置換する治療法（TAVI：transcatheter aortic valve implantation）もある．

脈拍の触診

　橈骨動脈で脈拍の触診をするとき，ついでに，次の3つの動作をしてみて下さい．

　第1は，まず手掌をみること．貧血があれば手のひらの白さが目立ちます．甲状腺機能亢進症では，あたたかく，湿った，皮膚の薄い，やわらかな手のひらです．逆に，甲状腺機能低下症の人は，皮膚が厚く，乾いていて，ボテッとした感じの手掌です．

　第2の動作で爪をみます．チアノーゼやバチ指のないことを確かめます．

　第3の動作で，検者の第2，3，4指の先で橈骨動脈拍動を触れます．このとき検者はもう一方の手で，患者さんの手関節が少し伸展気味になるように，軽く，かつ浅く手を握っていてあげるといいでしょう．

　家族の面会がなかった日には，患者さんが何もいわずにそっと握り返すことがあります．

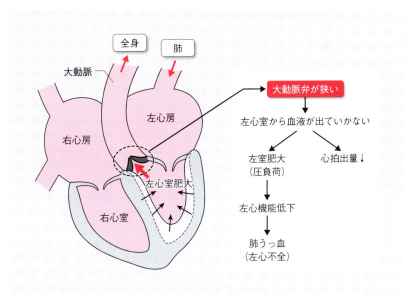

図4-44 ● 大動脈弁狭窄症の病態

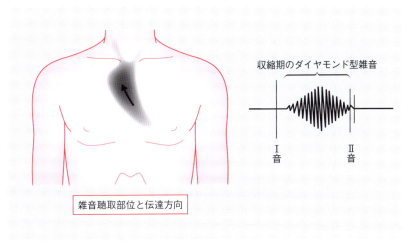

図4-45 ● 大動脈弁狭窄の心音

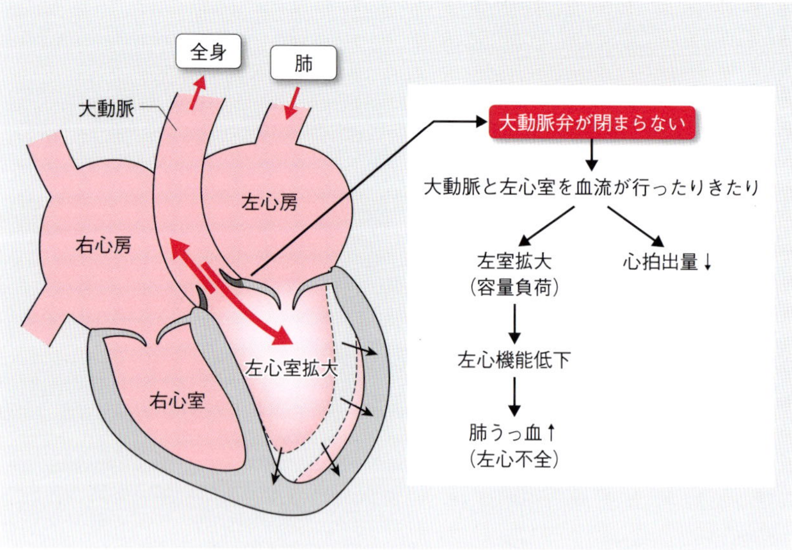

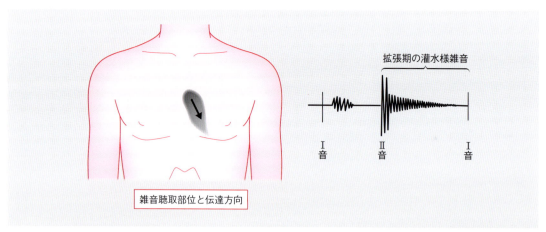

図4-46 ● 大動脈弁閉鎖不全症の病態

図4-47 ● 大動脈閉鎖不全の心音

2. 大動脈弁閉鎖不全症 aortic regurgitation

左心室の拡張期に，大動脈弁がしっかりと閉じないため，せっかく送り出した血液が再び左心室に逆流してしまう病態である（図4-46）．

原因は非常に多彩で，大動脈弁狭窄症と同じような大動脈弁の石灰化やリウマチ性，先天性二尖弁の他に，動脈炎（大動脈炎症候群，梅毒，膠原病），大動脈径の拡大（マルファン症候群，大動脈瘤，大動脈解離），薬剤性などである．

左心室は，せっかく送り出した血液がまた戻ってきてしまうので，それに対応するために拡大していき，やがて心機能が低下すると体動時の息切れや心不全を発症するようになる．冠動脈の血流にも異常が生じるので，狭心症を生じることもある．

聴診すると胸骨左縁の第3，第4肋間で拡張期のサァーという風の吹くような，あるいは「灌水様」といわれる雑音を聴く（図4-47）．

本症では血圧を測定してみると拡張期血圧が低く，いわゆる脈圧が大きい．このようなときには，患者さんの頭を注意して観察するとほんの少しであるが心拍動と一緒に前後に揺れて

いることがある．また，爪の先を軽く圧迫して，白っぽくなったところと赤い場所との境界線をみると，脈拍に一致してその境界が揺れているのが観察される．これを毛細管拍動という（図4-48）．

心エコー図では，カラードプラ法で大動脈弁から左心室への逆流ジェットが観察される．逆流が高度で左室拡大や心機能低下をきたしている場合，あるいは心不全症状がある場合は手術適応を考慮する．大動脈弁閉鎖不全症の外科治療は，自分の大動脈弁を直す形成術と人工弁に取り替える置換術がある．大動脈弁の変性が軽く，弁のズレが原因のときは大動脈弁形成術を行うが，それ以外は一般的に弁置換術を行う．

3 連合弁膜症

複数の弁の障害である．この場合，同じ原因によって2つの弁が障害されるときと，一つの弁の障害が二次的に上流の弁の機能障害を招くものとがある．後者の例としては，大動脈弁閉鎖不全症があって，そのために左心室が拡張した結果，僧帽弁の2枚の弁が互いに届かなく

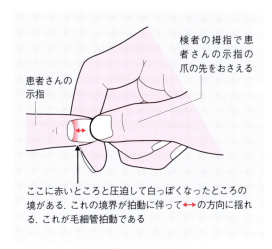

図4-48 ● 大動脈閉鎖不全の毛細管拍動

なって相対的僧帽弁閉鎖不全をきたす場合がある．

連合弁膜症の原因として多いのはリウマチ性である．リウマチ性の場合，大動脈弁と僧帽弁など，同時に複数の弁に障害が生じることがあるためである．この場合，ある程度以上に悪くなれば2つの弁を人工弁に置き換える手術を行う．

E 急性リウマチ熱 acute rheumatic fever

　リウマチ熱とは，A群溶連菌（溶血性連鎖球菌）の感染に引き続いて起こる関節・皮膚・心臓などの結合組織を侵す病気である．心臓では，心内膜，心筋，心外膜に病変を生じ，とくに心内膜の病変は弁膜を破壊して弁膜症の原因となる．わが国では，本症はすでに減少しつつあるが，途上国ではなお数多くみられる．発症年齢は5〜15歳と青少年に多い．

　症状は，感冒様症状や腎炎の形で発症し，3〜4週後に皮膚・関節・心臓などの症状が出現する．

　本症の治療は，アスピリンと抗菌薬の内服が主体である．重症例では副腎皮質ステロイド薬を用いる．

F 感染性心内膜炎 infective endocarditis

　心腔の内面を覆っているのが心内膜で，そこに起炎菌が付着したのが感染性心内膜炎infective endocarditis（infectiveは「感染の」，endocardは「心内膜」，-itisは「炎症」をあらわす）である（図4-49）．

　原因となる菌は溶連菌，腸球菌，ブドウ球菌，グラム陰性桿菌などのほか，真菌によるものもある．基礎疾患として，すでに弁膜疾患があったり，先天性心疾患を有したりするものは本症に罹りやすい．また，誘因として，歯科，婦人科，心臓外科，泌尿器科などの処置やカテーテルの留置，血液疾患，抗腫瘍薬による白血球減少などがある．

　この病気の本態は心内膜面が損傷されたところに病原菌が付着し，その上をフィブリンが被ってしまうため，その部分の炎症を発端として組織の破壊が起こることである．元来弁膜症があるところには病原体が付着しやすく，そのためさらに弁膜の破壊を進ませることになる．弁膜の破壊は心不全の原因になる．また，破壊された組織と病原菌は一緒になって疣腫という塊を形成する．疣腫は大きくなると，ちぎれて病原菌とともに血流にのって脳や腎臓，脾臓などさまざまな臓器に塞栓症や膿瘍を生じることがある．感染性心内膜炎の死亡率は約20％と高率で，早期の診断と治療が非常に大切である．

　症状としては発熱，貧血，心雑音，脾腫などのほかに，小さな塞栓症による皮下の小さい出血や結節がある．だるくて熱があり，貧血があって心雑音を聴取する場合は，皮膚とくに手掌や爪をよくみることである．とくに高齢者は発熱を認めず，不定愁訴のような症状で受診することがあるので注意が必要である．そして，

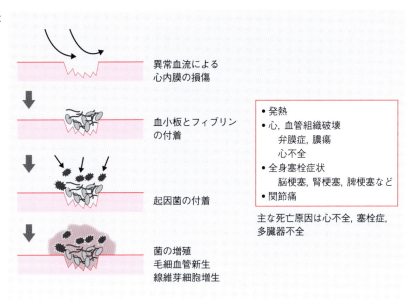

図4-49 ● 感染性心内膜炎の成り立ちと臨床像

血液では貧血，白血球増多，CRP陽性，赤沈亢進などがないかどうかを検査する．もしこれらがあれば動脈血培養を繰り返し，原因菌を確認する．治療方針を立てる上で大切なのは原因菌の確認であり，かならず抗菌薬を投与する前に血液培養(少なくとも2回)を行う．診断は血液培養が陽性，心エコー図で弁膜の破壊と付着した疣腫，塞栓症状などいくつかの所見を組み合わせて行う(図4-50)．

治療法は，高濃度の抗菌薬を持続的に用いることである．そうしないとフィブリンに被われた菌はなかなか死滅しない．血液培養の結果から，原因菌に合った抗菌薬を選ぶことが重要である．溶連菌に例をとって治療法を示すと，1日当たり水溶性ペニシリンG 2,400万単位を点滴で持続静注し，それを4〜6週間も続ける．抗菌薬で炎症を十分に抑えることができない場合，疣腫が大きくて塞栓症の危険が高い場合，

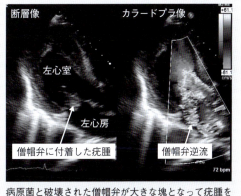

病原菌と破壊された僧帽弁が大きな塊となって疣腫を形成している(左図)．破壊された僧帽弁からは，大きな逆流ジェットが左心房内へ吹いている(右図)．

図4-50 ● 感染性心内膜炎の心エコー図

あるいは弁膜の破壊で心不全を起こしている場合には外科手術による治療を考慮する．

G 心筋炎 myocarditis

　文字通り心筋に炎症が起きることである．原因としては，ウイルスやマイコプラズマ，真菌などによる感染のほか，膠原病，放射線，薬物などがある．

　最も頻度が多いとされるのはウイルス性心筋炎である．起炎ウイルスとしてはコクサッキーウイルスが有名であるが，エコーウイルス，インフルエンザウイルスや，サイトメガロウイルスなども知られている．

　ウイルス性心筋炎の場合は，カゼ症状や消化器症状が先行し，次第に心臓症状としての胸痛や不整脈，心不全症状などが出現してくる．自然に軽快してしまう症例もあるが，急激に悪化して難治性の心不全や死亡に至る例もあり，劇症型心筋炎とよばれる．心電図にはいろいろな変化があらわれるが，心筋炎に特徴的なものはない．血中の心筋逸脱酵素の上昇を認め，トロポニンIあるいはTが陽性となることが多い．診断は上記のような症状や検査成績から行う．確定診断には心筋を生検して顕微鏡でみることと，2～3週間の間隔をあけて採血した血液で血清ウイルス抗体価の上昇があることを確認することである．なかには，検査所見に明らかな異常を認めないまま少しずつ心機能が低下することがあり，慢性心筋炎とよばれる．

　治療法は対症療法を行いつつ軽快を待つしかない．自然軽快するようなウイルス性心筋炎の予後は良好であるが，劇症化した場合はカテコラミン類などの強心薬に加えて血液浄化法，IABPやPCPSの補助循環が必要になることがある．ステロイドや免疫抑制療法の効果は確立されていないが，好酸球性心筋炎では効果が期待できる．

H 心筋症 cardiomyopathy

　心筋そのものが原因で心臓の機能に異常をきたす一連の病気を心筋症という．はっきりした原因がなく，遺伝性あるいは孤発性に生じるものを特発性心筋症とよび，高血圧や膠原病など原因が明らかなものを特定（二次性）心筋症と呼ぶ．いずれも心エコーや心臓MRIで心臓の形態や機能を評価した後，原因となる疾患を調べた上で診断する．心筋症は主に次のように分けられる．

1. 特発性心筋症（図4-51）

① 拡張型心筋症 dilated cardiomyopathy (DCM)

　心筋の細胞が変性し，消失してしまったり，線維化してしまう．左心室は拡張して収縮力が低下し，心不全を起こす．アンジオテンシン変換酵素阻害薬やβ遮断薬が有効であるが，薬物療法が効かずに心不全が進行してしまう症例もある．心不全が進行した場合には，心室再同期療法（CRT）や植込み型補助循環装置（左心補助装置 left ventricular assist device：LVAD），最終的に心臓移植が必要になる場合もある．わが国における心移植の原因としては最も多い．

② 肥大型心筋症 hypertrophic cardiomyopathy (HCM)

　心筋細胞の配列が乱れて心臓の壁が肥厚する．家族内発生が多く，いくつかの遺伝子異常が知られている．無症状の場合も多いが，心筋が肥大するために狭心痛（相対的な虚血）や息切れをきたすこともある．肥大した心筋が左室流出路の狭窄を生じるものを閉塞性肥大型心筋症とよび，心拍出量が低下するために失神やめまいを生じる．治療は，不整脈や心機能低下を防ぐ目的で

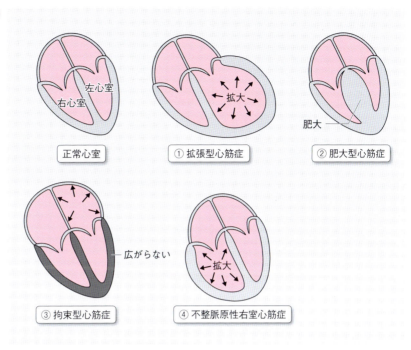

図4-51 ● 特発性心筋症の分類

β遮断薬やアンジオテンシン変換酵素阻害薬を用いる．左室流出路狭窄の改善にβ遮断薬が有効であるが，重症例では外科手術で肥大した心筋を切除することもある．心機能が正常でも心室性不整脈により突然死することもあるので，不整脈の管理が重要である．肥大が強い例や家族内に突然死の既往がある例，心室性不整脈の頻度が高い例など，突然死の危険が高い症例では植込み型除細動器(ICD)の適応となる．肥大型心筋症の中には，やがて左心室が拡大して拡張型心筋症と同じような病態を呈する場合があり，拡張相肥大型心筋症といって予後が悪い．

③ **拘束型心筋症 restrictive cardiomyopathy (RCM)**

心筋が硬くなることにより心臓の広がりが悪くなり，拡張性心不全を起こす．欧米には多いとされるが，日本人では比較的まれである．

④ **不整脈原性右室心筋症 arrhythmogenic right ventricular cardiomyopathy (ARVC)**

右室の心筋が変性し，そこから重篤な心室性不整脈を起こす．右室は拡張して収縮力が低下し，右心不全を起こすこともある．不整脈のために突然死することがあり，予防のために植え込み型除細動器(ICD)の適応である．

2. 特定(二次性)心筋症

特定心筋症の原因となる疾患は代謝性疾患や炎症性疾患など多岐にわたる．よく知られたものでは，高血圧や虚血性心疾患，糖尿病がある．アミロイドーシスやファブリー病では異常なタンパクが心筋に蓄積して心臓の肥大と機能低下をきたす．またサルコイドーシスでは，心筋に炎症を引き起こして心筋症の原因となる．いずれも心筋症を引き起こす原疾患の治療を優先して行う．たとえば，サルコイドーシスでは，炎症を抑えるために副腎皮質ステロイド薬を用いる．ファブリー病では，生まれつき不足している酵素を補充する治療法がある．アミロイドーシスでは，現在のところあまり有効な治療法はなく，予後は不良である．

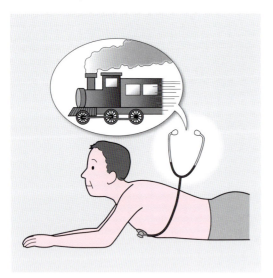

図4-52 ● 急性心膜炎の蒸気機関車音

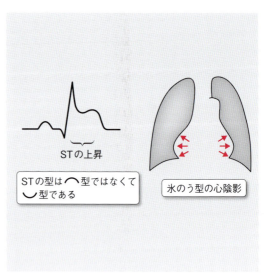

図4-53 ● 急性心膜炎の心電図と胸部エックス線像

I 急性心膜炎 acute pericarditis

　心臓を覆っているのが心膜(心外膜ともいう)であり，そこに炎症が起きれば心膜炎pericarditis(periは「辺縁の」とか「周囲の」という意味)になる．

　原因は特発性つまり原因の明らかでないものが多く，ほかに尿毒症や膠原病によるものや悪性腫瘍によるものなどがある．

　症状は胸痛(臥位のほうが症状が強い)，呼吸困難，咳，しゃっくりなどである．聴診では，心膜がこすれ合う音(心膜摩擦音)があたかも蒸気機関車の音のように聴こえる(図4-52)．心のう内に炎症性の液体(心のう液)の貯留がみられる．急速に大量の心のう液が貯まると心臓は拡張できなくなり，頸静脈怒張，浮腫，肝腫大などのうっ血症状や，心臓からの拍出量が低下する心タンポナーデtamponade(「ふさぐ，栓をする」という意)とよばれる状態になる．

　検査成績の要点は3つ．第1は心電図におけるST上昇，第2は胸部エックス線写真における氷のう型心陰影，第3は心エコー図における心のう水の証明である(図4-53)．

　治療は，原因が判明していればその治療をする．特発性の場合は，非ステロイド系抗炎症薬のアスピリンで炎症が治まるのを待っていれば自然に改善していくことが多い．もし心タンポナーデの状態になったら，心のう内に針を刺して液体を排除する必要がある．この場合，心エコーで観察しながら冠動脈や心筋を傷つけないよう細心の注意を払って穿刺を行う(図4-54)．

高血圧症 hypertension

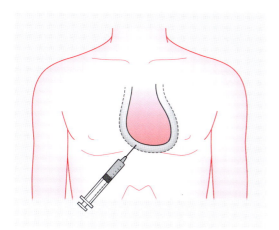

図4-54 ● 心のう穿刺は注意深く行わないと，心臓を刺してしまう

家庭血圧

　診療所や病院で測定する血圧 office blood pressure は，家庭血圧 home blood pressure よりもやや高いとされています．そのため，その患者さんの血圧がどの程度の範囲で動揺しているかを知るのには，家庭血圧の記録が参考になります．しかし，家庭血圧の測定を行う前に，正確な血圧の測り方，正常値などを十分に知ってもらわなければなりません．そうしないと，2mmHg 上ったとか，4mmHg 下がったとかが気になって，日に何十回も血圧を測定する，いわば"血圧測定ノイローゼ"の患者さんを大量生産することになります．家庭血圧を測定したら，血圧の値とともに日時やその日の体調をしっかりと記録する習慣をつけるよう，患者さんに伝えましょう．

　高血圧症とは，血圧の高い状態が持続し，放置しておくと脳・心・血管・腎・眼底などの全身の臓器障害をきたす病態をいう（**図4-55**）．高血圧の定義については，いろいろな考え方があるが，さまざまな疫学研究に基づいて，収縮期血圧 140mmHg 以上，または拡張期血圧 90mmHg 以上のときに高血圧と診断されることが多い．高血圧の重症度分類はガイドライン改定のために変更することが多いが，2014年に改訂された日本高血圧学会による重症度分類を示す（**表4-17**）．

　高血圧症は2つのグループに分けられる．一つは，本態性高血圧症 essential hypertension とよばれているもので，高血圧症の多くはこれである．もう一つは，腎臓やその他の異常によって，結果として高血圧を生じるもので，二次性高血圧症とよばれる．診察室で血圧を測るといつも血圧が高いのに，診察室を出ると血圧が正常な場合がある．医師の前だけで血圧が高いということで白衣高血圧と呼ばれる．一方で，診察室では血圧が正常なのに，診察室を出ると血圧が高い場合がある．夜間高血圧のような血圧の時間変動や，精神的ストレスによる高血圧が関係している可能性があり，仮面高血圧とよばれる．白衣高血圧も仮面高血圧も適正な治療を行う上で見極めが大切である．

高血圧症
① 原因のよくわからないもの→本態性高血圧症
② 原因疾患のわかっているもの→二次性高血圧症（症候性高血圧症）

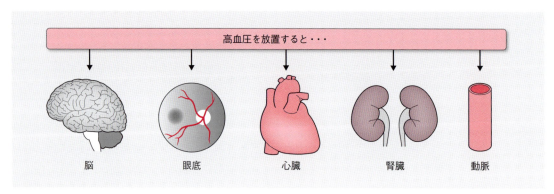

図4-55 ● 高血圧は体のいろいろな部分の障害を引き起こす

表4-17 ● 成人における血圧値の分類(mmHg)

	分類	収縮期血圧		拡張期血圧
正常域血圧	至適血圧	<120	かつ	<80
	正常血圧	120〜129	かつ/または	80〜84
	正常高値血圧	130〜139	かつ/または	85〜89
高血圧	Ⅰ度高血圧	140〜159	かつ/または	90〜99
	Ⅱ度高血圧	160〜179	かつ/または	100〜109
	Ⅲ度高血圧	≧180	かつ/または	≧110
	(孤立性)収縮期高血圧	≧140	かつ	<90

(日本高血圧学会:高血圧治療ガイドライン2014,ライフサイエンス出版,東京,p19,2014より転載)

高血圧症はサイレントキラー

　高血圧は症状もないままに全身の臓器を傷害します.そしてある日突然に脳出血などで命を奪います.そのため高血圧はサイレントキラー(静かな殺し屋)と呼ばれます.高血圧の治療には,生活習慣の改善が非常に大切です.患者さんには,症状がなくても高血圧の治療が必要であることをしっかりと理解してもらえるように,わかりやすく説明することが大切です.

1. 本態性高血圧症 essential hypertension

◎本態性高血圧症の原因に対する考え方

　原因不明の高血圧を本態性高血圧症 essential hypertension (essential は「本質的な」,hyper は「亢進した,高い」,tension は「緊張」の意味) という.

　本態性高血圧症の明らかな原因はわかっていないが,複合的な要因で発症するとされ,その中でも遺伝的要因が大きいことがわかっている.その遺伝的要因に,ナトリウムの過剰摂取,肥満,交感神経の機能亢進,レニン・アンジオテンシン系の異常,カルシウムイオンによる動脈壁平滑筋の調節不全,加齢による動脈硬化などが関連していると考えられている.

　高血圧症の患者数は,年齢が高くなるに従っ

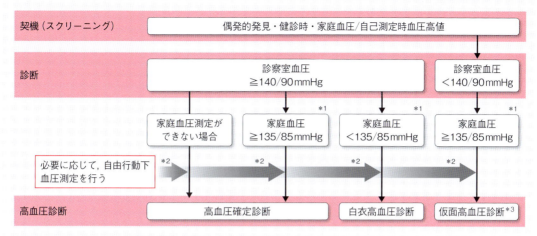

*1 診察室血圧と家庭血圧の診断が異なる場合は家庭血圧の診断を優先する．自己測定血圧とは，公共の施設にある自動血圧計や職域，薬局などにある自動血圧計で，自己測定された血圧を指す
*2 自由行動下血圧の高血圧基準は，24時間平均130/80mmHg以上，昼間平均135/85mmHg以上，夜間平均120/70mmHg以上である．自由行動下血圧測定が実施可能であった場合，自由行動下血圧基準のいずれかが以上を示した場合，高血圧あるいは仮面高血圧と判定される．またすべてが未満を示した場合は正常あるいは白衣高血圧と判定される．自由行動下血圧測定の適応は表2-4を参照
*3 この診断手順は未治療高血圧対象にあてはまる手順であるが，仮面高血圧は治療中高血圧にも存在することに注意する必要がある

図4-56 ● 血圧測定と高血圧診断手順
（日本高血圧学会：高血圧治療ガイドライン2014，ライフサイエンス出版，東京，p21，2014より転載）

て多くなるし，男性と女性では男性のほうがやや多い．また，地域差があることも知られている．

◎症状

　高血圧症に特有な症状というものはない．一般の人々はよく，頭重感や頭痛，肩こりなどを高血圧の症状と信じ込んでいるが，それらの症状は高血圧症でなくても出現する，いわゆる非特異的症状である．

　高血圧症が進展して，いろいろな臓器障害をきたすと，その障害された臓器による症状が出る．高血圧脳症による意識障害，脳出血による中枢神経症状，動脈硬化による動脈閉塞や大動脈瘤，眼底出血による視力障害，高血圧腎症による腎不全などがその例である．

◎診断と検査

　最近は家庭血圧計や健診が普及し，多くの場合は測定された血圧が高かったことを主訴に来院する．高血圧症の診断手順は次の3つである．

① **血圧の測定と高血圧の診断**

　高血圧症の診断は，まず診察室でも血圧が高いことを確認することである．血圧は健康な人でも変動し，1回限りの血圧測定で高血圧と決定するには不十分な場合も多い．その後，家庭血圧の記録も勧め，その結果も踏まえて高血圧の診断を行う（**図4-56**）．また，最初の段階で全身状態をみるために一般的な診療と検査は行っておく（**表4-18**）．

② **二次性高血圧の除外**

　二次性高血圧を除外できて初めて本態性高血圧の診断となる．二次性高血圧であることがわかれば，原疾患を治療することで高血圧が治

表4-18 ● 高血圧の最初の検査

1. 一般検査（初診時と治療中は定期的に行う）
   血液検査　血液検査，ヘモグロビン，ヘマトクリット，クレアチニン（Cr）（またはシスタチンC），尿酸，ナトリウム（Na），カリウム（K），空腹時トリグリセライド（TG），HDLコレステロール，総コレステロール（またはLDLコレステロール），空腹時血糖，ALT，γ-GT，血清CrあるいはシスタチンCからeGFRを算出
   尿一般検査　尿蛋白定性，尿糖定性，尿沈渣
   胸部エックス線　心胸郭比
   安静時心電図
2. 二次性高血圧を疑う症例でのスクリーニング検査
   採血（レニン活性，アルドステロン，コルチゾール，ACTH，カテコラミン3分画），採尿（メタネフリン2分画，カテコラミン3分画）
   腹部エコー
   夜間経皮酸素分圧モニタリング
3. 二次性高血圧除外のために専門医が行う特殊検査
   副腎CT（造影を含む），腎血流エコー，腎血流シンチ，副腎シンチ，副腎静脈サンプリング，睡眠ポリグラフィ

（日本高血圧学会：高血圧治療ガイドライン2014，ライフサイエンス出版，東京，2014をもとに作成）

表4-19 ● 高血圧の臓器障害やリスクをみるためのさまざまな検査

臓器	検査
脳	認知機能テスト，抑うつ状態評価，頭部MRI，MRアンジオグラフィ，脳血流検査
眼底	眼底検査
血管	頸動脈エコー，血圧脈波検査
心臓	心エコー，胸部エックス線撮影，心電図，冠動脈CT
腎臓	尿蛋白定量，尿微量アルブミン定量，推定糸球体濾過率（eGFR）
糖代謝	HbA1c，75g経口ブドウ糖負荷試験
自律神経	起立試験

る可能性もある．まずは簡単なスクリーニング検査を行って，二次性高血圧を疑う所見があれば専門医に紹介してさらに精査を行う（表4-18）．

③ 高血圧による臓器障害の評価

高血圧症では，最初に受診した時点で症状の自覚がなくても，すでに重篤な合併症をきたしていることがよくある．また，その後の合併症の進行度をみる上でも，早い段階に高血圧による臓器障害やリスクについて評価を行ったほうがよい（**表4-19**）

◎治療

本態性高血圧症の治療は，下記の3つが基本である．

① 食事療法：肥満の是正，食塩や動物性脂肪の制限，カリウムを不足させない食事，節酒
② 生活指導：規則正しい生活，ストレスの回避，適当な運動，禁煙
③ 降圧薬の持続的内服（**表4-20**）

降圧薬の使用を開始すると，長期間に及ぶことが多く，患者さんの中には薬を飲みはじめると一生服用し続けなければならないので，なるべく飲みたくないと訴える人がいる．これは必

表4-20 ● よい降圧薬の条件と降圧薬の種類

よい降圧薬の条件：
① 降圧効果が優れており，効き目がゆっくりで長持ちする
② 血管障害や臓器障害を予防できる
③ 副作用が少ない
④ 生活の質(QOL)を低下させない

降圧薬の種類：
① カルシウム拮抗薬
　副作用が少なく，降圧効果が優れているので多く使用されている．長時間作用型がよい．
② アンジオテンシン変換酵素(ACE)阻害薬
　心臓や腎臓などの臓器保護効果や，インスリン抵抗性改善効果が期待できる．心不全の治療薬としても使われる．副作用は空咳と血管性浮腫．妊婦には使用できない．
③ アンジオテンシンⅡ受容体拮抗薬(ARB)
　ACE阻害薬と同じような臓器保護効果が期待できる．
④ β遮断薬
　労作性狭心症や心不全の治療薬としても使われる．徐脈や糖代謝異常に注意する．気管支喘息や冠れん縮性狭心症には使えない．
⑤ 直接レニン阻害薬
　腎保護作用が知られている．長時間作用が持続し，忍容性も良好．ACE阻害薬やARBと併用できない．高カリウム血症に注意する．
⑥ 利尿薬
　高齢者，食塩感受性高血圧，慢性腎臓病合併例，心不全合併例などによい．高齢者の脱水に注意する．
⑦ α遮断薬
　安価で効果は安定しているが，起立性低血圧に注意する．
⑧ アルドステロン拮抗薬，カリウム保持性利尿薬
　心不全合併例や難治性高血圧症に有効．高カリウム血症に注意する．
⑨ 中枢性交感神経遮断薬
　難治性高血圧で他の薬が使えないときに併用薬として使われる．メチルドパは妊婦にも安全に使用できる．
⑩ そのほか，古典的な血管拡張薬など

ずしも正しい考え方ではない．なぜなら，服用を続けていないと将来いろいろな臓器の障害が出てしまうからで，内服することによって，それを未然に防ごうという意図だからである．もちろん，食生活や肥満の是正により血圧が正常化すれば，血圧値の追跡は必要だが，内服を続けなければならない理由はない．

◎ **患者さんへの教育が大切な高血圧症**

　高血圧症は生活習慣と密接な関係がある．そのため，高血圧症に対するケアのポイントは，患者さんへの教育である．まず，一次予防に対する教育は，小児期からはじめるべきである．肥満や食塩の過剰摂取に対する適正な食習慣の習得には，年齢が若いほうがよい．小児期の血圧高値は，成人になった後の高血圧発症と関係することが知られている．次に，自覚症状のない高血圧患者さんに内服を続けさせるにはどうすればよいか．それは臓器障害が生じてしまってからでは，もとに戻れないということを十分に知ってもらうことである．また，最近では，家庭血圧の測定も重要視されているが，これも血圧の生理的意義や，正常血圧を持続させることの重要性を十分に知っていないと，三日坊主に終わってしまう．

2. 二次性高血圧症

◎ **なぜ二次性高血圧が重要か**

　高血圧症のほとんどは，本態性高血圧症であ

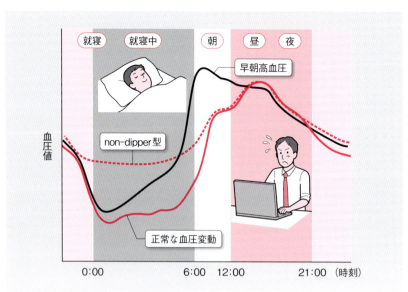

図4-57 ● 血圧日内変動

血圧の日内変動と早朝高血圧（図4-57）

　体内時計に合わせて，血圧も1日の間で変動します．健康な人では，夜間に血圧は10〜20％低下し（dipper型），目覚める時間に向けて緩やかに血圧が上昇します．夜間に血圧が低下しない人をnon-dipper型とよびます．また，日中に血圧が高くなくても，明け方にものすごく血圧が上昇して朝だけ血圧が高いタイプもあり，早朝高血圧とよばれます．non-dipper型も早朝高血圧も脳血管障害や心筋梗塞のリスクが高いことがわかっています．朝に家庭血圧を記録することで，こうした病態がわかることもあります．血圧の連続記録が可能な24時間血圧計検査をすると，より正確な診断ができます．

る．しかし，高血圧を呈する集団の中から二次性高血圧症を発見する努力を怠ってはならない．では，なぜ二次性高血圧症が重要なのか．その理由は，
① 原因除去により，高血圧症を治癒させることができるものがある．
② 血圧のコントロールと同時に，原因疾患の治療が必要である．
の2点である．

◎二次性高血圧には，どのようなものがあるか

　非常にまれなものまで掲げると，かなりの種類がある．当面，知っておくべきものとしては表4-21に示すとおりである．二次性高血圧の原因の中で，比較的頻度の高いものとして，腎実質性高血圧，原発性アルドステロン症，腎血管性高血圧，睡眠時無呼吸症候群などがあげられる．

◎主な二次性高血圧症の病態
① **腎実質性高血圧**

　表4-21に掲げた疾病により，腎の実質が障害されると，腎の排泄能の低下，腎における昇圧物質（レニン）の産生亢進と降圧物質（プロスタグランジン）の産生減少などにより昇圧をき

表4-21 ● 主な二次性高血圧症

①腎実質性高血圧	慢性糸球体腎炎，多発性のう胞腎，慢性腎盂腎炎，虚血性腎炎など，腎実質の疾患による
②腎血管性高血圧	腎動脈の閉塞や狭窄による
③内分泌性高血圧	原発性アルドステロン症，クッシング症候群，褐色細胞腫，甲状腺機能亢進症，先端巨大症など，ホルモンの異常による
④血管性(脈管性)高血圧	血管炎(大動脈炎症候群，結節性多発性動脈炎，全身性強皮症)，大動脈縮窄症，高心拍出性疾患(大動脈弁閉鎖不全，動脈管開存，動静脈瘻)などによる
⑤脳・中枢神経系疾患による高血圧	脳血管障害，脳腫瘍，脳炎，脳外傷などによる
⑥遺伝性高血圧	リドル症候群，家族性アルドステロン症3型，11β-水酸化酵素欠損症などの特定の遺伝子異常による
⑦薬剤誘発性高血圧	非ステロイド性抗炎症薬，甘草製剤，グルココルチコイドなど，血圧上昇作用を持つ薬剤による
⑧そのほか	睡眠時無呼吸症候群など

侵襲的？ 非侵襲的？

ちょっといいにくい言葉ですが，よく使われる言葉です．病気の診断のためには，いろいろな検査が必要ですが，患者さんの苦痛は少ないに越したことはありません．動脈にカテーテルを入れて冠動脈を造影したり，メスを入れて組織を採ってきたりする検査のことを，「侵襲的(invasive)検査」といい，これに対して，超音波のエコー像をみたり，心音図を記録したりする検査を「非侵襲的(non-invasive)検査」といいます．もちろん非侵襲的で，かつ正確な情報が得られれば，それが一番優れた検査といえます．

近年の，画像診断法の進歩は，検査の侵襲性をきわめて少ないものにしましたが，この傾向は，今後ますます進んでいくでしょう．

たす．血圧が上昇すると，さらに腎実質が障害されるという悪循環が生じる．治療には原疾患の治療とACE阻害薬ないしARBなどの腎保護作用を持つ降圧薬が用いられる．

② 腎血管性高血圧

腎動脈に狭窄をきたすと，腎の血液灌流圧が低下する．中高年に多い粥状動脈硬化によるものが最も多く，若年者に多い線維筋性過形成がそれに次ぎ，まれに大動脈炎症候群によるものがみられる．血流灌流圧の低下を糸球体の輸入細動脈にある傍糸球体装置が感知して，レニンを分泌する．レニンは血中のレニン基質(アンジオテンシノゲン)に作用して，アンジオテンシンⅠをつくる．アンジオテンシンⅠはアンジオテンシン変換酵素の作用によりアンジオテンシンⅡとなる．このアンジオテンシンⅡは生体内で最も強力な昇圧物質で，血管の収縮や副腎皮質からのアルドステロン分泌の亢進により，血圧を上昇させる(図4-58, 59)．

血液中のレニンの量(血漿レニン活性)を測定してみて高値を呈していれば，腎血管性高血圧の可能性がある．このときは，ACE阻害薬を内服して血圧が下がるかどうかをテストし，さらに左右の腎静脈にカテーテルを入れ，そこで血液を採取して，血漿中のレニン活性を測定してみればよい．もし，左右どちらかの腎動脈に

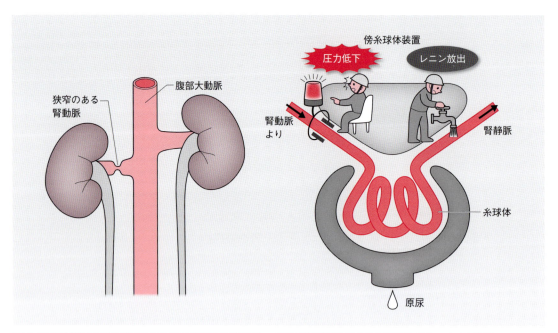

図4-58 ● 腎動脈狭窄があると血液の灌流圧が低下し，傍糸球体装置がこれを感知してレニンを分泌

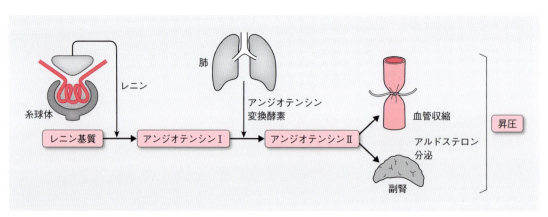

図4-59 ● レニン・アンジオテンシン・アルドステロン系による血圧上昇のしくみ

狭窄があれば，その側の腎静脈血中のレニン活性は高いはずである．腎動脈狭窄の確認には腎動脈エコーやMRアンジオグラフィが有用である．中高年では腎機能低下を伴う例が多いため，片方の腎動脈狭窄のみであれば腎保護作用を持つ降圧薬で治療する．一方，両側の腎動脈狭窄ではACE阻害薬やARBは使用できない．若年者では，腎動脈の狭窄をバルーン付きカテーテルで広げる治療が推奨されている．腎臓の血流が回復すれば，たちどころに血圧は下がる．

③ **原発性アルドステロン症**

従来考えられていたよりも頻度が高く，最近では全高血圧患者の約5％程度といわれている．アルドステロンとは副腎の皮質から分泌されるホルモンである．これは，腎臓の尿細管に作用してナトリウムや水の再吸収を促し，カリウムの排泄を促進する．

もし，副腎に腫瘍（腺腫）ができて，アルドス

テロンが過剰に生成されると，ナトリウムや水の再吸収により循環血液量の増加をきたして血圧が上昇する．同時にカリウムの喪失から，低カリウム血症をきたすことがあり，四肢の筋肉の麻痺をきたす．血液中のアルドステロンとレニン活性を測定し，その比をみることが本症の早期発見に有用である．そして副腎に腺腫が発見されたら，それを手術で取り除けば血圧は正常化する．

④ 褐色細胞腫

副腎の髄質はカテコラミン（アドレナリンやノルアドレナリンなどの物質の総称）という昇圧物質を分泌する．もし副腎髄質にこれらを分泌する腫瘍ができると，血圧は発作的に上昇したり，持続的な高血圧を呈したりする．血中のカテコラミンを測定して高値であれば，CTなどで副腎を検査し，腫瘍が発見されたら摘除すると血圧は下がる．

⑤ 睡眠時無呼吸症候群

閉塞性睡眠時無呼吸症候群は，寝ている間に上気道が狭くなることで周期的な低酸素血症を繰り返し，脳血管疾患や心疾患のリスクとなるだけでなく，突然死の原因となる病気である．治療抵抗性となる二次性高血圧の原因としては最も多い．肥満に加え，顔面骨格の問題や扁桃肥大などでも起こる．日中の眠気や夜間頻尿などの症状を訴えることが多いが，睡眠中の無呼吸やいびきなどを家族から指摘されて診断されることも多い．疑わしい場合は専門医に紹介して睡眠ポリグラフィ検査を行って診断する．睡眠中の持続陽圧呼吸 continuous possitive airway pressure（CPAP）療法などで治療すると血圧も改善するが，夜間高血圧を合併していることも多く，厳密な降圧療法が必要である．

K 起立性低血圧
orthostatic hypertension

　収縮期血圧が100～110mmHg以下を低血圧といい習わしているが，これには明確な基準があるわけではない．これといった原因もなく，ただ単に血圧が低いだけであれば，病気と考えなくてもよい．血圧が低い場合に問題となるのは，
① ショックによる急性の低血圧
② 起立性低血圧
の2つである．①のショックについてはすでにその項のところで述べた．ここでは起立性低血圧について解説しよう．

　起立性低血圧 orthostatic hypotension とは，起立時の血圧が臥位の血圧よりも，収縮期で20mmHg以上下降するものをいい，原因の明らかな場合と，そうでない場合とがある．

　シャイ・ドレーガー（Shy-Drager）症候群といわれる病態では，起立性低血圧，発汗減少，インポテンツが3徴で，それに構語障害，歩行障害などの中枢神経症状が加わる．この原因はまだ十分に解明されてはいないが，起立性低血圧や発汗減少があるところから，交感神経系の障害であることがわかる．

　その他の起立性低血圧で日常しばしばみられるものは，糖尿病神経障害としての自律神経障害によるものと，薬物（降圧薬や向精神薬など）に由来する起立性低血圧とが双璧である．

L 急性大動脈解離
acute aortic dissection

　大動脈の壁は，内膜・中膜・外膜の3層から成っている．もし中膜の壊死や壁内出血が起こると，大動脈壁は層状に解離する．そして内膜に小さな裂け目（入口部：エントリー entry あるいは亀裂部：テア tear という）ができると，大動脈の血液が流れ込んできて，その解離を押し広げ，解離は血管の壁内を心臓方向と末梢方向の両方に向かって進んでいく．これが大動脈解離である（図4-60）．DeBakey分類では解離がどの場所に起こるかによって3つの型に分類される（図4-61）．緊急手術が必要となることの多い上行大動脈にエントリーが生じたものをA型，保存的治療を行うことの多い下行大動脈にエントリーが生じたものをB型と分類するStanford分類もある．原因としては，高血圧や加齢による動脈硬化であることが多く，マルファン症候群など大動脈の結合織異常に合併して起こることもある．

　症状は，突発する激烈な胸痛や背部痛である．そのほかに大動脈から分岐する血管に解離が及べば，その血管の支配域の症状が出現する．たとえば左頸動脈分岐部に病変が生じると脳への血液灌流が悪くなり，片麻痺などの中枢神経症状が出る．あるいは，解離が心臓の方向に向かって進めば，心筋梗塞や心タンポナーデ，急性の大動脈弁閉鎖不全症などを引き起こす．このため，大動脈解離はしばしば突然死の原因となる．本症の診断は造影CTスキャンで行う（図4-62）．治療法は原則的にStanford分類によって決める．脳や心臓など重要な臓器の合併症の危険が高いStanford A型では，緊急で上行大動脈を人工血管に置き換える手術を行う．逆にこうした臓器に影響の出る可能性が少

図4-60 ● 大動脈解離

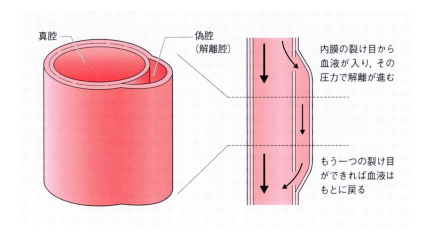

図4-61 ● 大動脈解離の分類

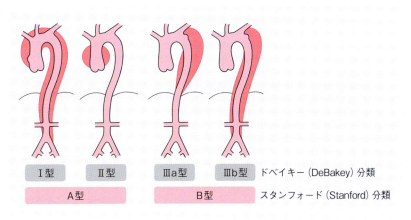

図4-62 ● 急性大動脈解離の造影CT画像

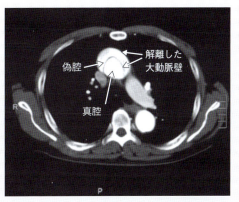

上行大動脈の壁が解離して，大動脈の内腔が真腔と偽腔に分かれている．

ないStanford B型では，安静と厳格な降圧治療を行う．無治療であれば，予後は不良で約30％の人が急性期に死亡する．

大動脈瘤 aortic aneurysm

大動脈がこぶのように部分的に膨らんでしまう病気である．高血圧などによる動脈硬化が原因で起こることが多いが，とくに喫煙者に多いことがわかっている．動脈瘤の多くは，破裂するまで無症状である．胸部大動脈瘤では，瘤が反回神経を圧迫して嗄声（かずれ声）になったことから発見されたり，腹部大動脈瘤では患者さんが自分でお腹の拍動を触って受診に至ったりすることもある．動脈瘤の形から，円柱の一部が太くふくらんだ形の紡錘状瘤とこぶの形ののう状瘤とに分けられ（図4-63），のう状瘤のほうが破裂の危険が高い（図4-64）．瘤が大きくなれば外科的に人工血管に置き換える手術を行うが，瘤の場所によってはカテーテルでステント（金属の筒）付きの人工血管で瘤の部分を内側から覆ってしまう治療が可能である．

高血圧の患者さんのお腹を触って

大動脈瘤の怖いところは，症状のないままに少しずつ大きくなり，ある日突然破裂して命を奪ってしまうことです．70歳以上の高血圧患者の約7％は大動脈瘤を持っているという報告もあり，アインシュタインや司馬遼太郎など，多くの著名人もこの病気で亡くなっています．実は，腹部大動脈は，患者さんがお腹で拍動が触れたことがきっかけでみつかることも多いのです．腹部大動脈瘤はみつかりさえすれば，手術のリスクも低く，助かる病気です．高血圧患者さんのお腹は時々触ってみよう．

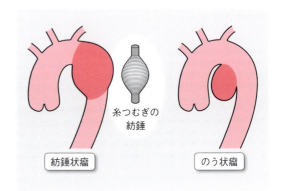

図4-63 ● 大動脈瘤

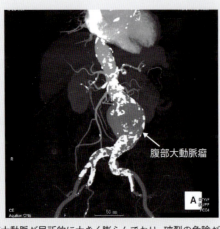

図4-64 ● 腹部大動脈瘤の3次元造影CT画像

腹部大動脈が局所的に大きく膨らんでおり，破裂の危険がある．

大動脈炎症候群(高安動脈炎)aortitis syndrome(Takayasu's arteritis)

　大動脈，肺動脈など，比較的太い動脈の壁に非特異的炎症をきたす結果，血管内腔が狭くなる病気である．大動脈以外の動脈にも病変が起こることがあるので，発見者である眼科医の高安右人先生の名前をとって高安動脈炎とよばれることもある．この病気の特徴は，若い女性に多く，地域的には，日本・中国・インド・ロシア・東欧・アジア各国などに多くみられることである．原因は今のところ判明していない．

　症状は発熱のほかに，病変のある血管の流域の症状があらわれる．すなわち，頸動脈に病変があれば脳虚血の症状や視力障害，腎動脈に狭窄が起これば腎血管性高血圧をきたす．上腕動脈や橈骨動脈に病変があれば，その側の橈骨動脈拍動を触れなくなるので，「脈なし病」という別名もある．また眼底所見も特徴的で，進行したものでは乳頭周囲の血管が花冠状に吻合する．

　検査成績では，CRP陽性や赤沈亢進などの炎症反応のほか，血管内腔の狭窄が画像診断で証明される．頸動脈エコーでは，炎症で内膜に浮腫を起こした頸動脈がマカロニのようにみえる「マカロニサイン」が有名である．

　治療は副腎皮質ステロイド薬やアスピリンを用いるが，血管障害が進行して脳血管障害に至ったものや，病変が大動脈基部に及んで，大動脈弁閉鎖不全が生じた場合の予後はよくない．血管の狭窄に対しては，炎症が治まってからバイパス手術を行うこともある．

肺動脈血栓塞栓症 pulmonary artery thromboembolism

　肺動脈に血栓が詰まってしまう病気である．肺で血液の酸素交換ができないために呼吸困難となり，また，肺動脈の圧が異常に上昇して右心不全をきたす．急激に発症する急性肺動脈血栓塞栓症と，少しずつ息切れが増悪する慢性肺動脈血栓塞栓症がある．急性肺動脈血栓塞栓症の最も多い原因は，下肢の深い静脈にできた血栓(深部静脈血栓症)が血流に乗って肺動脈に流れ着いて塞栓症を起こすことである(図4-65)．深部静脈血栓症は，もともと先天的あるいは膠原病などによる血液凝固の異常がある場合や，癌患者に起きやすいが，健康な人でも長時間の飛行機搭乗や災害時の避難生活など，長い時間同じ姿勢を取っていることで，発症することがある．手術の種類を問わず術後の長期臥床は深部静脈血栓症のリスクが高まり，急性肺動脈血栓塞栓症の半数以上は病院内で発生するといわれている．急性肺動脈血栓塞栓症は，発症すると突然の呼吸困難を訴えたりショック状態となったりし，しばしば突然死の原因となる．一方，慢性肺動脈血栓塞栓症では肺の動脈に少しずつ血栓が生じて詰まっていくが，深部静脈血栓症のような明らかな血栓源がみつからないことも多い．診断は急性，慢性でも，血中のDダイマー陽性や動脈酸素分圧低下に加え，心エコー図で右心負荷所見と造影CTで肺動脈内の血栓をみつける(図4-66)．急性肺動脈血栓塞栓症の治療は，まずヘパリンの点滴静注による抗凝固療法と酸素吸入療法を開始し，重症度に応じて血栓溶解療法あるいはカテーテルによる血栓除去術を行う．また，下肢の深部静脈にさらに肺に流れていきそうな血栓が残っている場合は，カテーテルを挿入して下大静脈にフィル

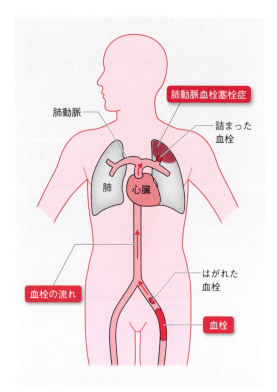

図4-65 ● 深部静脈血栓症と急性肺動脈血栓塞栓症

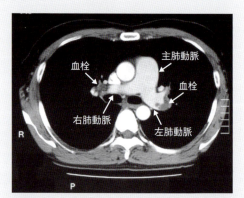

正常であれば白く均一に造影されるはずの左右の肺動脈内に,血栓が造影されない黒い部分として写っている.

図4-66 ● 肺動脈血栓塞栓症の造影CT画像

エコノミークラス症候群と震災

　急性肺動脈血栓塞栓症は,もともと飛行機の狭いエコノミークラスに長時間座っている人に発症することが知られ,「エコノミークラス症候群」とか,「ロングトラベル症候群」とよばれていました.この病気が改めて注目されるようになったのが,新潟県中越地震でした.

　地震で自宅が倒壊し,車の中で避難生活を送っていた人々の中にこの病気が多くみられたのです.狭い車中で動かなかったことと,トイレの問題から飲水を控えていたことなどが原因と考えられています.この新潟県中越地震での教訓をもとに,後の東日本大震災や熊本地震では,深部静脈血栓症を予防するための啓発活動が行われました.深部静脈血栓症は,とくにその予防が重要です.病院内でも長期臥床などハイリスクの患者さんには,体位変換や弾性ストッキング着用などで深部静脈血栓症の発症予防に努めましょう.

ターを留置して血栓が肺に流れていくのを防ぐ処置をする.慢性肺動脈血栓塞栓症では,ワルファリンなどの抗凝固薬の内服に加えて,重症度に応じてバルーン付きのカテーテルで詰まった肺動脈を広げたり,外科的に血栓を除去する手術を行ったりする.

肺高血圧症
pulmonary hypertension

　肺高血圧症は，肺動脈圧が正常域を超えて上昇し，平均肺動脈圧が25mmHgを超える病態と定義される．肺の血流が悪くなるために肺での酸素交換がうまくいかず，息切れなどの症状が出現する．また，上昇した肺動脈圧に右室が耐えられなくなり，心拍出量の低下やうっ血が生じ，易疲労感や全身の浮腫，うっ血肝などが出現する．肺高血圧症の原因はさまざまで，原因によって次のように分類される．

① 肺動脈性肺高血圧症

　肺動脈の内腔が狭くなることで生じる肺高血圧症．先天性心疾患や膠原病，薬剤性，エイズなどのほか，原因のわからないものもあり，特発性肺動脈性肺高血圧症 idiopathic pulmonary artrial hypertension（IPAH）とよばれる．

② 肺静脈および/または肺毛細血管閉塞

　肺動脈よりさらに先の肺毛細血管や肺静脈の血流が障害されて起こる．

③ 左心性心疾患に伴う肺高血圧症

　心不全で左心にうっ血が生じると，肺にもうっ血が生じて肺高血圧症となる．

④ 肺疾患および/または低酸素血症に伴う肺高血圧症

　肺疾患で肺での酸素交換がうまくいかなくなると，肺動脈が収縮して流れが悪くなり，肺高血圧症となる．

⑤ 慢性血栓性および/または塞栓性疾患による肺高血圧症

　肺動脈血栓塞栓症のように，肺の血管が血栓で詰まって起こる．

⑥ その他

　血液疾患やサルコイドーシス，リンパ管腫症，甲状腺疾患などの全身疾患で肺高血圧症が生じることがある．

　肺高血圧症をみつけた場合，まずは原因を調べることが重要で，原因がわかれば，その治療を優先して行う．肺高血圧症自体の治療は，肺血管抵抗を下げて肺血流を改善する効果のあるホスホジエステラーゼⅤ阻害薬（シルデナフィルなど）やエンドセリン受容体拮抗薬（ボセンタン）などを用いる．肺血管を広げる作用を持つプロスタグランンジンI_2製剤であるエポプレステノールの持続静注は，最も治療効果が高い治療法であるが，カテーテルを埋め込んで自宅で管理する必要がある．アスピリンなどの抗血小板薬や，抗凝固薬のワルファリンは，小さな血栓で肺動脈の血流が悪くなるのを防ぐ．うっ血に対しては，利尿薬が心臓の前負荷を軽減するのに役立つ．また，低酸素血症に対しては，在宅酸素療法も行う．肺高血圧症は，以前は大変予後の悪い疾患であったが，最近は薬物治療が進歩して予後が改善している．薬物治療にもかかわらず病状が進行する場合には，肺移植が行われる場合もある．

全身性疾患にみられる心臓の障害

1. 膠原病と心臓

膠原病ではいろいろな心臓障害が合併する．とくに肺高血圧症や心膜炎はさまざまな膠原病に合併する．肺高血圧症を合併すると息切れや浮腫などの右心不全症状が出現する．心膜炎を合併すると，心のう水が貯留する．全身性エリテマトーデス systemic lupus erythematosus (SLE) では，無菌性のリープマン-サックス (Liebman-Sachs) 心内膜炎が有名で，弁の閉鎖不全症を起こすことがある．全身性強皮症では心臓の筋肉にも硬化が起こり，拡張不全や房室ブロックが合併することがある．まれではあるが，多発性筋炎では心筋炎を起こすことがある．また，膠原病の治療でステロイドを長期間用いている患者さんでは，ステロイドの副作用により高血圧や糖尿病，脂質異常症を合併しやすく，動脈硬化による脳梗塞や心筋梗塞のリスクも高い．

2. 甲状腺と心臓

甲状腺機能亢進症では，代謝の亢進に伴って全身の臓器でたくさんの酸素が必要になるため，心臓もたくさんの血液を送り出さなければならなくなる．このため，頻脈や収縮期高血圧をきたし，心臓が多くの血液量に耐えられなくなると高心拍出性のうっ血性心不全を起こす．また，心房細動を合併する頻度が高く，とくに若い人の心房細動では甲状腺機能亢進症の可能性を必ず疑う．甲状腺機能亢進症が長く続くと心筋の線維化が生じて左室収縮力が低下し，拡張型心筋症のような病態となる．

甲状腺機能低下症では，心拡大，徐脈，心のう水貯留などがみられる．加えて甲状腺機能低下のための高コレステロール血症により冠動脈硬化が促進され，虚血性心疾患をきたしやすい．甲状腺機能低下症も長く続くと，やはり左室収縮力が低下して拡張型心筋症のような病態となる．

3. 糖尿病と心臓

糖尿病では，
① 動脈硬化の促進による虚血性心疾患
② 糖尿病心筋症

などがある．糖尿病では，とくに糖尿病神経障害があると胸痛などの自覚症状が出にくいので，虚血性心疾患が発見されたときにはすでに重症化していることがあり，虚血性心疾患の定期的な検査が必要である．糖尿病心筋症では，心筋内の微小循環障害と心筋代謝異常により，冠動脈とは無関係に心筋が障害されて心不全のリスクとなる．左室の拡張能の低下と肥大が特徴的である．

4. 高血圧と心臓

高血圧に対して適切な治療を行わないまま長期間放置すると，高血圧による高い後負荷に対応するために左室の壁が厚くなって心肥大を生じる．さらにこの状態が長く続くと，やがて心機能が低下して心不全の原因となることがある．高血圧による心肥大や心機能低下は，早い段階で高血圧の治療をしっかりと行えば回復することが期待できる．

5. アミロイドーシスと心臓

全身性アミロイドーシスとは，アミロイドと呼ばれる異常な線維性蛋白が，脳，心臓，肺，肝臓，脾臓，消化管などの全身の臓器に沈着する全身性疾患である．アミロイドには，原因となる疾患によっていくつかの種類があり，免疫グロブリン性アミロイドーシス (ALアミロイドーシス)，AAアミロイドーシス，透析アミ

ロイドーシス，家族性アミロイドポリニューロパチー，老人性全身性アミロイドーシスなどが知られている．心アミロイドーシスは，心臓へのアミロイド沈着が原因となって心機能障害をきたした病態である．主な病態は，アミロイドの沈着による心室壁の肥厚に伴った拡張不全であり，さらに病期が進行すると収縮不全を起こして難治性の心不全に至る．また，刺激伝導系が障害されることで房室ブロックなどさまざまな不整脈が認められる．

6. 炎症性疾患と心臓

　全身の炎症性疾患では心臓にも炎症が波及し，心疾患を引き起こすことがある．代表的な疾患がサルコイドーシスである．サルコイドーシスは，原因不明の全身性肉芽腫性疾患であり，肺，肺門リンパ節，目，皮膚などを中心に，さまざまな臓器に肉芽腫性の炎症を生じる．心サルコイドーシスでは，初期には炎症と間質浮腫のため心筋の肥厚が起こるが，次第に炎症を起こした心筋は菲薄化して収縮能が低下する．炎症が広範囲の心筋に及ぶと難治性の心不全となる．また，刺激伝導系が障害されることで房室ブロックを合併することが多い．炎症は慢性に生じるために，進行するまではっきりとした自覚症状のない場合も多く，房室ブロックではじめて診断されることもある．原因不明の房室ブロックでは，必ず心サルコイドーシスを鑑別疾患として挙げて検査を行わなければならない．診断のためには心筋生検を行って心筋の中に肉芽腫病変を証明する必要があるが，心筋生検を行っても診断が難しいことが多い．心筋の炎症の活動性を評価するためには，PET（positron emission tomography）や造影MRIなどの画像検査を行う．心サルコイドーシスでは，炎症の活動性が高ければステロイドを用いて炎症を抑える治療を行う．

7. 抗腫瘍薬と心臓

　さまざまな抗腫瘍薬が心機能低下をきたすことが知られている．最もよく知られているのがアントラサイクリン（アンスラサイクリン）系薬（アドリアマイシンやダウノルビシンなど）であり，心筋細胞の変性をきたして，まるで拡張型心筋症のようになり，心不全を引き起こす．この薬による心筋障害は一度生じると回復が難しいことが知られているが，一定の累積使用量を超えると心機能低下が起こりやすいことがわかっている．一方で，悪性リンパ腫などの一部の悪性腫瘍の治療にはアントラサイクリン系薬剤は欠かせない治療薬である．そのため，心臓に障害をきたすリスクを承知の上で，定期的に心エコー図検査で心機能を確認しながら累積使用量に注意しつつ使用する必要がある．最近は，さまざまな分子標的治療薬が開発され，抗腫瘍薬として活用されている．分子標的治療薬の中には心筋毒性を有するものがあり，使用に当たっては心機能低下に注意する必要がある．とくに知られているのが，乳癌などに用いられるトラスツズマブである．トラスツズマブは，薬剤を中止すれば心機能は改善することが多く，アントラサイクリン系薬の心筋障害に比べると予後はよい．

8. その他

　これまで挙げた病態以外にも，さまざまな全身疾患が心臓病を合併することがある．アルコールを長期間にわたって大量に飲み続けると，アルコール性心筋症と呼ばれる拡張型心筋症と類似の心筋症を発症することがある．高度の貧血では，薄い血液を量で代償する必要があるために一回の拍出量が大きくなり，この状態が長く続くと心不全を発症する．脚気（かっけ）はビタミンB_1の欠乏によって引き起こされる病態で，心不全と末梢神経障害，むくみが特徴である．筋ジストロフィは遺伝性で進行性に筋

脚気とEBM(evidence-based medicine)

かつて日本では，江戸時代に白米が流行した江戸で流行したために，脚気は「江戸わずらい」と呼ばれた．元禄年代に米を精製する習慣が広まり，玄米に多く含まれるビタミンB_1が不足するようになったためと考えられている．脚気の原因は長らく不明とされ，とくに明治から大正時代にかけては多くの死者を出す国民病であった．日本帝国海軍の軍医であった高木兼寛は，イギリス流の観察研究から白米中心の食事で蛋白質が不足していることが脚気の原因と考えて，積極的に洋食と麦飯を海軍の食事に取り入れた．結果として，海軍では大幅に脚気による死者を減少させることに成功した．一方で，理論を優先するドイツ医学を模範とする当時の日本の医学会の主流派は，なかなか高木の理論を認めようとはしなかった．また，それに従って白米中心の食事を続けた日本帝国陸軍では，脚気による多くの死者を出し続けた．後に鈴木梅太郎やポーランドのカジミール・フンクらの研究により，脚気の原因はビタミンB_1(鈴木梅太郎はオリザニンと命名した)の欠乏ということが明らかとなった．結果的に高木による脚気の蛋白質不足説は間違いであったが，ビタミンB_1の発見は高木が着目した食事と脚気の関係の延長線上から生まれており，事実に基づく客観的な疫学研究の重要性を示すエピソードとなっている．高木が用いた客観的な疫学的研究や統計学に根拠を求めて行う医療のあり方は，EBM(evidence-based medicine)として，今日では医療の現場で重要視されるものとなっている．

力低下を呈する疾患群であるが，心筋も同様に障害されて拡張型心筋症と類似の心筋症を発症する．Fabry病は細胞のリソソームに存在する加水分解酵素の活性が低下し，皮膚，目，腎臓，血管，心臓などさまざまな臓器に異常なスフィンゴ糖脂質が沈着して，全身の臓器障害を引き起こす遺伝疾患である．心臓には肥大型心筋症と類似の肥大を生じるが，やがて心機能が低下して心不全を発症する．近年は，不足した酵素を補充する治療が行われるようになった．心疾患の既往のない健康な女性が妊娠後期から出産後数ヵ月以内に心不全を発症することがあり，産褥性心筋症(周産期心筋症)と呼ばれる．その原因はよくわかっていない．半数以上は自然に心機能が改善するが，改善しない症例もある．マルファン症候群は全身の結合組織に異常をきたす遺伝性の疾患である．血管壁が脆弱なため大動脈解離や大動脈瘤の危険が高いが，心臓の弁にも異常をきたしやすく，しばしば大動脈弁や僧帽弁の閉鎖不全症を合併する．

先天性心疾患
congenital heart disease

1. 心房中隔欠損症：ASD

左右の心房の間の隔壁を心房中隔 interatrial septum（atrial は「心房の」，septum は「隔壁」の意味）という．これが胎生期の形成不全により，完全な隔壁とならず，穴が開いていて，左右の心房の間で血液が交通する状態（左右短絡という）が心房中隔欠損症 atrial septal defect（ASD．defect は「欠損」の意味）である（図4-67）．血液が左心房から右心房を経て右心室に流入する結果，肺へ流れる血流が増加するために，肺高血圧症や右心不全を引き起こす．この欠損は，発生学的機序からいくつかに分類されるが，二次孔欠損といわれるものが本症の大半を占める．

本症は先天性心疾患の10〜15％にみられる．しかし，成人でみられる先天性心疾患の中では，本症が最も多い．

臨床症状では，小児期には無症状のことが多く，かぜをひきやすいとか，気管支炎を起こしやすいという程度である．成人例では労作時の動悸や呼吸困難を訴え，ときに胸痛もあるが，症状のはっきりしないままに肺高血圧が進行することもある．

身体所見の上で特徴的なことは，聴診所見である．普通，第2音というのは呼吸による胸腔内圧の変化に伴う心臓への血液流入量の差から，吸気時には第2音の肺動脈成分が遅れる．これを第2音の呼吸性分裂という．しかし，心房中隔欠損があると，この2音の分裂間隔が固定する（図4-68）．加えて，肺動脈血流の増加による収縮期雑音がある．

心電図では，不完全右脚ブロックのパターンを呈することが多く，V_1，V_2 では rSR' 型の

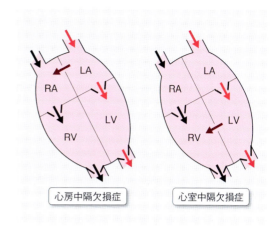

図4-67 ● 心房中隔欠損と心室中隔欠損の模型図

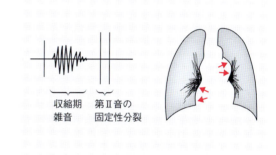

図4-68 ● 心房中隔欠損の心音と胸部エックス線像

QRS，V_5，V_6 では幅広いスラーを持ったS波のあるQRSを示す．

胸部エックス線写真では，心房，心室の拡張，肺動脈の拡大を示す．

心エコー図では，カラードプラ法を用いて左心房と右心房の間の短絡血流を証明することで診断ができる．

本症の治療は手術的に欠損孔を閉鎖することである．肺血流／体血流の比が1.5以上ないし左→右シャント率が50％以上であれば手術の適応となる．手術の方法は，カテーテルを用いて傘のようなデバイスで欠損孔を塞ぐ方法と，外科的に胸を開いて欠損孔を塞ぐ方法があ

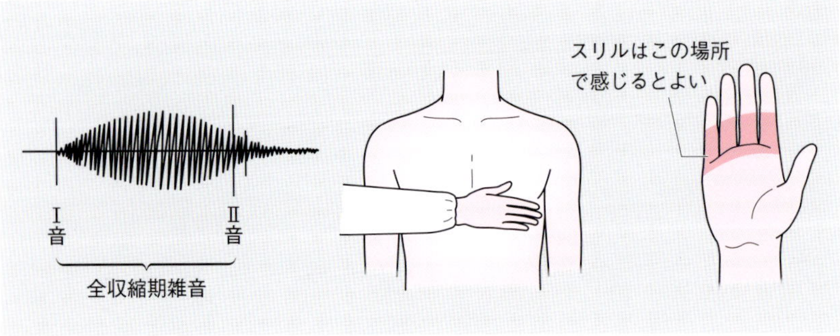

図4-69 ● 心室中隔欠損症の心音

る．経食道心エコー図で，欠損孔の大きさや形を評価した上で，どちらの方法が適しているか決める．また，肺高血圧が高度になってしまい薬物治療でも戻らない状態をアイゼンメンジャー（Eisenmenger）症候群と呼び，こうなってしまうと手術はできない．

2．心室中隔欠損症：VSD

左右の心室の間の隔壁が心室中隔interventricular septumである．この心室中隔の形成不全により欠損孔があるものを心室中隔欠損症ventricular septal defect（VSD）という．心房中隔欠損症と同様に肺高血圧を引き起こし，短絡血流が左心室と右心室の負担となるため心不全の原因となる．先天性心疾患の中で最も多く，約30％を占める．欠損孔が小さい場合は，成人に達するまでに自然閉鎖してしまう．

臨床症状としては，幼時期に，軽症では気道感染を起こしやすく体重増加が悪い程度である．欠損孔が小さければ無症状である．もちろん，重症例では呼吸困難や心不全をきたす．

聴診所見では，胸骨左縁第3，4肋間で全収縮期雑音を聴く．この場所に手掌を当てれば胸壁の振動を感じ取ることができ，これを「スリル（thrill）を触れる」という（図4-69）．欠損孔が小さいほうが心雑音は大きいので，雑音が大きいから重症であると判断するのは誤りである．

心電図では左室肥大や両室肥大の像を呈する．

心エコー図で，カラードプラ法を用いて左心室から右心室への短絡血流を証明することで診断できる．

本症で手術適応を考慮するのは，
① 1歳未満の大きな心室中隔欠損で，肺うっ血がある．
② 肺血流／体血流の比が1.5以上で，欠損孔が縮小傾向を示さない
である．

ただし，本症には大動脈弁閉鎖不全やバルサルバ（Valsalva）洞動脈瘤破裂が合併しやすく，これらを合併した場合は，手術が必要となる．また，本症は感染性心内膜炎が合併しやすいので，抜歯などの際には抗菌薬をしっかり使うことが重要である．

3．動脈管開存症 patent ductus arteriosus（PDA）

胎生期は肺で呼吸をしていないので，大動脈と肺動脈の間には動脈管（Botallo管，Botalloは人名）というバイパス回路がある．普通は生後2〜8週までに自然閉鎖するが，これが閉じないで，開存したままになっているのが本症である．もし，このような状態でいると，大動脈内の血液の一部は肺動脈へと流れ，長期間そのような状態にあると肺高血圧になってしまう．

この開存したままの動脈管を流れるシャン

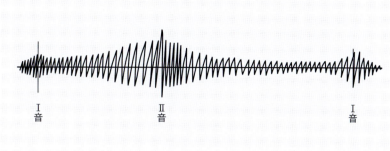

図4-70● 動脈管開存の連続性雑音

ト血液の量が少なければ無症状であるが，もし大量であれば発育不全や心不全をきたす．

本症の聴診所見は特徴的である．つまり，心臓の外で大動脈から肺動脈へと血液が流れるため，心臓周期を超えた切れ目のない連続性雑音が，胸骨左縁第2肋間のあたりで聴こえる（図4-70）．

胸部エックス線写真では，負担のかかっている左心房や左心室の拡張と，肺血管陰影の増強がみられる．

心エコー図では，肺動脈内に大動脈から流れ込む短絡血流をカラードプラ法で証明することで診断できる．

治療方針は，
① 未熟児の場合はインドメタシンを経口ないし注腸で投与する．これにより自然閉鎖を促進させることができるが，腎機能低下，血小板機能低下，消化管粘膜の障害などの副作用があるので注意が必要である．
② 自然閉鎖が得られなければ，カテーテルを用いて動脈管にコイルを入れて塞ぐか，手術的に動脈管の結紮切断を行う．心房中隔欠損症や心室中隔欠損症と同様に，アイゼンメンジャー症候群となった場合は手術できない．

4. 肺動脈狭窄症 pulmonic stenosis

肺動脈の形成異常によって，肺動脈弁あるいは右室流出路の狭窄が起こるものである．この結果，右心室の内圧は上昇し，右心室壁の肥大や右心室の拡張が生じる．

本症は，無症状のものから，緊急手術を必要とするものまで軽重さまざまである．聴診所見では，胸骨左縁第2肋間から左鎖骨下部へ伝達する収縮期雑音がある．右心系の駆出性雑音であるため，第Ⅱ音の大動脈弁成分を超える．そして右心室の駆出時間が延長するため，第Ⅱ音の肺動脈弁成分は遅れることになる（図4-71）．

心電図では右室肥大となり，胸部エックス線写真では左第2号が突出する．これは肺動脈の「狭窄後拡張」といわれる現象のためである．

心エコー図では，ドプラ法を用いて狭窄部における圧較差の上昇を証明する．

本症の治療は，狭窄している弁を広げることである．小児期には，カテーテルを用いてバルーンで狭窄部を広げる治療を行う．狭窄がバルーン拡張に向かない場合や成人で狭窄部が硬くなっている場合には，外科手術で狭窄部を切開したり，肺動脈を人工弁に置換したりする．ただし，肺動脈弁のみの軽度の狭窄では，その必要はない．

5. ファロー四徴症 tetralogy of Fallot (TF)

チアノーゼをきたす先天性心疾患の代表的なもので，フランスの内科医ファロー（Fallot：人名）が報告したことで，この名がある．四徴 tetralogy（tetraは「4」の意味）とは，

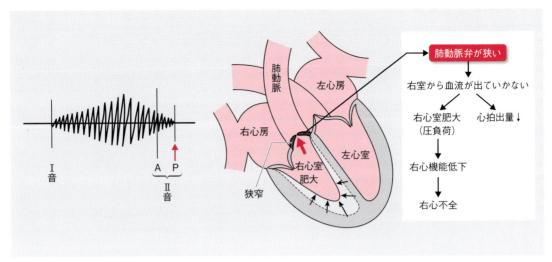

図4-71 ● 肺動脈狭窄の心音と病態

アイゼンメンジャー症候群

　心房中隔欠損症や心室中隔欠損症など左右短絡を生じる先天性心疾患で，左右短絡量が多い状態が長く続くと肺の血管が障害されて肺高血圧症が元に戻らなくなります．このように不可逆性の高度肺高血圧となった状態をアイゼンメンジャー症候群とよびます．アイゼンメンジャー症候群では，肺高血圧のために右心室から左心室へ静脈血が流れ込んでチアノーゼとなります．アイゼンメンジャー症候群になってしまってから欠損孔を塞ぐと体への血流が維持できなくなるので，手術はできません．一方で，最近は肺高血圧の治療薬が進歩して，治療成績もよくなってきました．アイゼンメンジャー症候群の診断には，カテーテル検査を行って本当に肺高血圧が不可逆なのか調べる必要があります．

① 心室中隔欠損
② 肺動脈漏斗部狭窄
③ 大動脈騎乗
④ 右室肥大

の4つをいう（**図4-72**）．本来，心室中隔に形成異常があり，それが源になって生じたものである．

　症状としては，右心系から左心系への血液のシャントがあるためチアノーゼが生じる．発育は悪く，指先は太鼓のバチ状になる．号泣すると無酸素発作のため一時的な意識レベルの低下があることもある．

　聴診上は胸骨左縁第3肋間の収縮期雑音を聴く．エックス線写真では左第4弓が目立って，いわゆる木靴型といわれる心陰影になる（**図4-73**）．他の先天性心疾患と同様に，心エコー図検査で四徴をみつけることで診断できる．

　本症は放置しておくと成人までに死に至るものも少なくない．そのため，小児期に発達段階に応じた手術が必要である．治療としては，最終的には手術によって正常構造に近づける心内修復術を行うが，体が小さいなど，それが不可能な場合には姑息的手術，つまりとりあえず鎖骨下動脈と肺動脈を吻合させておく手術を

4章 主な疾患と，その診療を行ううえでの注意点は何か

図4-72 ● ファロー四徴症

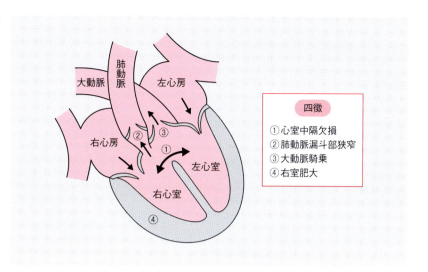

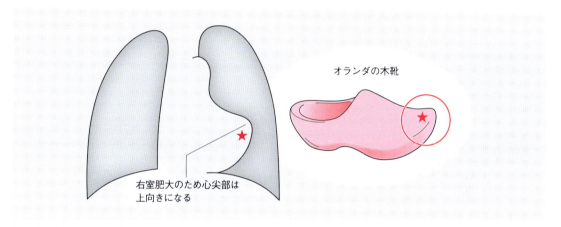

図4-73 ● ファロー四徴症の胸部エックス線像

行って成長を待つ場合もある．手術を受けた後も，不整脈や肺動脈弁逆流などの問題が残っていることも多く，遠隔期に合併症が生じることもある．そのため，成人期でも定期的な検査は欠かせない．

増え続ける成人の先天性心疾患患者

　外科治療法が進歩し，以前では助からなかった先天性心疾患患者さんの多くが助かるようになりました．こうした患者さんの多くは術後も合併症の問題を残しており，生涯にわたっての経過観察や治療が必要になります．そして，成長につれて小児科から循環器内科へと移ってきます．そのため，循環器内科を受診する先天性心疾患患者さんが年々増え続け，その増加率は年4〜5％といわれており，今後はさらに増えると予想されております．こうした患者さんは，結婚や妊娠，就業などに悩みを抱えていることも多く，長い生涯を見据えた治療を含めて，多面的なサポートを必要としています．

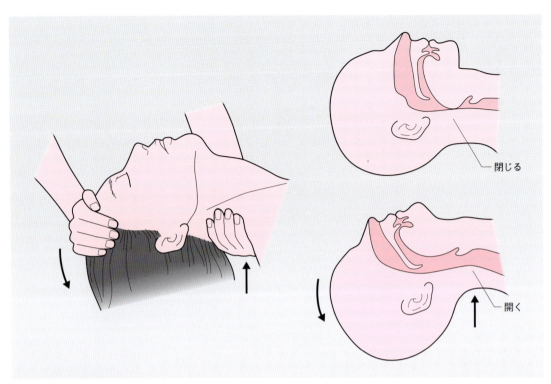

図4-74 ● 気道を開放するテクニック

循環器系の救急処置

1. 心肺蘇生術

呼吸と心拍動が停止した場合に，それらを回復させる目的で行う手段のことを心肺蘇生法 cardiopulmonary resuscitation (CPR) という．この方法は義務教育終了者であれば，誰もが知っていなければならない．

生命の維持にとって最も必要なことは，重要臓器に酸素を持った赤血球を送り込んでやることである．重要臓器の中でも，とくに大切なのは脳細胞である．なぜなら，脳細胞は，血液供給が断たれて3分もすれば不可逆的変化が生じはじめる．そのため，心停止があったらとにかく3分以内に血流を再開させる必要がある．

現在行われている心肺蘇生法の基本は，心拍動の停止に対しては，閉胸式心マッサージ，呼吸停止に対しては口－口呼吸法またはバックマスク換気で対処する．

1）人が倒れたときにまず行うこと

いま，目の前で人が倒れたとする．その際に，とるべき対応は次の順番である．

① **意識レベルを確認する．**

まずは大きな声で「大丈夫ですか」と呼びかける．反応があるかないか評価することが最も大切である．

② **大声で人を集める．**

一人で行うCPRには限界がある．直ちに大声で応援を求め，人を集める．病院内であれば，救急カートと電気的除細動器を持ってくるように依頼し，院外であれば救急車と近くの自動体外式除細動器 automated external defibrillator (AED) を探して持ってきてくれるよう依頼する．

図4-76 ● 術者の呼気をふき込む

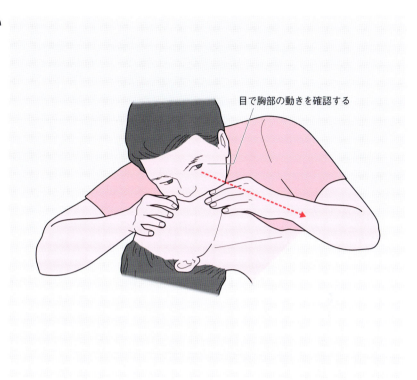

目で胸部の動きを確認する

③ **気道を確保し,呼吸を確認する.**

　頭部を後屈,下顎部を挙上(オトガイ挙上)させて,気道を開く(図4-74).呼吸があるかないかを10秒以内に確認する.心停止直後は,死戦期呼吸(あえぎ呼吸)を認める場合があるが,これは呼吸がないものとして取り扱う.呼吸がなければ,下顎部を挙上させたまま1回1秒以上かけて2回人工呼吸を行う.アンビューバックがある場合は,これを用いる(図4-75).アンビューバックがない場合は,術者の呼気を吹き込む.いずれも,胸郭がふくらむことを確認する(図4-76).

④ **頸動脈の拍動を確認する.**

　頸動脈の脈拍を触知し,触れるようであれば人工呼吸のみ継続する.触れない場合,あるいは不確かな場合は心肺蘇生(CPR)を行う.脈拍の確認は10秒以内にすばやく行い,時間をかけてはいけない.とにかく,心臓停止が疑われたら迅速に心臓マッサージを開始することが大切である.

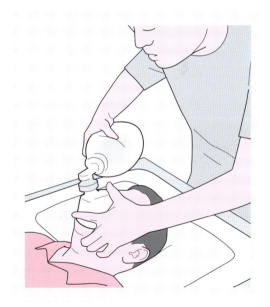

図4-75 ● バックマスク換気
小指をかけて下顎部を持ち上げるようにして気道を広げる.親指と人差し指でマスクを密着させる.

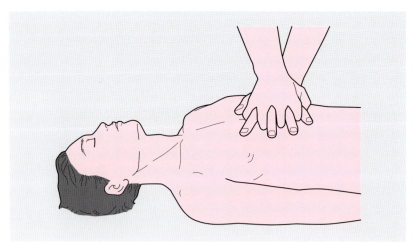

図4-77 ● 閉胸式マッサージ（指先は胸壁から離し，手根部で圧迫）

2）心肺蘇生法 cardiopulmonary resuscitation（CPR）の手順

心停止と判断した場合は，心臓マッサージと人工呼吸の組み合わせを速やかに実施する．ただし，人工呼吸が困難な場合を含めて心臓マッサージを優先する．とくに心停止直後は，血液中や肺にまだ有効な酸素が残っており，心臓マッサージのみで十分な場合も多い．

① 胸骨圧迫法による閉胸式心臓マッサージ

胸骨圧迫の効果を発揮するために，傷病者をバックボードや床等の硬い平面上に仰向けに寝かせたほうがよい．胸骨圧迫の位置は，「胸の真ん中」あるいは「乳頭と乳頭を結ぶ線の胸骨上」のいずれかを目安とする．胸骨圧迫の速さは1分間に約100回とする．胸骨が4～5cm沈むまでしっかり圧迫し，すぐに力を抜く動作を繰り返す．この手技は，トレーニング用の人形を用いて日頃から練習をしておくとよい（図4-77）．しっかりと胸骨圧迫ができていれば，少なくとも脳細胞に不可逆的変化が起きてしまうことを予防できる．

② 胸骨圧迫と人工呼吸の比

胸骨圧迫と人工呼吸の回数比は30：2が目安とされているが，必ずしも正確にこれを守る必要はない．

③ 胸骨圧迫の交代

胸骨圧迫では，時間が経過すると術者が自覚しないままに疲労して圧迫が不十分になることがある．2分程度を目安に他の術者と交代して，救急隊あるいは蘇生チームが到着するのを待つ．交代は5秒以内にすばやく行う．

3）AEDあるいは電気的除細動器が到着したら

電極の貼り付けなど，除細動器の準備ができるまでCPRを続ける．AEDは心電図を自動解析するので，音声メッセージに従い電気ショックをかける．自動解析装置のない除細動器では，自分で心電図を判断して心室細動あるいは心室頻拍に対して電気ショックをかける．ショック1回の後に直ちに胸骨圧迫を続ける．これを2分おきに繰り返しながら，心電図の確認を行う．脈拍が再開すれば，心拍再開後のモニタリングを行う．心静止であれば電気ショックをかけずにCPRを継続する．

2. 用意すべき救急用品

心肺蘇生術を施行しながら，蘇生チームの到着を待つが，そこで必要なものは下記のとおりである．

① 気管挿管セットおよび呼吸用バッグ，人工呼吸器

主な疾患と，その診療を行ううえでの注意点は何か 4 章

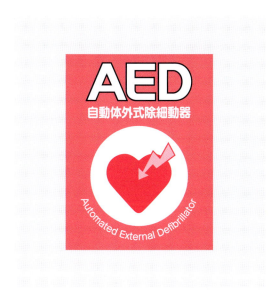

図4-78 ● AEDのマークの1例

> **救命講習会とAED**
>
> 　心室細動や心停止は必ずしも病院で起こるとは限りません．近年，迅速な救命処置の大切さが一般の人々にも認識されるようになり，一般市民向けの救命講習会が広く行われるようになっています．また，学校や商用施設，マンションなどに自動体外式除細動器（AED）の設置も広がっています．その結果，町中で倒れた人が，迅速な救命処置で一命を取り留めたというニュースもよく耳にするようになりました．医療人としては，AEDの使い方くらいは知っておきたいところです．また，AEDの設置してあるところにはマーク（図4-78）が掲示してあるので，覚えておくとよいでしょう．

② 心電図監視装置および電気的除細動器
③ 血管確保用点滴セット
④ 救急医薬品：エピネフリン，ドパミン，ドブタミン，プロタノール，硫酸アトロピン，塩化カルシウム，塩酸リドカイン，重炭酸ソーダなど

5章

循環器に必要な経口薬の知識

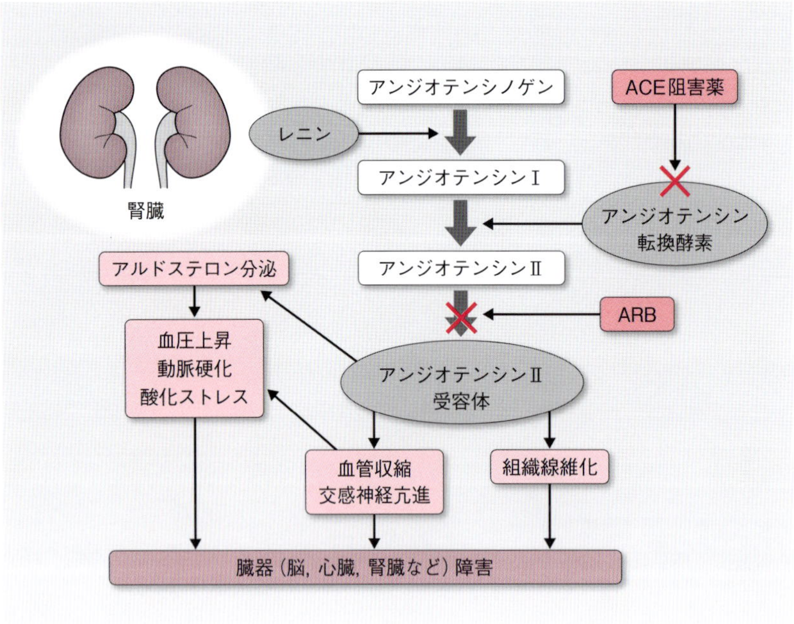

図5-1 ● レニン・アンジオテンシン・アルドステロン系

◎はじめに

　一部に軟膏および貼付薬などを含む心臓病の治療薬については，かつては元気よく心臓を動かすための強心薬などが用いられていた．しかし，こうした強心薬はかえって長期的には心筋を障害してしまい，心臓病の事故を増やすことが知られるようになった．また，心臓病の悪化には，レニン・アンジオテンシン・アルドステロン（RAS）系の細胞内シグナル伝達（図5-1）や交感神経の亢進が関わっていることが明らかになっている．したがって，現在の心臓病治療薬は，症状の有無にかかわらず，こうしたRAS系や交感神経を抑制あるいは断ち切るような作用を持つものが用いられる．また，心不全に対しては心臓の負担をとるために，利尿薬や血管拡張薬が用いられる．降圧薬の多くは，循環器領域で心不全や各臓器の保護作用も期待して使われている（表5-1）．現在，循環器領域で用いられる主な経口薬の特徴について述べる．

A アンジオテンシン転換酵素（ACE）阻害薬/アンジオテンシン受容体Ⅱ拮抗薬（ARB）

　循環器疾患では，心臓や腎臓などさまざまな臓器でレニン・アンジオテンシン・アルドステロン（RAS）系の活動性が亢進しており，臓器の障害に関係している．アンジオテンシン変換酵素 angiotensin converting enzyme（ACE）は，アンジオテンシンⅠがⅡに変換されるのを阻害してRAS系を抑制する（図5-1）．優れた降圧効果をもたらすだけでなく，心臓や腎臓などの臓器保護作用がある．このため降圧薬のみでなく慢性心不全や軽症腎機能障害の治療にも用いられる．一部の患者では空咳の副作用が出ることがある．アンジオテンシン受容体Ⅱ拮抗薬 angiotensin Ⅱ receptor blocker（ARB）は，アンジオテンシンⅡが細胞の受容体に結合するのをブロックする（図5-1）．ACE阻害薬と同様の降圧効果や臓器保護作用を有する．心不全

5章 循環器に必要な経口薬の知識

表5-1 ● 主要降圧薬の積極的適応

	Ca拮抗薬	ARB/ACE阻害薬	サイアザイド系利尿薬	β遮断薬
左室肥大	●	●		
心不全		●[*1]	●	●[*1]
頻脈	●（非ジビドロピリジン系）			●
狭心症	●			●[*2]
心筋梗塞後		●		●
CKD[*3]（蛋白尿−）	●	●	●	
CKD[*3]（蛋白尿＋）		●		
脳血管障害慢性期	●	●	●	
糖尿病/MetS[*4]		●		
骨粗鬆症			●	
誤嚥性肺炎		●（ACE阻害薬）		

[*1] 少量から開始し，注意深く漸増する．[*2] 冠れん縮性狭心症には注意．[*3] CKD：慢性腎臓病．[*4] メタボリックシンドローム
（日本高血圧学会：高血圧治療ガイドライン2014，ライフサイエンス出版，東京，p46，2014より転載）

に関しては，ACE阻害薬のほうがARBよりも予後改善効果がよいとする報告が多い．ただし，いずれも催奇形性のため，妊婦は服用できない．

主な適応
高血圧，慢性心不全，（軽症）腎機能障害など

主な薬剤
- ACE阻害薬：エナラプリル，リシノプリル，イミダプリル，テモカプリル，アラセプリルなど
- ARB：カンデサルタン，ロサルタン，イルベサルタン，オルメサルタンなど

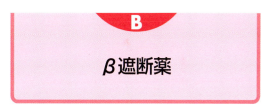

β遮断薬

交感神経の受容体にはαとβの2種類があり，さらにβ受容体はβ$_1$とβ$_2$とがある．

β$_1$受容体の作用には，
① 心収縮力増強
② 心拍数増加
③ 脂肪分解の促進

などがあり，β$_2$受容体の作用には，
① 気管支平滑筋の弛緩
② 血管平滑筋の弛緩

などがある．

β遮断薬とは，この交感神経のβ作用を抑えてしまう．種類によってβ$_1$もβ$_2$も区別なく遮断するものと，β$_1$の作用だけを選択的に遮断するものがある．さらにβ遮断薬には，それぞ

れ脂溶性・水溶性，内因性交感神経刺激作用 intrinsic sympathominetic activity（ISA）作用などに違いがあり，目的によって使い分ける必要がある．

β遮断薬の主な目的は，
① 高血圧
② 狭心症
③ 頻脈性不整脈
④ 慢性心不全
の治療である．

β遮断薬は交感神経のβ受容体をブロックすることで，血圧を低下させる．またβ遮断薬は心臓の収縮を抑制するが，慢性心不全においては，長い目でみると交感神経を遮断して心臓を休ませて心機能を回復し，心室性不整脈などの重篤な不整脈を予防して予後を改善することがわかっている．また，頻脈の心拍数をコントロールする．狭心症では心臓の負担を抑えて発作を予防する．一方で，β受容体の遮断は次のような副作用を有することが知られている．
① 心血管系：心不全，徐脈，低血圧，末梢循環不全，レイノー症状
② 呼吸器系：気管支喘息の誘発
③ 神経系：抑うつ，筋肉痛
④ 代謝系：高コレステロール血症，低血糖の症状が出にくくなること
⑤ その他：まれに発疹や血小板減少などがある．

すなわちβ遮断薬は喘息や末梢循環不全の悪化を招くこともあり，そのような場合は心臓に特異的に働く$β_1$選択性のβ遮断薬を用いる．また，慢性心不全に使用する場合は，少量から開始し，心不全の増悪がないか注意しながら少しずつ量を増やすことが重要である．心不全に予後改善効果があることが知られているのはビソプロロールとカルベジロールである．ビソプロロールは$β_1$選択性のため，閉塞性肺疾患を合併していても使用可能であり，頻脈性不整脈にも使用される．カルベジロールは非選択性β遮断薬であるが，$α_1$受容体遮断作用による血管拡張作用を有するため，重症心不全に対して忍容性が高く，よく用いられている．一方で，水溶性のアテノロールは，降圧薬として優れているが，心臓の保護作用は期待できない．

主な適応
高血圧，心不全，心室性不整脈，頻脈性不整脈など

主な薬剤
ビソプロロール，カルベジロール，アテノロール，プロプラノロールなど

C カルシウム拮抗薬

　カルシウムは全身の細胞内で多くの重要な働きをする．筋肉細胞ではその収縮や弛緩に大切な役割を担っている．カルシウム拮抗薬は，細胞内へのカルシウムの流入を適当に抑制する．血管平滑筋細胞では，カルシウム流入を制限することにより，不必要な血管収縮が起こらなくなる．カルシウム拮抗薬は副作用も少なく，優れた降圧作用，血管拡張作用，心拍数コントロール作用を発揮するが，その種類によって特性が異なり，薬理作用によりジヒドロピリジン系，フェニルアルキルアミン系，ベンゾジアゼピン系の3つに大別される．ジヒドロピリジン系は，主に降圧効果や冠動脈を含む血管拡張作用を期待して使われる．逆にベンゾジアゼピン系は降圧作用や血管拡張作用は弱く，心拍数コントロール作用が優れている．フェニルアルキルアミン系は，両者の中間的な位置づけである．

主な適応
高血圧，狭心症，頻脈性不整脈など

主な薬剤
- ジヒドロピリジン系：ニフェジピン，アムロジピン，ベニジピンなど
- フェニルアルキルアミン系：ジルチアゼム
- ベンゾジアゼピン系：ベラパミル

D 利尿薬

　利尿薬は，比較的古くから高血圧と心不全治療に用いられている．利尿薬には，主にサイアザイド系利尿薬，ループ利尿薬，アルドステロン拮抗薬があり，それぞれの特徴に応じて使い分ける必要がある．サイアザイド系利尿薬は，遠位尿細管に働きかけてナトリウムを排出し，血圧を低下させる．利尿効果もあり，心不全では併用薬として使用されることもある．ループ利尿薬はヘンレ係蹄上行脚に働きかけて優れた利尿効果を発揮する．降圧効果は弱く，もっぱら心不全や浮腫の治療に使われる．アルドステロン拮抗薬は，集合管に働きかけて緩徐な利尿効果と降圧効果を発揮する．降圧効果はサイアザイド系に，利尿効果はループ利尿薬に及ばないが，アルドステロン拮抗薬には，心不全の症状や予後を改善する効果が証明されており，心不全治療薬として用いられることが多い．一方で，これら古典的な利尿薬は，作用機序上，どうしても血中の電解質の異常をきたす危険があった．そのため，血中の電解質に影響せずに利尿効果が期待できるバソプレッシンV_2受容体拮抗薬が開発され，重症心不全の治療に用いられている．バソプレッシンV_2受容体拮抗薬は，降圧薬としては用いられない．

主な適応
高血圧，心不全，浮腫など

主な薬剤
- サイアザイド系利尿薬：トリクロルメチアジド
- ループ利尿薬：フロセミド，アゾセミドなど
- アルドステロン拮抗薬：スピロノラクトン，エプレレノン
- バソプレッシンV_2受容体拮抗薬：トルバプタン

E 血管拡張薬

　血管拡張薬には，主に静脈系を拡張して心臓への静脈還流を減少し，心臓の負担を減少させるものと，主に動脈系を拡張して末梢の循環を改善させるものがある．それぞれ薬の特性を理解して，目的に応じて使い分ける必要がある．硝酸薬は，静脈を主とした末梢血管拡張作用と冠血管拡張作用を有する．虚血性心疾患の虚血改善目的や心不全における前負荷軽減目的で使用される．長い間使い続けると，次第に薬が効かなくなることがある（長期連用による耐性）．カリウムチャンネル開口薬も硝酸薬と同じような薬効であるが，より細い冠血管の循環改善を期待して使われることが多い．プロスタグランジン製剤は，主に動脈の拡張作用と血小板抑制作用も有し，四肢の動脈の狭窄や閉塞がある場合の血流改善に用いられる．カルシウム拮抗薬も主に動脈系の血管拡張薬として使用される．

主な適応
虚血性心疾患，心不全，末梢循環不全など

主な薬剤
- 硝酸薬：ニトログリセリン，硝酸イソソルビド，一硝酸イソソルビド
- カリウムチャンネル開口薬：ニコランジル
- プロスタグランジン製剤：リマプロスト，ベラプロストなど

F 抗血小板薬

　アテローム性動脈硬化による虚血性心疾患や脳梗塞は，血小板が凝集して血栓をつくることが血流障害の主な原因となっている．そのため，抗血小板薬はこうした病気の再発予防に欠かせない薬剤である．また，冠動脈のステント治療を行った後の一定期間は，ステント内に血栓ができて詰まってしまいやすい状態が続く．そのため，冠動脈ステント治療後の一定期間は複数の抗血小板薬を組み合わせて服用する．アスピリンを含めた2種類以上の抗血小板薬を同時に用いる治療を抗血小板剤2剤併用療法（dual antiplatelet therapy：DAPT）とよぶ．アスピリンは古くから知られた抗血小板薬で，血小板のシクロオキシナーゼを阻害して血小板の凝集を抑制し，心筋梗塞や脳梗塞に優れた予防効果を発揮する．ただし，アスピリンは解熱薬として用いる量を服用すると，かえって血小板抑制作用がなくなってしまう（アスピリンジレンマという）ので，少量を用いる．チエノピリジン系の抗血小板薬は，血小板のADP受容体を阻害することで作用を発揮する．冠動脈ステント治療後にアスピリンと併用することが多い．また，細胞内でホスホジエステラーゼを阻害して抗血小板作用を発揮するものもあり，閉塞性動脈硬化症の治療などに使用される．

主な適応
虚血性心疾患，脳梗塞，末梢循環不全など

主な薬剤
- アスピリン
- チエノピリジン系：チクロピジン，クロピドグレル，プラスグレルなど
- ホスホジエステラーゼ(PDE)阻害薬：シロスタゾールなど

G 抗凝固薬

　高齢社会になり，心房細動を原因とした脳梗塞が増えている．そのため，心房細動がある場合は，血栓予防を目的とした抗凝固療法が行われる．静脈内投与で使用するヘパリンのほか，長らく経口可能な抗凝固薬はワルファリンのみであったが，最近さまざまな抗凝固薬が開発されて使用されるようになった．ワルファリンは，肝臓におけるビタミンK依存性凝固因子（Ⅱ，Ⅶ，Ⅸ，Ⅹ）の活性を阻害して効果を発揮し，心房細動の他，弁膜症，人工弁置換術後，深部静脈血栓症などの血栓予防に用いられる．効き過ぎると出血の危険が高まるため，国際標準比プロトロンビン時間 prothrombin time-international normalized ratio（PT-INR）を計りながら服薬量の調整を行う．また，納豆やブロッコリーなどのビタミンKを多く含む食べ物を摂取すると，ワルファリンの効き目が減弱するので，これらは食べ過ぎないように指導する．最近開発された抗凝固薬は，直接トロンビン阻害薬と抗凝固因子Xaを阻害するタイプの薬剤で，新規経口抗凝固薬 novel oral anticoagulants（NOACs）または直接作用型経口抗凝固薬 direct oral anticoagulation（DOAC）とよばれている．現在のところ，ほとんどのDOACは弁膜症を合併しない心房細動における血栓予防にだけ使用が認められている．また，第Xa因子阻害薬の中では，アピキサバンだけが深部静脈血栓症に使用が認められている．DOACはワルファリンのように採血によるモニターは必要でないが，高齢者や腎機能障害患者では，出血事故を防ぐために服薬量を減らす必要がある．

主な適応
血栓予防

主な薬剤
- ビタミンK阻害薬：ワルファリン
- 直接トロンビン阻害薬：ダビガトラン
- 第Xa因子阻害薬：リバーロキサバン，アピキサバン，エドキサバン

抗不整脈薬

抗不整脈薬は，頻脈性あるいは徐脈性不整脈の治療に用いられる．抗不整脈薬の中には心筋細胞のナトリウムやカリウムのチャンネルを遮断して作用を発揮するものがあるが，細胞のイオンの流れを妨げると細胞の電気活動に変化が生じる．そのため，抗不整脈薬自身が不整脈を誘発してかえって重篤な不整脈を引き起こすことがあり，これを催不整脈作用という．抗不整脈薬の使用については，使ったほうが患者さんのために有用なのか有害事象の危険のほうが高いのか，よく判断して決める必要がある．抗不整脈薬は古典的なVaugh-Williams分類と比較的新しいSicilian Gambit分類がある．ここでは，Vaugh-Williams分類に基づいて簡単に説明する．Vaugh-Williams分類では，Ⅰ群（ナトリウムチャンネル遮断薬），Ⅱ群（β遮断薬），Ⅲ群（カリウムチャンネル遮断薬），Ⅳ群（カルシウム拮抗薬）の4つに分類する．Ⅰ群の薬剤は，持続性不整脈の停止などに用いられるが，ナトリウムチャンネルとの解離が早いものと遅いものとでは，効果が異なる．解離の早いメキシレチンやリドカインは心室性期外収縮を減らすことについては有効だが，頻脈性不整脈の停止効果は期待できない．逆に，解離の遅いピルジカイニド，シベンゾリン，フレカイニドなどは，頻脈性不整脈の停止効果は大きいが，催不整脈作用など副作用も多い．Ⅱ群については，β遮断薬の項に述べたように，心房細動の心拍数コントロールや心室頻拍などの重症不整脈の予防に使用される．Ⅲ群は発作性心房細動など，頻脈性不整脈の予防に用いられる．とくにアミオダロンは，心機能低下例における心室性不整脈を予防して心事故を減らすことが知られているが，甲状腺機能低下症や肺線維症など副作用が出現することがあるので，これらに注意しながら使用する必要がある．Ⅳ群は，カルシウム拮抗薬の項に述べたように，上室性不整脈の心拍数調整や発作性上室性頻拍症の抑制に有効である．ただし，ベプリジルだけは強いカリウムチャンネル遮断作用を持ち，催不整脈作用もあるために慎重に使用する．

主な適応
徐脈性・頻脈性不整脈（適応は病態，薬剤によって異なるので詳しくは成書を参照のこと）

主な薬剤
- Ⅰ群（ナトリウムチャンネル遮断薬）：プロカインアミド，アプリンジン，ジソピラミド，シベンゾリン，ピルジカイニド，メキシレチンなど
- Ⅱ群（β遮断薬）：プロプラノロール，メトプロロール，ビソプロロールなど
- Ⅲ群（カリウムチャンネル遮断薬）：アミオダロン，ソタロール
- Ⅳ群（カルシウム拮抗薬）：ベラパミル，ジルチアゼム，ベプリジル

脂質異常治療薬

　動脈硬化と循環器疾患とは切り離せない．そのため，どうしても循環器疾患に合わせて脂質異常症があれば，その治療が必要になる．それは，高LDLコレステロール血症，低HDLコレステロール血症，高トリグリセリド血症である．とくに悪玉であるLDLコレステロールが増加する高LDLコレステロール血症と善玉である低HDLコレステロール血症は，動脈硬化の原因となって心筋梗塞や脳梗塞の発症と密接な関連がある．HMG-CoA還元酵素阻害薬（スタチン）はコレステロール生成の律速段階を阻害し，コレステロールの合成を抑制する作用があるため，高LDLコレステロール血症の治療では最もよく使われる．副作用としては，横紋筋融解症などが知られており，定期的に筋肉痛などの症状を聞くとともに，採血してクレアチンキナーゼ（CK）の上昇がないか確認する．スタチンで効果が不十分なときには，小腸からのコレステロール吸収を阻害する小腸コレステロールトランスポーター阻害薬を併用することもある．また，副作用でスタチンが使えないときには，フィブラート系やプロブコールを用いるが，これらの薬剤とスタチンの併用は行わない．また，プロブコールはさらにHDLコレステロールを低下させたりQT延長をきたしたりすることがあるので，心疾患患者には使いにくい．循環器領域において最も治療に困る脂質異常症は，低HDLコレステロール血症である．運動療法やフィブラート系，スタチンの一部がHDLコレステロールを上昇させることが知られているが，効果は限定的である．イコサペント酸エチル（EPA）は，イワシやサバなど青魚に含まれる不飽和脂肪酸と同じ成分で，脂質改善作用に加えて血小板凝集抑制作用を持つ．大規模臨床研究で心筋梗塞を防ぐ効果が証明されており，注目されている薬剤の一つである．また，同じく不飽和脂肪酸であるドコサヘキサエン酸（DHA）とEPAの合剤も発売されているが，効果は同様である．プロ蛋白転換酵素サブチリシン/ケキシン9型（PCSK9）阻害薬は，最近開発された新しいタイプの強力な高LDLコレステロール血症治療薬である．その機序は，LDL受容体分解促進蛋白質であるPCSK9を阻害することでLDL受容体の分解を抑え，血中LDLコレステロールの肝細胞内への取り込みを促進する作用による．PCSK9阻害薬は飲み薬ではなく，投与方法は2週あるいは4週に1回の定期的な皮下注射である．現在のところ，PCSK9阻害薬はスタチンで十分な治療効果を得られない症例にのみ，スタチンに追加する形での使用が認められている．PCSK9阻害薬の副作用としては，糖尿病の悪化や注射部位の発赤，肝機能異常，CK上昇，筋肉痛などが報告されている．

主な適応
高LDLコレステロール血症，低HDLコレステロール血症，高トリグリセリド血症など

主な薬剤
- HMG-CoA還元酵素阻害薬（スタチン）：アトルバスタチン，ピタバスタチン，ロスバスタチン，プラバスタチンなど
- 小腸コレステロールトランスポーター阻害薬：エゼチミブ
- フィブラート系：ベザフィブラート，フェノフィブラートなど
- プロブコール
- ニコチン酸系：トコフェロールニコチン酸など
- 不飽和脂肪酸：イコサペント酸エチル（EPA），EPA＋ドコサヘキサエン酸（DHA）合剤
- PCSK9阻害薬：エボロクマブ

J ジギタリス製剤

　その昔，スコットランドで，心不全の患者さんに，ある草の葉を摘みとって乾燥させ，それを粉にして飲ませると，たちどころに心不全がよくなると伝えられていた草，それがジギタリスである．ジギタリスは強心作用と房室伝導抑制効果があり，古くから心臓の薬として重宝されてきた．現在では，もちろん化学的に合成され，草の葉を摘み取ることはなくなった．このジギタリスと，それに類する薬剤は，「強心配糖体」といわれている．現在では，ジギタリスより優れた心不全のさまざまな治療薬が開発され，心不全治療薬として用いられることは少なくなった．しかし，その安定した房室伝導抑制効果は心房細動の心拍数コントロールに有効で，現在でも持続性心房細動の治療にはよく用いられている．過剰に摂取して血中濃度が上昇しすぎると，めまい，せん妄，嘔吐などの中毒症状が出現することがあり，ジギタリス中毒という．そのため，ジギタリスを服用している患者さんは，定期的に血中濃度をモニターする必要がある．また，低カリウム血症があるとジギタリス中毒が起きやすい．

主な適応
心房細動における心拍数コントロール，慢性心不全

主な薬剤
ジゴキシン，メチルジゴキシン，ジギトキシン

K 肺高血圧治療薬

　以前，肺高血圧症は予後不良の疾患であったが，近年の肺高血圧症の薬物治療の進歩には目覚ましいものがあり，予後は大きく改善されている．肺の血管を広げて肺高血圧を改善する薬物は，現在主に3つの種類が用いられている．一つ目がプロスタグランジンI_2（プロスタサイクリン）製剤である．プロスタサイクリンは体内でつくられる物資で，血管を広げる作用があるが，肺動脈性肺高血圧症ではこのプロスタサイクリンが不足している．プロスタグランジンI_2製剤はこれを補い，肺の血管を広げる作用がある．経口薬としてはベラプロストがあり，比較的軽症な患者さんに使われる．より重症な場合は，エポプロステノールが用いられるが，この薬剤は皮下に埋め込んだカテーテルで持続的に注入しなければならない．2つ目がエンドセリン受容体拮抗薬である．エンドセリンは体内でつくられる物質で，強力に血管を収縮する作用を持つ．このエンドセリンを抑えることで肺の血管を広げる作用を発揮する．3つ目がホスホジエステラーゼ（PDE）-5阻害薬である．PDE-5は体内の血管拡張物質である一酸化窒素（NO）の働きを増強して肺の血管を広げる作用がある．

主な適応
肺動脈性肺高血圧症

主な薬剤
- プロスタグランジンI_2製剤：ベラプロスト
- エンドセリン受容体拮抗薬：ボセンタン，アンブリセンタン
- ホスホジエステラーゼ（PDE）-5阻害薬：シルデナフィル，タダラフィル

索引

和文索引

あ

アイゼンメンジャー症候群　186
アシュネルの反射　20
アダムス-ストークス症候群　37, 45
圧受容器反射　19
アミオダロン　148
アミロイドーシス　180
アルドステロン　43
アンジオテンシン　43
アンジオテンシン受容体Ⅱ拮抗薬　194
アンジオテンシン転換酵素（ACE）阻害薬　115, 194

う

植込み型補助人工心臓　120
ウェンケバッハ型房室ブロック　149
右脚　10
右脚ブロック　151
右心不全　110
うっ血性心不全　110
運動負荷心電図　80, 126

え

エコノミークラス症候群　178
炎症性疾患　181
エンドセリン受容体拮抗薬　202

か

核医学的検査　103
拡張型心筋症　162
拡張期　14
拡張期ランブル　153
拡張障害　85
褐色細胞腫　173

カテーテルアブレーション　144, 152
カルシウム拮抗薬　197
カルペリチド　117
冠危険因子　124
感染性心内膜炎　160
緩速流入期　12
冠動脈　11
冠動脈CT　127
冠動脈拡張術　129
冠動脈疾患の危険因子　59
冠動脈ステント留置術　129
冠動脈造影　96
冠動脈バイパス術　130
冠れん縮性狭心症　27, 123

き

期外収縮　38
起坐呼吸　30
急性冠症候群　122, 131
急性心筋梗塞　122, 131
急性心膜炎　164
急性大動脈解離　174
急性リウマチ熱　160
急速流入期　12
胸郭　5
胸管　41
胸骨圧迫法　190
狭心症　123
狭心症日誌　138
胸痛　26
虚血性心疾患　122
起立性低血圧　174

く

クスマウル呼吸　32

け

経食道心エコー図　86

頸動脈洞　19
経皮的血中酸素飽和度　56
経皮的心肺補助装置　119
血圧　48
血管エコー図　87
血管拡張薬　198
血管作働物質　120
血管透過性　40
血漿BNP　112
血漿浸透圧　41
血小板　65
限局性浮腫　41
ケント束　152
原発性アルドステロン症　172

こ

降圧薬　168
抗アルドステロン薬　116
交感神経　17
交感神経β遮断薬　129
抗凝固薬　199
高血圧　165, 180
抗血小板薬　129, 198
膠原病　180
抗腫瘍薬　181
甲状腺　180
抗不整脈薬　200
興奮伝導系　9
呼吸困難　29
呼吸性不整脈　37
呼吸中枢　29
コレステロール　69
コロトコフ音　50

さ

左脚　10
左脚ブロック　151
左室収縮能　85

左室造影　95
左心不全　110
三尖弁　6

し

ジギタリス　145
ジギタリス薬　115
刺激伝導系　9
持効性カルシウム拮抗薬　129
持効性硝酸薬　128
ジソピラミド　145
失神　45
自動能　9
シベンゾリン　145
収縮期　14
硝酸イソソルビド　117
上室性期外収縮　141
小循環　2, 4
小腸コレステロールトランスポーター阻害薬　201
徐呼吸　31
徐脈　36
心エコー図　82
心音　15
心音図　54
心外膜　5
心悸亢進　24
心胸郭比　99
心筋逸脱酵素　66, 134
心筋炎　162
心筋細胞　6
心筋症　162
心筋シンチグラフィ　103
心筋トロポニン　134
心筋バイアビリティ　127
心係数　16, 91
腎血管性高血圧　171
心原性ショック　108
心室細動　148
心室再同期治療　119
腎実質性高血圧　170
心室期外収縮　146
心室中隔欠損症　184
心室頻拍　148
心尖拍動　24

心臓移植　120
心臓カテーテル法　94
心電図　76
心のう　5
心肺蘇生　188
心拍出量　2, 16
深部静脈血栓症　177
心房細動　38, 144
心房粗動　144
心房中隔欠損症　183
心膜炎　136

す

睡眠時無呼吸症候群　173
スタチン　201
滑り学説　8
スリル　184
スワン・ガンツカテーテル　89

せ

赤血球　62
絶対性不整脈　38
全身性浮腫　41
先天性心疾患　183

そ

爪床圧迫テスト　108
早朝高血圧　170
僧帽弁　5
僧帽弁顔貌　153
僧帽弁狭窄症　153
僧帽弁閉鎖不全症　154

た

体外限外濾過法　119
大循環　2, 4
大動脈炎症候群　177
大動脈造影　95
大動脈内バルーンパンピング法　113, 118
大動脈弁　5
大動脈弁狭窄症　156
大動脈弁閉鎖不全症　158
大動脈瘤　176
高安動脈炎　177

多尿　57

ち

チアノーゼ　33
中心静脈圧　93
直流除細動　106

て

電気生理学的検査　98

と

動悸　24
洞結節　10
洞性不整脈　140
糖尿病　180
洞不全症候群　140
動脈管開存症　184
動脈血ガス分析　74
ドパミン　118
ドブタミン　118
ドプラ法　83
トリグリセリド　70
トルバプタン　117
トレッドミル法　81, 126
トロポニン　68
トロポニン－トロポミオシン系　8

に

二次性高血圧症　169
ニトログリセリン　138
ニフェカラント　148
尿沈渣　60
尿閉　57

の

ノーリア－スティーブンソン分類　112

は

肺高血圧症　179
肺高血圧治療薬　202
バイタルサイン　21
肺動脈狭窄症　185
肺動脈血栓塞栓症　177
肺動脈弁　6

白衣高血圧　165
バソプレシンV_2受容体拮抗薬　117
白血球　63
バルサルバ洞　11
パルスオキシメータ　56

ひ

ビオー呼吸　32
ヒス束　10
肥大型心筋症　162
ピモベンダン　118
ピルシカイニド　145
頻呼吸　31
頻尿　57
頻脈　36

ふ

ファロー四徴症　185
不安定狭心症　131
不安定プラーク　122
フィブラート系　201
フォレスターの心機能分類　91
不完全右脚ブロック　183
浮腫　40
不整脈　37
ブラジキニン　28
プルキンエ線維　10
プロスタグランジンI_2　202

プロスタサイクリン　202

へ

閉胸式心臓マッサージ　190
ヘモグロビン　63
ヘモグロビンA1c　71
ベラパミル　115, 145

ほ

傍糸球体装置　42
房室結節　10
房室ブロック　149
ホスホジエステラーゼ-5阻害薬　202
発作性上室性頻拍　143
発作性夜間呼吸困難　30
ホルター心電図　25, 76, 81
本態性高血圧症　166

み

脈拍欠損　39
脈波速度検査　88
ミルリノン　118

む

無症候性心筋虚血　123
無尿　57

め

迷走神経　18
めまい　45

も

モビッツⅡ型房室ブロック　149

り

リエントリー　142, 152
リドカイン　148
利尿薬　116, 197
リンパ管　41

る

ループ利尿薬　116

れ

レニン　42

ろ

労作狭心症　27, 123
ロングトラベル症候群　178

わ

ワルファリン　146

欧文索引

A

ACE阻害薬　115
AST　67

B

β遮断薬　115, 195
BNP　75
Botallo管　184

C

CK　66
CPK　66

D

DCショック　106
DeBakey分類　174

H

HMG-CoA還元酵素阻害薬　201

L

LD　67
LDH　67
LDL-コレステロール　69

N

NT-proBNP　75

S

Sicilian Gambit分類　200
Stanford分類　174
Starlingの法則　18

V

Vaugh-Williams分類　200

W

WPW症候群　151

著者紹介

齋藤 宣彦（さいとう のぶひこ）

●略歴

昭和42年東京慈恵会医科大学卒業，同第三内科（阿部正和教授）で研鑽．同講師を経て，聖マリアンナ医科大学内科学主任教授，同大学理事．平成18年同大名誉教授．その後，国際医療福祉大学教授，日本歯科大学客員教授，東京歯科大学客員教授などを歴任．

主たる領域は，医学教育，心筋代謝，糖尿病の心臓合併症，糖尿病の足病変等．

日本糖尿病療養指導士認定機構理事長，関東甲信越膵臓移植適応判定委員などを歴任．現在は日本糖尿病学会功労評議員．

日本医学教育学会会長，全国医学部長病院長会議医学教育カリキュラム調査専門委員長，私立医科大学協会理事，全国大学保健管理協会評議員，日本内科学会評議員，日本医学会評議員などを歴任．

現在は，医療系大学間共用試験実施評価機構副理事長として医学生と歯学生のCBTとOSCEの実施に携わる．

大門 雅夫（だいもん まさお）

●略歴

平成6年千葉大学医学部卒業．関連病院で研修の後，平成11年に吉川純一教授（大阪市立大学）の元で臨床循環器病学ならびに心エコー図学の研修．千葉大学循環器内科助教を経て，平成15年より米国クリーブランドクリニックに留学．平成19年に順天堂大学循環器内科准教授．平成25年東京大学検査部／循環器内科講師，現在に至る．

主たる領域は，心エコー図，心臓弁膜症，心機能評価，画像診断等．

主な学会活動としては，日本循環器学会社員，日本内科学会専門医部会関東支部会長，日本心臓病学会正会員（FJCC）ならびに教育委員，日本心臓弁膜症学会世話人，日本心エコー図学会評議委員，米国心臓病学会正会員（FACC），欧州心臓病学会正会員（FESC）など．

現在は，自らの研究に精力的に取り組むとともに，さまざまな学会や研究会を通して若手の医師やコメディカルの医学教育に尽力している．

検印省略

ナース・メディカルスタッフのための
循環器レクチュア
定価（本体 3,500円＋税）

1987年11月18日	第1版	第1刷発行
1990年 5 月14日	第2版	第1刷発行
1998年 4 月23日	第3版	第1刷発行
2018年 3 月 4 日	第4版	第1刷発行

著　者　齋藤　宣彦・大門　雅夫
　　　　（さいとう のぶひこ・だいもん まさお）
発行者　浅井　麻紀
発行所　株式会社 文 光 堂
　　　　〒113-0033　東京都文京区本郷7-2-7
　　　　TEL　(03) 3813-5478 (営業)
　　　　　　 (03) 3813-5411 (編集)

Ⓒ齋藤宣彦・大門雅夫, 2018　　　　　　印刷・製本：公和図書

乱丁，落丁の際はお取り替えいたします．
ISBN978-4-8306-4463-4　　　　　　　　　　　　　Printed in Japan

・本書の複製権，翻訳権・翻案権，上映権，譲渡権，公衆送信権（送信可能化権を含む），二次的著作物の利用に関する原著作者の権利は，株式会社文光堂が保有します．
・本書を無断で複製する行為（コピー，スキャン，デジタルデータ化など）は，私的使用のための複製など著作権法上の限られた例外を除き禁じられています．大学，病院，企業などにおいて，業務上使用する目的で上記の行為を行うことは，使用範囲が内部に限られるものであっても私的使用には該当せず，違法です．また私的使用に該当する場合であっても，代行業者等の第三者に依頼して上記の行為を行うことは違法となります．
・JCOPY〈出版者著作権管理機構 委託出版物〉
本書を複製される場合は，そのつど事前に出版者著作権管理機構（電話 03-3513-6969，FAX 03-3513-6979，e-mail：info@jcopy.or.jp）の許諾を得てください．